I0510717

MANUEL

DU

MARIN INFIRMIER

N° 5154

DE LA NOMENCLATURE DES DOCUMENTS

RÉPUBLIQUE FRANÇAISE

MARINE NATIONALE

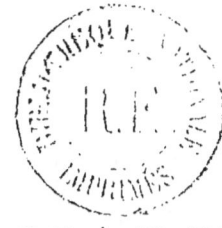

MANUEL

DU

MARIN INFIRMIER

7e édition

APPROUVÉE PAR DÉCISION MINISTÉRIELLE

DU 17 JUIN 1915

MISE EN SERVICE PAR CIRCULAIRE DU 10 AOÛT 1915

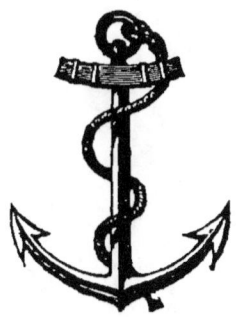

PARIS

IMPRIMERIE NATIONALE

MDCCCCXV

TABLE DES MATIÈRES.

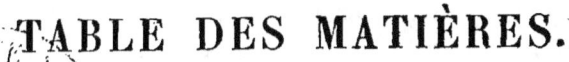

AVANT-PROPOS.

PREMIÈRE PARTIE.
SERVICE DU MATELOT INFIRMIER.

TITRE PREMIER.
SERVICE À TERRE.

CHAPITRE PREMIER.
PRÉCEPTES GÉNÉRAUX.

CHAPITRE II.
PRÉCEPTES PARTICULIERS.

CHAPITRE III.

CONNAISSANCES TECHNIQUES.

PRÉPARATION DE L'APPAREIL.

NOTIONS SUR LES PRINCIPAUX PANSEMENTS.

TABLE DES MATIÈRES.

TITRE II.

SERVICE À LA MER.

CHAPITRE PREMIER.
SERVICE COURANT.

CHAPITRE II.
CAS ACCIDENTELS.

CHAPITRE III.
TENUE DES REGISTRES MÉDICAUX.

DEUXIÈME PARTIE.

SERVICE DE L'INFIRMIER GRADÉ.

TITRE PREMIER.

SERVICE DE L'INFIRMIER-MAJOR.

CHAPITRE PREMIER.
SERVICE DANS LES HÔPITAUX.

SECTION I.
SERVICE DES SALLES DE MALADES.

SECTION II.

SERVICE HORS DES SALLES DE MALADES.

SECTION III.
SERVICES ACCESSOIRES.

CHAPITRE II.
SERVICES EXTÉRIEURS AUX HÔPITAUX.

TITRE II.
CONNAISSANCES TECHNIQUES.

CHAPITRE PREMIER.
FRACTURES.

CHAPITRE II.

FIÈVRE INTERMITTENTE ET ÉPILEPSIE.

SECTION I.

SOINS QUE L'INFIRMIER PEUT DONNER EN L'ABSENCE DU MÉDECIN

SECTION II.

PREMIERS SOINS À DONNER À UN MALADE ATTEINT D'UNE ATTAQUE

CHAPITRE III.

APPAREILS DIVERS.

CHAPITRE IV.

MASSAGE.

CHAPITRE V.

PROPHYLAXIE DES MALADIES CONTAGIEUSES.

TITRE III.

SERVICE À LA MER.

CHAPITRE PREMIER.

NOTIONS SUR LES RECHANGES DES ARTICLES À LA CHARGE DU MÉDECIN-MAJOR.

SECTION I.

MATÉRIEL EN COFFRE.

SECTION II.

MATÉRIEL HORS COFFRE.

SECTION III.

SECTION IV.

CHAPITRE II.

BRANLE-BAS DE COMBAT.

SECTION I.

TROISIÈME PARTIE.

NOTIONS PHARMACEUTIQUES.

CHAPITRE PREMIER.
GÉNÉRALITÉS.

CHAPITRE II.
MANIPULATIONS PHARMACEUTIQUES.

CHAPITRE III.
DES EAUX EN GÉNÉRAL.

CHAPITRE IV.
MÉDICAMENTS PRÉPARÉS AVEC L'EAU.

CHAPITRE V.

MÉDICAMENTS PRÉPARÉS AVEC L'ALCOOL.

CHAPITRE VI.

MÉDICAMENTS PRÉPARÉS AVEC L'ÉTHER
OU LE CHLOROFORME.

CHAPITRE VII.

MÉDICAMENTS PRÉPARÉS AVEC LA GLYCÉRINE.

CHAPITRE VIII.

MÉDICAMENTS PRÉPARÉS AVEC LES CORPS GRAS.

CHAPITRE IX.

MÉDICAMENTS PRÉPARÉS AVEC LE VIN, LE VINAIGRE.

CHAPITRE X.

POUDRES. — PULPES. — ESPÈCES.

CHAPITRE XI.

PILULES. — BOLS. — GRANULES. — DRAGÉES.

CHAPITRE XII.

CAPSULES. — CACHETS MÉDICAMENTEUX.

CHAPITRE XIII.

LINIMENTS. — FUMIGATIONS MÉDICINALES.

CHAPITRE XIV.

CHAPITRE XV.

CHAPITRE XVI.

ANNEXE.

MATÉRIEL MÉDICAL À BORD DES BÂTIMENTS.

MANUEL

DU

MARIN INFIRMIER.

>✠<

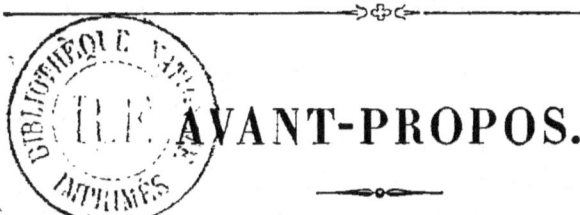

AVANT-PROPOS.

I. Brevet provisoire
et élémentaire d'infirmier.

Le brevet provisoire d'infirmier est délivré, après un examen professionnel, aux marins arrivant au service qui ont déjà exercé la profession d'infirmier.

Le brevet élémentaire d'infirmier est délivré, après examen, par les Écoles d'infirmiers annexées aux hôpitaux maritimes de Brest et de Toulon ou à bord des bâtiments armés.

Motifs d'exclusion de l'école. — Les apprentis peuvent être éliminés pour :

Mauvaise conduite ou mauvaise volonté continuelle;

Insuffisance physique;

Insuffisance intellectuelle;

Insuffisance d'instruction élémentaire.

Marin infirmier.   1

Ceux éliminés pour le premier motif ne peuvent être admis par la suite à aucune autre école. Ceux éliminés à la suite des examens de sortie ne peuvent être réadmis à l'école. Exception est faite pour ceux dont l'instruction a été interrompue pour cause de maladie.

Retrait et suspension du brevet ou certificat. — Réintégration. — Les marins pourvus du brevet peuvent, soit pour cause de négligence répétée dans le service, soit pour cause d'inconduite, soit lorsqu'ils ont perdu les qualités professionnelles ou physiques nécessaires pour remplir les fonctions auxquelles les appelle la possession de leur titre, être privés ou suspendus de leur brevet par une commission d'enquête.

Ceux qui, en plus de leur brevet, possèdent un certificat accessoire, peuvent, pour les mêmes motifs et dans les mêmes conditions, être privés ou suspendus soit de leur certificat, soit de leur certificat et de leur brevet.

Tout marin auquel le brevet ou le certificat ou les deux titres ont été retirés peut, après un délai d'au moins six mois d'embarquement, être remis en possession de ce ou ces titres sur la proposition d'une commission d'enquête. Toutefois, si le retrait a été prononcé pour cause d'inconduite, ce délai est d'au moins un an d'embarquement.

II. Notes. — Avancement.

Notes. — Tout homme appartenant au corps des équipages de la flotte reçoit, tous les six mois, des *notes semestrielles ordinaires* et, le cas échéant, des *points supplémentaires*, des *points semestriels complémentaires* et des *points exceptionnels*.

Les notes sont inscrites au fur et à mesure sur les livrets de solde et matricule.

Les premiers maîtres ne reçoivent pas de notes chiffrées.

Notes semestrielles ordinaires. — Elles comprennent deux notes : *b* et *c*, variant chacune de o à 20. La *note de valeur professionnelle b* est donnée par l'officier chef de détail sous les ordres duquel l'homme est le plus directement placé. La *note de valeur générale c* est donnée par le Conseil d'avancement.

L'*Échelle des notes b* et *c* est : 20, parfait. — 19, exceptionnel. — 18, supérieur. — 17, 16, excellent. — 15, 14, très bon. — 13, 12, bon. — 11, 10, assez bon. — 9, 8, passable. — 7, 6, médiocre. — 5, 4, mauvais. — 3, 2, très mauvais. — 1, presque nul. — o, nul.

La somme des deux notes *b* et *c* est appelée *note A.*

Tout homme changeant de destination en cours de semestre reçoit des *notes provisoires* dont il est tenu compte lors de l'attribution des notes semestrielles ordinaires *b* et *c*.

Points supplémentaires. — Les matelots qui obtiennent le brevet provisoire d'infirmier reçoivent de o à 70 points supplémentaires suivant la note obtenue à l'examen.

Les brevetés provisoires infirmiers qui obtiennent le brevet élémentaire reçoivent de o à 50 points supplémentaires et les marins sans spécialité de o à 120 points.

Il est attribué, lors de l'arrivée au service, des points supplémentaires d'instruction élémentaire, variant de o à 100 suivant la classe ; tout marin avançant ensuite d'une classe reçoit 20 points supplémentaires.

Points semestriels complémentaires. — Ces points peuvent être accordés par le commandant à la fin du semestre, aux officiers-mariniers, quartiers-maîtres et marins brevetés qui, en raison de leur supériorité dûment constatée, semblent particulièrement désignés pour arriver rapidement au grade supérieur.

Les conditions de service et de conduite exigées pour obtenir ces points sont : avoir accompli effectivement les fonctions de son grade pendant 150 jours au moins dans le semestre et n'avoir encouru aucune punition (même avec sursis) autre que le peloton, sauf certains cas exceptionnels et n'avoir pas eu pendant les deux derniers semestres de notes semestrielles *b* et *c* inférieures à 16.

Le nombre des points à attribuer est compris entre 20 et 40.

Le nombre total de points que peut accorder le commandant dépend du nombre de gradés et brevetés réunissant les conditions. Les instructeurs de tout grade forment un groupe à part auquel est attribué un nombre total de points spécial.

Points exceptionnels. — Ces points peuvent être accordés par le Ministre, dans les limites de 0 à 100 : 1° Pour les actes de sang-froid, de courage, les blessures reçues en service commandé; 2° Pour les travaux personnels d'un caractère professionnel et original, présentant une réelle valeur ou dénotant une capacité supérieure; 3° Aux marins qui se sont particulièrement distingués dans les concours d'honneur.

Points négatifs. — Ces points sont attribués aux punitions encourues d'après le tarif suivant : Arrêts simples : 2. — Arrêts de rigueur : 4. — Consigne : 1. — Police simple : 1. — Police double : 2. — Prison nominale : 3. — Prison effective : 4.

Avancements. — *Les apprentis-marins,* à l'âge de 18 ans, sont nommés matelots de 3ᵉ classe après une année d'embarquement, y compris le temps d'embarquement comme mousse.

L'obtention du brevet *provisoire de 2ᵉ classe* d'infirmier (note comprise entre 13 et 17) entraîne la nomination au grade de matelot de 3ᵉ classe.

L'obtention du brevet *provisoire de 1ʳᵉ classe* (note supérieure à 17) entraîne la nomination au grade de matelot de 2ᵉ classe.

L'obtention du *brevet élémentaire* d'infirmier entraîne

la nomination au grade de matelot de 2ᵉ classe dans tous les cas.

Les infirmiers brevetés sont ensuite avancés en classe, à la fin de chaque semestre, en suivant l'ordre déterminé par le total des points acquis sans condition de service.

Promotion. — *Les infirmiers brevetés* ne peuvent être promus au grade de quartier-maître qu'après une année de brevet comprenant au moins 6 mois à bord des navires armés. Ils doivent savoir lire, écrire et un peu calculer, c'est-à-dire posséder la 4ᵉ classe d'instruction élémentaire.

Les quartiers-maîtres infirmiers peuvent être promus au grade supérieur après avoir servi pendant un an au moins dans leur grade à bord des navires et satisfait à un examen d'aptitude.

Les grades de maître et de premier-maître ne sont accessibles qu'aux gradés munis du brevet supérieur.

Les premiers-maîtres, après un examen, peuvent être promus officiers des Équipages de la flotte.

Les nominations sont faites par le Ministre, trimestriellement, en suivant le classement déterminé par le total des points acquis; en sont exclus, les marins de tout grade n'ayant pas eu la mention «apte» ou ayant encouru 8 jours de prison dans le semestre.

Brevet supérieur. — Les seconds-maîtres et quartiers-maîtres peuvent. sous certaines conditions, concourir chaque semestre pour l'admission au cours du brevet supérieur. Les titulaires de ces brevets peuvent seuls accéder aux grades de maître et de premier-maître.

Les quartiers-maîtres titulaires du brevet sont promus seconds-maîtres à la sortie du cours.

Cours préparatoire des élèves-officiers. — Peuvent concourir pour l'admission à ce cours :

1° Les seconds-maîtres infirmiers, sans qu'ils soient astreints à aucune condition préalable d'embarquement ;

2° Les quartiers-maîtres infirmiers réunissant cinq années de services effectifs, dont un an de service à la mer dans le grade.

III. Changement de spécialité. — Réadmissions et rengagements.

Changement de spécialité. — Sauf le cas où les intéressés ne possèdent plus l'aptitude physique ou professionnelle nécessaire pour continuer à rendre des services dans leur spécialité, les demandes de changement de spécialité ne peuvent être formulées que par les officiers-mariniers, quartiers-maîtres ou marins qui sont sur le point d'arriver à l'expiration de leur *premier* lien au service, et qui sont susceptibles d'être admis dans le cadre de maistrance ou de contracter un engagement ou une réadmission.

Réadmissions et rengagements. — La durée des réadmissions et rengagements est, en principe, fixée à trois ans. On peut les contracter au moment de l'envoi en congé illimité ou dans la dernière année de la période de service actif. Le marin dont les antécédents laissent à désirer peut être ajourné par la Commission des réadmissions pour une durée déterminée.

A chaque réadmission ou rengagement, le marin présent au service a droit à un congé de deux mois à solde n° 1, ou de quatre mois à solde n° 5, suivant le cas. Il est mis en demeure d'en jouir au moment fixé ou d'y renoncer définitivement.

Il reçoit, aussitôt qu'il a signé l'acte qui le lie de nouveau au service, une prime variable suivant le grade, la spécialité, et la durée du nouveau lien qu'il a souscrit. Cette prime est incorporée dans la solde après 16 ans de service.

Les quartiers-maîtres et marins qui ont quitté le service, ou qui ont été ajournés par la Commission des réadmissions, n'ont droit ni à la prime ni au congé.

IV. Classement et numérotage de l'équipage.

Le fractionnement de l'équipage est basé sur les nécessités du service de veille en temps de guerre.

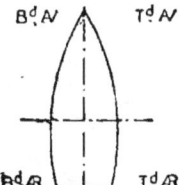

Le bâtiment est généralement divisé en quatre *secteurs de veille :*

Tribord avant, bâbord avant;
Tribord arrière, bâbord arrière.

Bordées de veille. — Les tribordais composent la *1re bordée de veille;* les bâbordais composent la *2e bordée de veille.* Dans chaque bordée de veille, il y a une *section* affectée à chaque secteur de veille. La réunion des deux sections qui arment deux bords différents forment une *division.*

Cette répartition est indiquée dans le tableau suivant :

Bordées de veille......	2e (Bâbordais).		1re (Tribordais).	
Divisions.............	2e.	4e.	1re.	3e.
Sections.............	2e. 4e.	6e. 8e.	1re. 3e.	5e. 7e.

Bordées de combat. — *1re bordée de combat* comprend les 1re et 2e divisions (1re, 2e, 3e, 4e sections). La *2e bordée de combat* comprend les 3e et 4e divisions (5e, 6e, 7e et 8e sections).

L'affectation des sections aux différents secteurs est donnée dans le tableau suivant :

BORDÉES de COMBAT.	BÂBOR- DAIS.	TRIBORDAIS.		BÂBORDAIS.	TRIBOR- DAIS.
1re bordée de combat (1re et 2e divi- sions)	4e Section.	3e Section.	Secteur B^d AR Secteur B^d AV / Secteur T^d AV Secteur T^d AR	2e Section.	1re Section.
2e Bordée de combat (3e et 4e divi- sions)	8e Section.	7e Section.		6e Section.	5e Section.

Séries de combat. — Une série, divisée en deux demi-séries (une par bordée de veille) comprend tous les hommes affectés à l'un des éléments d'action offensif ou défensif du bâtiment. Les infirmiers sont répartis entre les séries des postes des blessés et les séries des passages des blessés.

Appels. — Chaque chef de demi-série rend compte de l'appel de sa demi-série à son chef de série.

Service courant de l'équipage. — Les jours d'instruction, le Service de *jour* est fait par bordées de combat; l'une est dite *bordée d'instruction*, et l'autre, *bordée de service* (comprenant une *division de service* et une *division de corvée*).

Le reste du temps, le service est fait par bordées de veille.

Numérotage de l'équipage. — Dans le numéro affecté à chaque homme, le chiffre des centaines indique le numéro de la section. La spécialité de l'homme est indiquée par les chiffres des dizaines et des unités (de 60 à 69 pour les fourriers, commis aux vivres, infirmiers, etc.

V. Sac : composition réglementaire. — Marquage. — Inspection.

Les effets sont marqués au moyen de la plaque individuelle réglementaire. Le numéro matricule est imprimé au moyen d'une brosse et d'un tampon imprégné d'une encre indélébile et non corrosive. Les chaussures, les brosses et les couverts sont marqués au moyen de poinçons en acier existant à bord.

Les effets entrant dans la composition réglementaire du sac sont énumérés ci-dessous dans l'ordre où ils doivent être rangés à l'inspection, avec la manière de les marquer.

Paletot : 1. — Entre les épaules, à hauteur du milieu de l'emmanchure ;

Bonnets en drap : 2. — Au milieu du bonnet à l'intérieur ;

Vareuses en molleton : 2. — A l'intérieur, à toucher l'ourlet du bas et au milieu du dos ;

Pantalons — en *toile blanche :* 2. — *en drap bleu :* 2. — *de fatigue :* 3. — Sur la doublure de la partie gauche de la ceinture, à toucher l'œillet ;

Cols amovibles : 3. — A l'intérieur, à toucher l'ourlet du bas et au milieu du dos ;

Tricots de laine dits « *jerseys* » : 2. — Sur une bande de toile cousue à l'intérieur, au bas du milieu du dos ;

Caleçons en coton : 2. — Sur la ceinture intérieure, à gauche, à toucher l'œillet ;

Vareuses de fatigue en toile rousse : 2. — A l'intérieur, à toucher l'ourlet du bas et au milieu du dos ;

Chemises en coton tricoté : 4. — A l'intérieur, sur la dernière raie blanche, à toucher l'ourlet du bas et au milieu du dos;

Cravates : en laine bleue : 1, *en lasting :* 1. — Au milieu de la cravate perpendiculairement à la grande largeur, du côté de la rentrée de l'ourlet.

Serviettes de propreté : 2. — Dans le coin supérieur à gauche, au-dessus de la raie rouge horizontale;

Chaussettes en laine : 2. — A 500 millimètres environ du bord supérieur intérieur et derrière;

Brodequins : 2 paires. — En dehors et sur le côté droit de la tige;

Brosses : à habits : 1, *à laver :* 1. — Sur l'un des côtés et, dans l'épaisseur du bois;

Brosse à souliers : 1. — Sur le plat du manche, du côté des longs crins;

Fourchette : 1. — *Cuiller :* 1. — Sur le manche;

Assiette : 1. — *Tasse :* 1. — Sur le bord.

Sacs en toile : grand : 1, *petit :* 1. — Au milieu de l'un des côtés de la pièce de fond, à l'extérieur;

Coiffes blanches pour bonnets : 2. — *Mouchoirs :* 2;

Pochette : 1. — *Ceinture en cuir :* 1. — *Peigne :* 1;

Brosse à dents : 1. — *Plaque de marquage :* 1.

Inspection. — La manière d'installer les effets pour l'inspection est indiquée dans le tableau ci-après. La tenue de l'homme qui passe l'inspection est : en bleu, bonnet de travail.

Le grand sac est placé sous les effets sans les déborder.

Les effets, réglementaires ou non, que possède le marin, en plus de ceux qui entrent dans la composition réglementaire du sac, sont présentés à l'inspection pliés et rangés en une file parallèle à celle qu'indique le tableau.

MANIÈRE D'INSTALLER LES EFFETS.

⊙ 26

Légende de l'installation.

1. Le paletot (appuie contre le petit sac qui contient les accessoires et le linge sale).
2. Vareuse en molleton entre le paletot et les pantalons blancs, le chapeau et le bonnet de travail de chaque côté du paletot et de la chemise de laine.
3. Pantalons en toile blanche.
4. Pantalon de drap.
5. Pantalons de fatigue.
6. Chemises blanches.
7. Tricots en laine bleue dits jerseys.
8. Caleçons en coton écru.
9. Vareuses.
10. Tricots en coton.
11. Cravate.
12. Serviettes de propreté.
13. Caleçon de bain.
14. Mouchoir.
15. Brodequins.
16. Bas ou demi-bas.
17. Peigne et brosse à dents.
18. Brosse à habits.
19. Brosse à souliers.
20. Brosse à laver.
21. Plaque de marquage.
22. Manuel.
23. Couvert.
24. Pochette.
25. Coiffes.
26. Effets non réglementaires.
27. Position que doit occuper l'homme.

Longueur 2ᵐoo
Largeur .... o 25

⊙ 27

VI. Soldes et accessoires de soldes.

1. Soldes journalières.

DÉSIGNATION.	SOLDES					
	N° 1.	N° 2.	N° 3.	N° 4.	N° 5.	N° 6.
	fr. c.	fr. c.	fr. c.	fr. c.	fr. c.	fr. c.
PREMIERS-MAÎTRES.						
20 ans de services et au-dessus...	7 15	7 35	8 05	8 95	5 60	5 95
15 à 20 ans..................	6 75	6 95	7 65	8 55	5 20	5 55
10 à 15 ans..................	6 35	6 55	7 25	8 15	4 80	5 15
5 à 10 ans.................	5 95	6 15	6 85	7 75	4 40	4 75
0 à 5 ans..................	4 70	4 90	5 60	6 50	3 15	3 50
MAÎTRES.						
20 ans de services et au-dessus...	5 85	6 65	6 95	7 65	4 60	4 90
15 à 20 ans..................	5 45	6 25	6 55	7 25	4 20	4 50
10 à 15 ans..................	5 15	5 85	6 15	6 85	3 90	4 20
5 à 10 ans..................	4 85	5 55	5 85	6 55	3 60	3 90
0 à 5 ans..................	3 70	4 40	4 70	5 40	3 45	2 75
SECONDS-MAÎTRES.						
20 ans de services et au-dessus...	5 55	5 75	5 95	6 55	4 40	4 70
15 à 20 ans..................	5 15	5 35	5 55	6 15	4 00	4 30
10 à 15 ans............	4 85	5 05	5 25	5 85	3 70	4 00
5 à 10 ans..................	4 55	4 75	4 95	5 55	3 40	3 70
0 à 5 ans..................	3 40	3 60	3 80	4 40	3 25	2 55
QUARTIERS-MAÎTRES.						
20 ans de services et au-dessus...	3 85	3 95	4 35	4 75	8 25	"
16 à 20 ans..................	3 65	3 75	4 15	4 55	3 05	"
12 à 16 ans..................	2 70	2 80	3 20	3 60	2 10	"
8 à 12 ans..................	2 50	2 60	3 00	3 40	1 90	"
4 à 8 ans..................	2 10	2 20	2 55	3 00	1 50	"
0 à 4 ans..................	1 80	1 90	2 15	2 50	1 20	"
MATELOTS BREVETÉS.						
1re classe....................	1 05	1 30	1 70	2 00	0 50	"
2e classe	0 95	1 15	1 45	1 70	0 40	"
3e classe	0 95	1 05	1 25	1 50	0 30	"
MATELOTS NON BREVETÉS.						
1re classe........	1 05	1 05	1 25	1 40	0 50	"
2e classe..................	0 95	0 95	1 05	1 20	0 40	"
3e classe..................	0 75	0 75	0 85	0 90	0 30	"
Apprentis-marins.	0 55	0 55	0 65	0 70	0 30	"
Mousses....................	0 35	0 35	0 35	"	0 20	"

2. Haute-paye d'ancienneté.
(Allocations journalières.)

GRADES.	APRÈS				
	4 ANS.	8 ANS.	12 ANS.	16 ANS.	20 ANS.
	fr. c.	fr. c.	fr. c.	fr. c.	fr. c.
Matelots brevetés..	0 30	0 50	0 60	1 20	1 30

3. Traitement de table.
(Allocations journalières.)

GRADES.	COLONNE	
	N° 1.	N° 2.
	fr. c.	fr. c.
Table des maîtres (4 membres et plus)...	0 80	1 00
Table des seconds-maîtres (4 membres et plus..........................	0 40	0 60

4. Indemnité journalière pour charges de famille.

(Indemnité de logement aux marins mariés, divorcés ou veufs avec enfants mineurs ou qui, étant séparés de corps, sont tenus par jugement de servir une pension alimentaire à leur femme.)

    1° Officiers-mariniers du cadre de maistrance.   0^f 50
    2° Officiers-mariniers, quartiers-maîtres et ma-
         telots brevetés, rengagés ou réadmis....   0 35

5. Primes de rengagement ou de réadmission.

Primes triennales (marins français) :

        Quartiers-maîtres, de 100 à 1,000 francs.
        Matelots brevetés, de 50 à 600 francs.

Le taux de la prime est fixé pour chaque spécialité par décision du Ministre.

6. Indemnité de première mise d'équipement.

Les seconds-maîtres infirmiers nommés maîtres reçoivent comme première mise d'habillement et d'équipement une somme de 190 francs.

Les maîtres-infirmiers nommés premiers-maîtres reçoivent comme première mise d'habillement et d'équipement une somme de 40 francs.

Les premiers-maîtres infirmiers promus officiers des équipages de la Flotte reçoivent, dans les mêmes conditions, une somme de 550 francs.

VII. Devoirs généraux des infirmiers.

Les infirmiers sont les auxiliaires directs des médecins; ils ne doivent jamais perdre de vue que le rôle humanitaire de leurs fonctions les oblige à un dévouement continuel et absolu vis-à-vis des malades qu'ils chercheront toujours à entourer d'une affectueuse sollicitude.

L'infirmier n'oubliera pas que la souffrance influe souvent sur le caractère et rend l'homme injuste et difficile; s'il arrive par suite que le malade lui manque d'égards, il ne devra pas en prendre ombrage et fera toujours preuve de patience et de bonté.

La conduite de l'infirmier doit toujours être exemplaire; la sobriété en particulier est pour lui une règle absolue ne souffrant aucune exception; il est indispensable en effet que celui qui vit auprès des malades et que ses fonctions appellent constamment à manier des substances dangereuses soit toujours de sang-froid, un seul moment d'inadvertance de sa part pouvant avoir des conséquences néfastes.

PREMIÈRE PARTIE

SERVICE DU MATELOT INFIRMIER

TITRE PREMIER.

CHAPITRE PREMIER.

PRÉCEPTES GÉNÉRAUX [1].

Le service ordinaire des infirmiers s'exécute le jour et la nuit.

1. Service de jour.

AVANT LA VISITE.

Aussitôt le branle-bas, après avoir fait leur propreté corporelle et pris leur premier déjeuner, les infirmiers se rendent tous en tenue de travail dans leur service respectif, à l'heure indiquée par le Directeur du Service de santé. Ils distribuent aux malades leur déjeuner et procèdent aussitôt à la toilette sommaire de la salle. Ils réparent le désordre de la nuit, changent les alèzes souillées et le linge sali depuis la veille, vident et nettoient les vases de nuit, les urinoirs, portent à la pharmacie de détail les fioles à médicaments, les pots à tisane, à l'exception toutefois des récipients dont le contenu doit être pris par le malade avant la visite (purgatifs, vomitifs, etc.).

Ils procèdent en même temps à l'aération rapide de la

[1] Le Service des infirmiers auprès des malades dans les hôpitaux se compose, d'une part, d'actes qui se reproduisent journellement avec une constante régularité et dont l'exécution comporte des *préceptes généraux*, qui font l'objet du présent chapitre; d'autre part, d'actes variables auxquels s'appliquent des règles spéciales, qui feront l'objet du chapitre suivant.

salle dont l'air a été vicié durant la nuit; ils ouvrent les fenêtres du côté opposé au vent et à la pluie en évitant toutefois d'ouvrir celles qui sont placées près des malades graves ou atteints d'affections des voies respiratoires (bronchite, pneumonie, pleurésie, etc.) et des voies digestives (diarrhée, dysenterie, etc.). Ils recommandent aux malades de bien se recouvrir de leurs couvertures et les abritent au besoin par des paravents.

L'aération terminée, ils règlent la température intérieure de la salle. Celle-ci leur est indiquée par un thermomètre pendu à distance des poêles à l'un des murs de la salle. Elle doit être en moyenne de 15 degrés. Dépasse-t-elle ce chiffre? l'hiver, les infirmiers diminuent les feux; l'été, ils ouvrent les fenêtres du côté de l'ombre et abaissent les stores et rideaux du côté du soleil. Si la température tombe au-dessous de 15 degrés, les infirmiers poussent les feux.

Les latrines attenant aux salles sont en même temps nettoyées. Les infirmiers veillent à ce que les consignes spéciales qui y sont affichées soient strictement observées.

Les cuvettes et urinoirs sont lavés à grande eau et désinfectés au besoin au chlorure de chaux.

Les malades qui peuvent se lever font leur toilette au lavabo installé près des salles. Ceux qui, en raison de leur état, ne peuvent se laver eux-mêmes, sont l'objet de soins spéciaux de la part des infirmiers. Ceux-ci leur passent les mains et la figure à l'eau tiède et au savon, leur peignent la barbe et les cheveux, leur nettoient les organes génitaux et l'orifice anal.

La température des malades est prise par les infirmiers désignés à cet effet par l'infirmier-major. Elle est transcrite immédiatement sur un carnet spécial.

Il est procédé ensuite à l'aménagement de l'«appareil» comprenant le matériel nécessaire à l'examen des malades et aux pansements.

Les selles, vomissements, urines, crachats, etc., dont l'examen doit être fait ultérieurement par le médecin traitant, sont conservés soit à la tête du lit du malade, soit dans un local attenant, en raison des émanations qui peuvent être gênantes.

Après ces préparatifs, les infirmiers procèdent à leur toilette personnelle (lavage des mains à l'eau chaude et au savon, changement de linge, etc.), et attendent l'arrivée du chef de service.

PENDANT LA VISITE.

A l'arrivée du chef de service, les infirmiers, rangés près de la porte, saluent militairement. Pendant toute la durée de la visite, les malades restent au lit et observent le plus grand silence.

Un des infirmiers porte les tableaux de clinique. Ces tableaux, classés à l'avance, sont présentés au médecin sur sa demande. En aucun cas, ils ne sont laissés sur les lits à la disposition des malades.

Un autre infirmier est spécialement chargé de l'appareil médical ou chirurgical. Dans les salles de médecine où l'appareil ne comporte pas de lavabo roulant, il devra toujours être tenu à la disposition du médecin de l'eau chaude et du savon.

Un troisième infirmier présente au médecin les vases de nuit, les crachoirs, les bocaux à urine, etc. Les vases de nuit sont recouverts de plaques de verre et présentés à distance convenable; immédiatement après, ils sont vidés dans les latrines. Les crachoirs sont présentés le couvercle soulevé. Quand le médecin décide qu'il y a lieu de faire un examen bactériologique des crachats, le crachoir est porté au laboratoire de bactériologie, accompagné d'une fiche indiquant le numéro de la salle et celui du lit du malade.

Si le médecin traitant désire ausculter un alité dont l'état de faiblesse ne lui permet pas de s'asseoir sans aide, un infirmier placé au pied du lit tend les mains au malade pendant qu'un autre le soulève doucement et le soutient.

APRÈS LA VISITE.

Aussitôt après la visite, les malades autorisés à se lever s'habillent et quittent la salle; les infirmiers se mettent en mesure de faire la propreté générale.

Pendant que les fenêtres sont ouvertes, ils font le balayage de la salle. Afin d'éviter de soulever les poussières, ce balayage s'opère de la façon suivante :

A l'une des extrémités de la salle et sur toute sa largeur, les infirmiers projettent une quantité aussi minime que possible de sciure de bois humide, mais non ruisselante. Cette sciure de bois est poussée avec des balais jusqu'à l'autre extrémité et passée sous les lits, les tables, dans tous les coins et recoins. Elle entraîne ainsi toutes les poussières qu'elle rencontre; elle est après cela jetée au feu. Si les parquets sont cirés ou paraffinés, ils sont ensuite frottés à sec pour en assurer le brillant.

Pendant le balayage les pots à tisane et les divers flacons en service doivent être recouverts et bouchés, et l'appareil remisé dans une armoire ou un local attenant.

Les objets de pansements souillés et hors d'usage sont détruits par le feu. Les chemises, draps, bandages divers, etc., souillés par du pus, du sang, des matières fécales sont comptés, ramassés et enfermés dans un caisson garni de zinc à l'intérieur, jusqu'au moment de leur envoi à la lessive.

Les paillassons qui se trouvent aux différentes issues, sont battus énergiquement. Ce battage ne doit jamais être fait aux fenêtres des salles, mais dans un endroit aussi éloigné que possible des locaux habités.

Suivant les fonctions qui leur sont assignées, les divers infirmiers s'occupent ensuite de la distribution des tisanes, potions et divers médicaments pris à la pharmacie. La tisane commune y est délivrée en bidons, les tisanes médicamenteuses dans des pots spéciaux dits « pots à tisanes ». Les potions sont contenues dans des fioles ou courtines; le col porte une étiquette indiquant le numéro de la salle celui du lit du malade et la composition de la préparation. Avant de les remettre aux intéressés, l'infirmier examine l'étiquette afin d'éviter toute erreur.

Enfin toutes les diverses prescriptions formulées par le médecin sont exécutées.

Le repas des malades a lieu à 11 heures du matin.

Un infirmier désigné se rend à la cuisine pour y prendre les aliments. Il emporte à cet effet un récipient spécial appelé « chaloupe », divisé en compartiments destinés à recevoir les différents plats.

Il s'est préalablement lavé les mains, a changé de linge et revêtu un tablier propre. Cette précaution ne saurait trop être observée, particulièrement dans les salles des contagieux (tuberculeux, fièvres éruptives, etc.)

Le pain, les diverses boissons (cidre, bière, vins, etc.), sont distribués à la paneterie. Les aliments et boissons sont transportés au réfectoire où, sous la direction de l'infirmier-major, il est procédé à leur distribution.

Les malades alités sont servis au lit.

Les infirmiers veillent à ce que les malades ne se procurent jamais des aliments ou médicaments qui ne leur auraient pas été prescrits. Ils commettraient une faute grave et seraient sévèrement punis s'ils faisaient eux-mêmes trafic d'aliments ou de boissons; ils se rendraient en effet responsables des accidents survenus par leur imprudence dans la marche de la maladie et même des événements funestes qui pourraient en résulter; la mort peut quelquefois être la conséquence d'un fait, de ce genre.

Avant chaque repas, un infirmier dispose sur les tables du réfectoire les verres, cuillers, fourchettes, assiettes, etc., étend sur le parquet des toiles destinées à le protéger contre la souillure des débris alimentaires.

Le repas terminé, les fenêtres du réfectoire sont largement ouvertes, les tables desservies, la vaisselle et les couverts lavés à l'eau bouillante, asséchés et ramassés dans une armoire, les parquets balayés.

Après le repas des malades, à l'heure fixée par le

Directeur du Service de santé, les infirmiers se rendent à leur réfectoire. Ils ne se mettent jamais à table avant de s'être lavé les mains et la figure, et ne laissent en aucun cas la salle sans surveillance. A cet effet, ils prennent leurs repas par bordée.

Jusqu'à la contre-visite, les infirmiers s'appliquent à parfaire la propreté des salles.

CONTRE-VISITE.

La contre-visite a lieu à 4 heures de l'après-midi.

Avant l'arrivée du médecin, les températures des malades sont prises dans les mêmes conditions que le matin.

Les entrants de la journée sont l'objet de soins particuliers et sont signalés au médecin. Si le besoin s'en fait sentir, l'appareil est disposé comme pour la visite du matin, et les mêmes mesures sont prises en vue de la distribution des médicaments.

Le repas du soir des malades a lieu à 5 heures 30, dans les mêmes conditions que le repas du matin.

Le souper des infirmiers se fait ensuite, par bordée, dans les mêmes conditions que leur déjeuner.

2. Service de nuit.

Le service de nuit commence aussitôt après le souper, sous la direction d'un premier-maître infirmier doublé de un ou plusieurs seconds-maîtres.

Dans chaque salle le service est divisé en deux quarts, le premier quart de 6 heures du soir à minuit, le deuxième de minuit à 6 heures du matin. Chaque quart est assuré par un infirmier.

Afin d'être dispos à minuit, l'infirmier du second quart se met au lit à 7 h. 30.

Les malades se couchent à l'heure fixée par le Directeur du Service de santé. Lorsque la nuit arrive, l'infirmier de quart allume les becs de gaz, fait observer dans la salle l'ordre et le silence; après le coucher des malades, il met

les becs en veilleuse. L'infirmier de quart ne doit jamais
dormir sous aucun prétexte; il peut s'asseoir sur un fauteuil et se revêt d'un manteau s'il y a lieu. Il visite fréquemment les malades graves, respecte leur sommeil s'ils
dorment, les recouvre s'ils sont découverts, les interroge
s'ils sont éveillés et les aide à satisfaire leurs besoins.

Un cahier dit «cahier de quart» est tenu dans chaque
salle. Sur ce cahier sont inscrites par l'infirmier-major les
recommandations qui doivent être suivies concernant les
malades et celles qui ont été faites par le médecin traitant.
L'infirmier y indique les faits particuliers qui se sont passés pendant son quart, le signe et le transmet à la fin de
son quart à son remplaçant. Celui-ci y note également les
événements qu'il a pu observer, et le remet à l'infirmier-
major.

Sur ce cahier est également inscrit le nombre des malades en traitement dans la salle.

S'il remarque quelque chose de particulier dans l'état
d'un malade, l'infirmier de quart en prévient immédiatement le médecin de garde et rend compte aux infirmiers
de ronde, au moment de leur passage.

CHAPITRE II.

PRÉCEPTES PARTICULIERS.

Réception des entrants. — Les malades peuvent entrer à l'hôpital à toute heure de jour et de nuit. Nul ne peut y être admis sans billet d'hôpital régulièrement établi. Exception est faite à cette règle pour les cas d'urgence. Les entrants sont dirigés sur les divers services par le médecin de garde.

Les infirmiers reçoivent tout entrant avec bienveillance, le font asseoir près du feu, si c'est en hiver, à moins qu'il ne soit apporté sur un brancard. S'il doit être alité, ils préparent son lit; au cas contraire, ils le déshabillent, lui donnent des vêtements d'hôpital, lui font prendre un bain de pieds savonneux tiède, et, si sa propreté corporelle laisse à désirer, le conduisent aux bains.

Changement de vêtements. — Les infirmiers aident le malade à se déshabiller; ils évitent de l'exposer aux courants d'air, de lui imprimer aucun mouvement brusque.

Si l'un des membres est le siège d'une affection douloureuse, le membre opposé est d'abord dégagé en entier afin que l'autre puisse ensuite être lui-même débarrassé sans tiraillement.

La chemise est en général enlevée en faisant passer rapidement de bas en haut par-dessus la tête le pan postérieur roulé sur lui-même, puis en dégageant les bras comme il a été dit ci-dessus. La marche inverse est suivie pour le passage de la chemise propre.

Cependant, si l'infirmier trouvait la chemise trop sale pour qu'il convînt de la faire passer devant la figure, il en ferait sortir les bras et la laisserait tomber le long du corps. Si, pendant ces manœuvres, il s'apercevait qu'une partie quelconque du corps eût besoin d'être nettoyée, il le ferait avec une éponge imbibée d'eau tiède.

Tout entrant reçoit : un bonnet de coton, une chemise, une cravate, une capote, un pantalon, un caleçon, une paire de chaussettes, une paire de pantoufles, une serviette et au besoin un gilet de flanelle et un molleton.

Emmagasinage des effets du malade. — Les effets dont les malades sont vêtus à leur entrée dans la salle sont remis dans le plus bref délai par l'infirmier-détenteur, accompagnés d'une liste les énumérant, signée par lui, soit au service de la désinfection, soit au vestiaire, au moyen d'un carnet indiquant le nom du malade, la date de la remise et comportant reçu du préposé à la désinfection ou au vestiaire.

La liste précitée ne comprend pas les objets qui ont pu être laissés au malade après désinfection s'il y a lieu et que l'infirmier-détenteur inscrit au billet de salle.

Les vêtements en question sont blanchis lorsque la nécessité en est reconnue.

Au décès d'un malade, les vêtements et objets qu'il possédait dans la salle sont immédiatement inventoriés par l'infirmier-détenteur ou, en son absence, par l'infirmier chargé du service comme il est dit ci-dessus, mais l'opération est faite en présence de deux témoins qui signent l'inventaire concurremment avec l'infirmier qui l'établit.

Armes, argent, bijoux, valeurs. — Les entrants ne doivent conserver ni armes, ni bijoux, ni objets précieux ou papiers importants. Il leur est également interdit de conserver une somme d'argent supérieure à 5 francs. Les valeurs sont versées au gestionnaire par les malades eux-mêmes à moins que leur état de santé ne les mette dans l'impossibilité de se présenter à la Caisse.

Dans ce cas, les fonds sont remis à l'infirmier-détenteur de la salle qui consigne, séance tenante, sur son *carnet de transmission de fonds*, la somme qu'il a reçue et dont il fait reconnaître l'exactitude par le malade ou par deux témoins. L'infirmier-détenteur revêt le carnet de son «reconnu exact». Aucun chiffre ne doit être surchargé, toute rature devant être approuvée par le malade ou les témoins. L'infirmier-détenteur verse les fonds aussitôt que possible au gestionnaire en lui présentant le carnet de transmission et le billet de salle sur lesquels cet officier donne reçu de la somme qu'il encaisse.

Les sommes trouvées sur un décédé sont inscrites sur le «Carnet de transmission de fonds» et versées au gestionnaire dans les conditions exposées ci-dessus.

Lorsque des malades ayant un dépôt demandent un acompte et qu'ils ne peuvent, en raison de leur état, se rendre à la Caisse, l'infirmier-détenteur perçoit pour eux au moyen du Carnet de transmission de fonds qu'il présente avec le billet de salle au gestionnaire qui y apostille l'acompte payé. L'infirmier-détenteur acquitte le registre des dépôts et, en payant le malade, il lui fait acquitter le Carnet de transmission et signer le billet de salle.

Manière de faire un lit. — Cette opération demande à être faite avec soin. C'est dans le lit, en effet, que le malade trouve le premier soulagement à ses maux.

Lit ordinaire. — Les lits des hôpitaux de la Marine sont en fer et munis de sommiers. Sur le sommier sont disposés deux matelas et un traversin.

Pour faire un lit, l'infirmier étend un drap sur le matelas supérieur en ayant soin de mettre la couture du côté du matelas, replie au-dessous de celui-ci les bords latéraux du drap et l'extrémité correspondant aux pieds. L'extrémité supérieure enveloppe le traversin et l'entoure complètement.

La surface de ce drap doit être bien unie et tendue de façon à ne présenter ni plis, ni bosselures.

Un second drap ou drap supérieur et une couverture sont étendus par-dessus le précédent sur toute la surface du lit, le plat de la couture du drap tourné du côté en contact avec le corps. Leurs bords latéraux et celui correspondant aux pieds sont engagés entre les deux matelas, Leur extrémité supérieure est rabattue de manière à remonter jusqu'à la tête du lit, en recouvrant le traversin; elle est drapée ensuite de la même façon.

Une seconde couverture ou couvre-pieds est glissée entre les deux matelas au pied du lit est rabattue par-dessus la précédente, puis drapée sur les côtés entre le sommier et le matelas inférieur.

Enfin un drap plié en deux recouvre les couvertures en forme de courte-pointe.

Lits à fractures. — Ici le sommier est remplacé par une caisse en bois reposant sur les traverses du lit. La paroi supérieure est percée d'un orifice arrondi au niveau de l'endroit où reposera le siège du malade. Une de ses parois latérales présente une porte mobile permettant le passage d'un vase ou bassin dans lequel le malade ira à la selle quand il en éprouvera le besoin. Sur cette caisse repose un matelas également percé à son centre d'un trou correspondant à celui de la caisse et bordé d'une toile cirée.

Chaque fois que le malade s'en est servi, le bassin ou vase est enlevé, lavé, désinfecté et remis en place.

La tête du lit à fracture est surmontée d'une flèche recourbée munie d'une corde terminée par une poignée en bois, destinée à servir de point d'appui au malade lorsqu'il veut se soulever dans son lit.

Afin de maintenir toujours libre l'orifice du matelas, celui-ci est recouvert de la façon suivante :

Un premier drap est étendu depuis les pieds jusqu'à l'orifice. Un second drap dans lequel est enroulé le traversin est disposé de la tête à la partie correspondante de l'orifice.

Deux autres draps placés latéralement et repliés sur eux-mêmes se rejoignent au centre de l'orifice, et peuvent à volonté être écartés lorsque le malade désire satisfaire ses besoins.

Pour empêcher le poids des couvertures d'agir dans

certaines circonstances sur les membres inférieurs ou le corps, on place au-dessus d'eux des cerceaux. Il peut arriver que le drap supérieur et la couverture soulevés par le cerceau ne soient plus assez longs pour être drapés au pied du lit. Dans ce cas, un drap et une couverture supplémentaires sont placés en travers du cerceau en chevauchant sur les précédents, puis drapés sous le matelas supérieur. Il suffit alors de les écarter au-dessus du cerceau pour découvrir le malade.

Manière de garnir le lit d'une alèze. — On désigne sous le nom d'alèze un drap plié en deux ou plusieurs doubles, destiné à garnir le lit et à le protéger soit des selles involontaires, soit d'un écoulement de sang ou de pus, soit d'une incontinence d'urine. L'alèze est séparée du drap inférieur par une toile cirée.

Si l'alèze doit être placée sous le malade et si celui-ci peut se soulever, deux infirmiers suffisent : l'un d'eux fait passer rapidement sous le malade une extrémité de l'alèze roulée sur sa longueur, l'autre saisit cette extrémité la déroule et l'étale vivement.

Lorsque le malade ne peut pas se soulever, quatre infirmiers sont nécessaires, deux pour soulever le malade et les deux autres pour passer l'alèze comme il a été dit plus haut.

Pour changer l'alèze, un infirmier roule la partie tournée de son côté, soulève le malade pendant qu'un de ses camarades placé de l'autre côté du lit l'attire à lui, et la remplace séance tenante par une alèze fraîche préalablement préparée.

Manière de chauffer un lit. — Il est parfois nécessaire de chauffer un lit.

Deux moyens sont pour cela à la disposition de l'infirmier : les moines, les bouteilles en grès.

Moine. — C'est un récipient en étain de forme allongée, muni d'un bouchon vissé et que l'on remplit d'eau bouillante.

Les moines sont préalablement entourés d'une enveloppe de laine ou de flanelle.

Bouteilles en grès. — On ne s'en sert qu'à défaut de moines. On les remplit d'eau bouillante dans les mêmes conditions que les moines.

Coussins à air, à eau. — Lorsque les malades sont obligés de garder longtemps le lit, leur siège peut s'écorcher et s'ulcérer. Les plaies ainsi formées s'appellent plaies de «position». On peut les éviter en plaçant sous le siège des coussins en caoutchouc en forme de couronne et dans lesquelles on introduit soit de l'air, soit de l'eau au moyen d'un tube de caoutchouc fermé par un robinet. L'eau introduite dans ces coussins devra toujours être tiède.

Transport des malades. — Les malades peuvent être transportés sur un brancard, sur un fauteuil ou une chaise, ou à bras.

a. *Transport sur un brancard.* — Lorsqu'un malade est transporté sur un brancard, les infirmiers se placent entre les bras du brancard, le soulèvent doucement, sans secousse, et rompent le pas. En montant ou en descendant les escaliers, ils combinent, suivant les difficultés locales, leur mode d'action de manière à éviter les cahots, les mouvements brusques et à maintenir le brancard en position horizontale. Ils se persuadent que c'est moins par la force que par l'adresse qu'on manie convenablement un malade.

Ces brancards peuvent quelquefois être montés sur roues caoutchoutées et transformés ainsi en voiturettes d'un maniement facile et d'une suspension parfaite.

Les malades ainsi transportés sont plus ou moins chaudement couverts, suivant les exigences de la température extérieure.

b. *Transport sur un fauteuil ou une chaise.* — Dans ce mode de transport, le malade, assis dans un fauteuil légèrement incliné en arrière, soutenu par des oreillers, est soulevé sans secousse par deux porteurs placés de chaque côté. Lorsqu'on se sert d'une chaise, un troisième infirmier soutient par derrière la tête du malade.

c. *Transport à bras.* — Quelquefois les infirmiers ne disposent ni de brancard, ni de fauteuil, ni de chaise. Le malade est alors porté à bras.

Par un seul homme. — Quand le malade est assez fort pour s'aider de ses bras, l'infirmier, fléchissant les jambes, lui présente le dos; il porte les bras en arrière et en entoure les cuisses du malade. Celui-ci lui embrasse le cou.

L'infirmier peut encore passer les bras sous les reins et le siège pendant que le malade lui embrasse le cou.

Par deux hommes. — Les deux porteurs se placent debout à côté l'un de l'autre. Ils unissent la main dirigée vers les pieds du malade et la passent sous le siège de ce dernier. Ils joignent ensuite les deux autres mains qu'ils placent derrière le dos, pendant que le malade leur enlace le cou de ses deux bras.

Si le malade a assez de force pour s'aider de ses bras, on lui constitue un siège plus large de la façon suivante :

Les infirmiers, placés aux deux côtés du malade, entrelacent leurs mains sous son siège; chacun saisit son poignet droit de la main gauche, puis, de la main droite, prend le poignet gauche de son camarade; le malade embrasse en même temps le cou de chaque porteur.

Deux porteurs peuvent encore transporter un malade dans la position couchée. L'un le saisit en passant les bras d'arrière en avant sous ses aisselles, en croisant les mains sur sa poitrine; l'autre, placé entre les jambes du malade et tournant le dos au premier, soutient les membres inférieurs au niveau des genoux.

Conduite à tenir à l'égard des sortants. — Quand un malade est mis en exeat, un infirmier porte au bureau des entrées le billet de salle placé à la tête du lit. Il lui est remis en échange le billet d'admission à l'hôpital. Ce billet est porté au médecin traitant. Les malades qui peuvent marcher se rendent au vestiaire où leurs effets leur sont rendus. Dans le cas contraire, ceux-ci leur sont apportés dans la salle. — Les bijoux et valeurs déposés à leur entrée et pendant leur séjour à l'hôpital leur sont remis par le gestionnaire, contre accusé de réception. A moins d'urgence, à l'exception du personnel non militaire, les malades mis exeat ne sortent de l'hôpital que le lendemain.

Décès. — Quand un malade entre en agonie, l'infirmier qui le veille prévient son infirmier-major et, en son absence, l'infirmier-major de service; la plus extrême décence doit être observée entre le moment où la vie va s'éteindre et celui où elle cesse complètement.

Le décès survenu, il en rend compte au médecin de garde qui vient constater la mort et en fait mention sur le tableau de clinique et le billet de salle; celui-ci est remis au bureau des entrées. Il est établi en outre un billet signé du médecin de garde qui accompagne, épinglé au suaire, le décédé à l'amphithéâtre. Ce billet indique : les nom, prénoms, profession, provenance, âge, état civil, date d'entrée à l'hôpital, date et heure du décès, nature de l'affection.

Les infirmiers s'occupent des derniers soins à donner au corps du défunt (lavage du corps et mise du suaire) avec la décence et le respect que l'on doit aux restes mortels de nos semblables. Ils évitent soigneusement de laisser voir le décédé aux autres malades, entourent à cet effet le lit de paravents de manière à préserver ceux qui sont gravement atteints de l'impression que pourrait leur causer pareil spectacle. Le transport du corps à l'amphithéâtre se fait en silence à l'heure indiquée.

La literie et le linge de corps du défunt sont empaquetés et portés à la désinfection.

En ce qui concerne les fonds, vêtements et autres ob-

jets laissés par le décédé, l'infirmier-détenteur se conforme aux indications relatées plus haut à ce sujet.

Nota. — *Dispositions testamentaires; secours spirituels.* Quand
un malade exprime la volonté de faire son testament, ou demande les secours de la religion, l'infirmier en informe son
infirmier-major qui prévient le gestionnaire ou fait avertir le
ministre du culte auquel appartient le malade. Pendant l'administration des derniers sacrements, le plus grand silence
régnera dans la salle.

Manière de faire boire le malade. — Les infirmiers doivent faire boire les malades graves; pour cela ils versent
une petite quantité de tisane ou de potion dans une tasse,
un biberon ou une cuiller, ils soulèvent doucement la tête
du malade en passant un bras sous le traversin; de l'autre
main, ils présentent la tasse à la bouche en levant avec
précaution et lentement au fur et à mesure que le malade
boit.
Ils ne laissent jamais les malades manquer de tisane.

Surveillance des hommes en délire. — Les infirmiers sur-
veillent particulièrement les malades en délire, enlèvent
tous les objets qui se trouvent à leur portée; les fenêtres
font l'objet de leur attention. S'il est nécessaire de recourir
à des moyens de contention, ils les appliquent toujours avec
douceur. Ils leur immobilisent les mains en passant un
nœud coulant fait avec un drap roulé que l'on fixe au bord
correspondant du lit. S'il est utile d'immobiliser le tronc,
un drap plié en cravate est jeté par son milieu sur la poitrine et ses extrémités sont arrêtées au bord du lit. Si ces
moyens ne suffisent pas, ils ont recours à la camisole de
force, vêtement en toile résistante, en forme de veste,
dont les manches fermées peuvent être fixées au moyen
de liens.
Quand les infirmiers n'ont pas à leur disposition de
camisole de force, ils en improvisent une en passant au
malade un veston qu'ils boutonnent par derrière et dont
ils ferment, au moyen de lacs, l'extrémité des manches.

Surveiller si les malades graves urinent. — Les infirmiers s'assurent si les malades délirants ou paralysés urinent. S'ils n'ont pas uriné depuis quelque temps, ils les invitent à le faire. S'ils sont dans l'impossibilité de satisfaire à ce besoin, ils préviennent le médecin de garde.

Changement de linge aux malades en sueur. — Lorsque les malades sont en transpiration et qu'il se produit sur la peau une sensation de fraîcheur, leur linge doit être changé et remplacé par du linge chaud. Si, pendant cette opération, les infirmiers aperçoivent sur le corps des taches, des ulcérations, des éruptions, ils en préviennent l'infirmier-major, qui en rend compte au médecin traitant ou au médecin de garde, s'il y a lieu. Les infirmiers peuvent quelquefois les premiers s'apercevoir ainsi de l'éclosion de fièvres éruptives, rougeole, variole, scarlatine, etc.

Donner au malade le bassin ou la chaise percée. — Il peut arriver qu'un malade soit trop faible pour se rendre aux latrines. Dans ce cas, les infirmiers apportent près de son lit un fauteuil en bois dit «chaise percée» dans lequel est placé un vase de nuit. Ils aident le malade à s'y asseoir, lui passent aux pieds des chaussettes et le recouvrent de couvertures.

S'il n'a pas la force suffisante pour se lever, ils le soulèvent et lui passent sous le siège un bassin dont les bords ont été préalablement chauffés.

Surveiller les visiteurs. — Malgré la surveillance pratiquée à la porte d'entrée des hôpitaux, il arrive parfois que des visiteurs apportent aux malades des médicaments, des aliments et des boissons alcooliques. Les infirmiers qui remarquent de telles infractions aux consignes en préviennent immédiatement l'infirmier-major. Ils empêchent également les visiteurs de fatiguer les malades par une conversation prolongée.

Empêcher de fumer dans les salles. — Il est interdit, à moins d'autorisation spéciale du médecin traitant, de fumer dans les salles. Cette consigne intéresse aussi bien les infirmiers que les malades.

Maintenir le bon ordre dans la salle. — Les infirmiers empêchent les malades de chanter, de converser bruyamment, de se coucher tout habillés sur leurs lits et de jouer de l'argent.

Défendre de cracher par terre. — Il est absolument interdit de cracher par terre. Des crachoirs collectifs ou individuels sont mis à la disposition et à la portée des malades. Ces crachoirs doivent être tenus en parfait état de propreté, contenir une solution antiseptique concentrée, être fréquemment vidés et plongés un certain temps dans l'eau bouillante.

CHAPITRE III.

CONNAISSANCES TECHNIQUES QUE DOIT POSSÉDER
LE MATELOT INFIRMIER.

Thermométrie. — La température normale du corps humain varie de 36° 5 à 37° 5. Au-dessus de 37° 5, il y a fièvre ou hyperthermie; au-dessous de 36° 5, il y a abaissement de température ou hypothermie.

Des instruments spéciaux, appelés « thermomètres cliniques », permettent d'apprécier exactement la température des malades. Tous se composent d'un petit réservoir à mercure prolongé par un tube capillaire le long duquel est disposée une échelle graduée, et dans lequel peut monter le mercure.

Il y a deux espèces de thermomètres cliniques :

Le thermomètre ordinaire;
Le thermomètre à maxima.

Ce dernier présente l'avantage, grâce à un dispositif spécial, de conserver à la colonne de mercure la hauteur qu'elle a atteinte alors même que l'instrument a perdu tout contact avec le corps. Pour ramener le mercure dans le réservoir, il suffit d'imprimer à l'instrument une ou plusieurs secousses brusques. En général, la graduation des thermomètres cliniques s'étend de 34 à 43 degrés centigrades; chaque degré est lui-même divisé soit en dix, soit en cinq parties égales, représentant 1/10 ou 2/10 de degré.

Mode d'emploi du thermomètre clinique. — La température des malades se prend en général dans l'aisselle. Pour cela, après avoir bien asséché la région des poils, l'infirmier y introduit doucement la cuvette du thermomètre, il

ramène le bras du malade le long du corps, l'avant-bras
fléchi sur la poitrine de façon à bien assurer le contact
intime de l'instrument avec la peau, après s'être rendu
compte que la chemise ou le tricot n'est pas interposé
entre la tige de verre et les parois de l'aisselle. Il recommande au malade l'immobilité pendant 10 minutes et
maintient au besoin lui-même l'instrument.

Après s'être assuré que la colonne mercurielle ne monte
plus, l'infirmier lit la température; s'il s'est servi d'un
thermomètre ordinaire, la température est lue sur place,
l'instrument maintenu au contact du corps.

Supposons que la colonne mercurielle se soit arrêtée
à 38, il dit que le malade a une température axillaire de
38 degrés. La colonne s'est-elle arrêtée entre 38 et 39, à
six petites divisions, par exemple, au-dessus du chiffre 38,
il dit que le malade a une température axillaire de
38 degrés 6 dixièmes ou mieux 38°6.

La température est transcrite aussitôt sur un cahier dit
de «températures» en regard du numéro du malade.

La température des malades peut encore être prise dans
la bouche ou dans l'anus. L'infirmier ne recourra à ces procédés que sur indication spéciale du médecin.

Après chaque prise de température, le mercure du
thermomètre à maxima est ramené dans la cuvette de
l'appareil.

Purgatifs. — Les purgatifs sont ordinairement absorbés
le matin à jeun, avant la visite. Afin d'en faire disparaître
la saveur, souvent désagréable, les malades se lavent la
bouche avec une eau légèrement aromatique, sucent une
tranche d'orange ou mâchent un peu de réglisse. L'huile
de ricin est donnée de préférence, versée lentement sur
de la bière ou du café noir et présentée telle quelle; le
calomel, en cachet ou en suspension dans du lait; l'eau
de Sedlitz, plus communément employée, est prise en
nature. L'action des purgatifs est favorisée par l'absorption
de tisanes tièdes ou de thé léger administrés après la
première selle.

Vomitifs. — Le vomitif le plus usité est la poudre d'ipéca à la dose de 1 gramme ou 1 gr. 20, en suspension dans un verre d'eau tiède. Le contenu du verre est avalé en deux fois, à dix minutes d'intervalle. Après chaque prise, le malade ingurgite deux ou trois grands verres d'eau tiède.

Lavements. — Le lavement consiste dans l'injection, dans le rectum, d'eau simple ou chargée d'un principe médicamenteux, d'où deux classes : lavement simple et lavement médicamenteux.

Au point de vue de la quantité de liquide injecté, les lavements peuvent être divisés en :

1° Lavement entier, 500 grammes,

2° Trois quarts de lavement, 375 grammes;

3° Demi-lavement, 250 grammes;

4° Quart de lavement, 125 grammes.

Les lavements simples sont administrés sous forme d'eau récemment bouillie ou stérilisée, légèrement tiède.

Les lavements médicamenteux doivent toujours être précédés d'un lavement simple de propreté qui n'est pas gardé.

Ils sont, en général, préparés à la pharmacie sur ordonnance du médecin. Les plus communément employés sont : le lavement glycériné, le lavement amylacé, le lavement laudanisé, le lavement nutritif.

Les fioles contenant les lavements médicamenteux portent une étiquette rouge au col de la bouteille.

L'appareil le plus souvent usité pour administrer les lavements est l'irrigateur Éguisier.

Il consiste en un récipient cylindrique d'une contenance de 500 grammes, dans lequel se meut, au moyen d'une clef placée à la partie supérieure, à côté du couvercle, une crémaillère graduée fixée à un piston.

A la partie inférieure de l'appareil est fixé un robinet qui, contrairement à ce qui existe dans les robinets ordinaires, est fermé quand les branches de sa clef sont dans le sens longitudinal. Sur ce robinet se visse un tuyau en tissu caoutchouté à l'extrémité duquel s'adapte une canule en os destinée à pénétrer dans l'anus.

Pour se servir de l'appareil, on ferme le robinet. On verse le liquide, on monte la crémaillère en tournant la manivelle à droite jusqu'à ce que l'on soit arrivé à la quantité qu'on veut injecter. Celle-ci est indiquée sur la graduation de la crémaillère dont chaque trait correspond à un quart de lavement. L'irrigateur est apporté près du malade, la canule placée dans l'ouverture supérieure. Le robinet est ouvert, le liquide s'échappe et purge le tuyau. La canule, enduite de vaseline, est ensuite introduite doucement dans l'anus, en se servant de l'index comme guide et en suivant la ligne interfessière. Quand elle a pénétré de 6 à 7 centimètres, on ouvre le robinet de nouveau. Si la crémaillère descend, c'est que l'appareil fonctionne bien. Si elle reste immobile, c'est que l'extrémité de la canule est obstruée par un bol fécal ou un repli de la muqueuse.

Pour recevoir son lavement, le malade est couché sur le côté droit, le bassin un peu plus élevé que le tronc, le corps plié légèrement en arc afin de mettre les muscles en état de relâchement.

L'opération terminée, la canule est bouillie, passée dans une solution antiseptique (bichlorure) et le tuyau suspendu par une de ses extrémités.

L'irrigateur Éguisier peut être avantageusement remplacé par un bock laveur ou un vide-bouteille. Dans ce cas, on règle la force de pénétration du lavement en élevant plus ou moins haut l'appareil.

Préparation de l'appareil.

On donne le nom d'*appareil* à un objet destiné à contenir tout ce que l'on croit pouvoir être utilisé pendant la visite.

La composition de l'appareil varie suivant les services de blessés, fiévreux, vénériens.

Appareil des salles de blessés. — Il est porté sur un chariot roulant en métal laqué, transformé en lavabo sur l'une de ses faces. Ce lavabo comprend deux barillets en verre, à robinet, contenant, l'un du bichlorure de mercure en solution colorée à 1/1000°, l'autre de l'eau bouillie tiède; un vidoir de forme ovalaire en communication avec un baquet sous-jacent reçoit les eaux de lavage. De chaque côté du lavabo sont placés une savonnière, avec savon et lime à ongles, un flacon de bichlorure avec brosses à ongles et une serviette.

La face du chariot opposée au lavabo supporte des étagères en verre ou en métal sur lesquelles sont rangés les objets usuels employés pendant la visite, tels que : plateaux, poêlettes, drains, crins de Florence, catgut, soie, pansements stérilisés, teinture d'iode, collodion, poudre d'iodoforme, salol, crayons de nitrate d'argent, flacon de chlorure d'éthyle, solution de cocaïne pour anesthésie locale, etc.

Le chariot surmonté d'un bock laveur est poussé pendant la visite par un infirmier.

Instruments. — Le plateau contenant les instruments est porté par un infirmier. Celui-ci, après avoir retroussé les manches jusqu'au-dessus du coude, s'être lavé les mains et brossé les ongles à l'eau chaude et au savon, présente au médecin les instruments qu'il demande, entre les mors d'une pince à pansements, à moins que le médecin ne préfère les prendre lui-même sans intermédiaire.

Les tampons d'ouate sont présentés dans les mêmes conditions.

Plateaux et écuelle à tampons sont portés par l'infirmier les mains en dessous; en aucun cas il ne doit mettre les pouces à l'intérieur ni toucher leur contenu avec les doigts.

Les instruments ayant servi sont immédiatement reçus dans un plateau spécial contenant une solution phéniquée glycérinée, nettoyés, flambés. Un infirmier est chargé de ce soin.

Pansements souillés. — Les objets de pansements souillés
sont recueillis dans des plateaux spéciaux vidés immédiatement dans des seaux métalliques. Ils sont incinérés après
la visite. Un infirmier est exclusivement chargé de cette
partie du service.

Appareil des salles de fiévreux. — Ici, l'appareil est
plus réduit. Il se compose d'un plateau sur lequel sont
disposés un abaisse-langue en verre, une seringue de
Pravaz, un crayon de nitrate d'argent, un stéthoscope,
une serviette à auscultation. Celle-ci porte une marque
quelconque, un petit carré d'étoffe rouge, par exemple,
pour indiquer le côté qui doit toujours se trouver en
contact avec l'oreille du médecin. L'infirmier chargé
de l'appareil aura sous la main, sur une table de la salle,
deux plateaux, l'un contenant tout ce qui est nécessaire
pour faire une analyse extemporanée d'urine (acides azo-
tique, acétique, ammoniaque, liqueur de Fehling, lampe
à alcool, tubes à essais; verres à expérience, pinces en
bois et allumettes). L'autre, contenant des ventouses, une
bougie et les principales solutions hypodermiques en usage
(morphine, caféine, cocaïne, éther, quinine, etc.). Quand
le médecin traitant désirera faire une injection hypodermique, le flacon et la capsule lui seront présentés; en
aucun cas, l'infirmier ne versera la solution à l'avance.

Appareil des salles de vénériens. — Il est porté sur un
chariot en tous points semblable à celui des salles de
blessés. Sa composition seule en diffère. Il comporte notamment, en plus du matériel nécessaire à tout pansement, une
seringue à instillation; des sondes bougies et béniqués,
des solutions de permanganate de potasse, de nitrate
d'argent, d'alcool phéniqué, de biiodure mercurique, etc.
Des petits tampons d'ouate montés sont préparés en quantité suffisante pour attouchements des lésions syphilitiques, etc. Ils sont jetés immédiatement après avoir
servi. S'il est fait usage d'un abaisse-langue, il est aussitôt
désinfecté et flambé. Les crayons de nitrate d'argent

portent tous des marques distinctives indiquant leur destination. Les infirmiers affectés au service des syphilitiques
veillent tout particulièrement aux petites plaies ou écor-
chures qu'ils peuvent avoir aux mains et les recouvrent
s'il y a lieu de collodion ou de baudruche pour éviter
toute contagion. Ils portent également toute leur attention
sur les couverts et objets appartenant aux syphilitiques,
couverts et objets qui doivent toujours leur être réservés
exclusivement.

Notions sur les principaux pansements que doit connaître le matelot-infirmier.

Antisepsie. — L'air qui nous environne, quelle que
soit sa pureté apparente, renferme en suspension une
quantité innombrable de poussières. Il suffit pour s'en
convaincre d'examiner un rayon de soleil pénétrant par une
étroite ouverture dans un local obscur : on y voit flotter
un nombre incalculable de corpuscules impalpables, infi-
niment petits. A ces corpuscules adhèrent des organismes
ténus, invisibles à l'œil nu, appelés microbes ou germes.
Ils nous pénètrent et se déposent sur tous les objets qui
nous environnent et sur notre propre corps. En contact
avec les plaies, ces microbes se reproduisent, y pullulent
et les infectent.

Pour éviter de mettre un blessé en contact avec des
objets infectés, pour mettre des plaies à l'abri de l'infec-
tion, on pratique l'*asepsie*. Elle consiste dans les moyens
dont nous disposons de rendre les mains, les instruments,
les liquides et objets de pansements exempts de microbes
infectants.

Pour désinfecter des plaies, c'est-à-dire y combattre, y
arrêter le développement des microbes et les détruire, on
pratique l'*antisepsie*, en les combattant sur place au moyen
d'agents chimiques ou physiques.

C'est à l'immortel Pasteur que la médecine et la chirurgie
sont redevables des bienfaits de ces deux méthodes.

Comment on se lave les mains. — La désinfection des mains est de la plus haute importance. Elle est difficile à réaliser à cause de la rainure et de la sertissure des ongles. Ceux-ci sont d'abord nettoyés à sec avec la lime, les mains sont lavées et brossées à fond ainsi que les avant-bras,

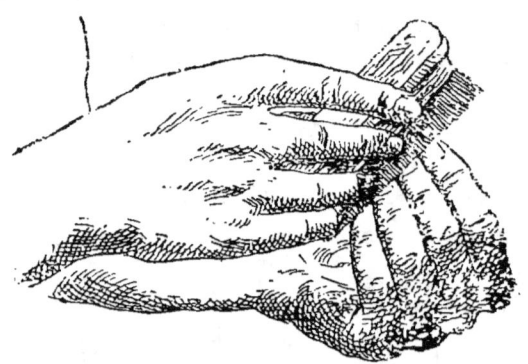

Toilette des ongles.

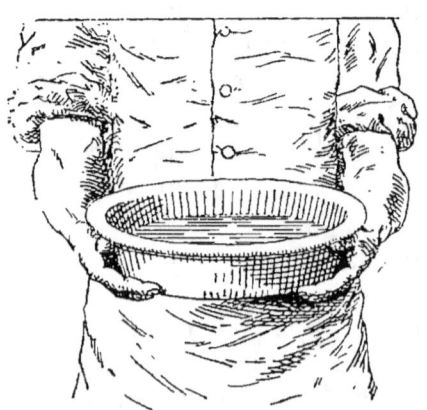

Comment on porte une cuvette.

avec une brosse rude, pendant huit à dix minutes, à l'eau chaude et au savon, puis passées à l'alcool pendant une minute pour permettre à l'antiseptique d'agir plus rapidement, enfin trempées dans la solution bichlorurée à

1/1000ᵉ pendant quelques minutes. On ne doit jamais
s'essuyer après ce lavage.

Pansements. — Pour obtenir le guérison d'une plaie,
on la met à l'abri de l'air en la recouvrant d'un pansement.
Si la plaie est infectée, elle est d'abord nettoyée avec de
l'eau bouillie ou une solution antiseptique, puis pansée.

Les objets de pansements le plus usités sont : la gaze,
le coton hydrophile, le coton ordinaire. Suivant que ces
objets sont employés à sec ou trempés dans un liquide
quelconque, on a affaire à un pansement sec ou à un pansement humide.

Pansement sec. — Après nettoyage de la plaie, celle-ci
est recouverte de gaze stérilisée, puis de coton hydrophile
et de coton ordinaire.

Dans certaines circonstances, les plaies peuvent être
recouvertes de poudres antiseptiques telles que iodoforme,
aristol, oxyde de zinc, salol, sur lesquelles on applique
des objets de pansement stérilisés.

Quelquefois ces objets de pansement eux-mêmes sont
imprégnés de ces divers antiseptiques (gaze salolée, iodoformée, etc.).

Il peut aussi être fait application sur les plaies de
baumes, onguents, pommades, vaseline stérilisée simple
ou chargée de principes médicamenteux.

Pansement humide. — Mêmes pièces de pansement que
pour le pansement sec, toutefois la gaze et le coton hydrophile sont imprégnés de liquide.

Les principaux liquides servant aux pansements sont :

L'eau bouillie tiède, la plus employée;

La solution boriquée (acide borique, 30 grammes; eau,
1 litre);

La solution phéniquée : forte (acide phénique, 50 grammes; eau, 1 litre); faible (acide phénique, 25 grammes;
eau, 1 litre);

La solution bichlorurée (bichlorure de mercure, 1 gramme; eau, 1 litre);

La solution de permanganate de potasse : 1 gramme par litre;

La solution picriquée (acide picrique, 5 à 10 par litre).

Le pansement picriqué ne sera jamais recouvert d'un tissu imperméable; pour les autres pansements humides, le médecin indiquera lui-même si on doit y ajouter ou non une toile imperméable.

A ces solutions médicamenteuses, il convient d'ajouter le mélange à parties égales d'alcool camphré et d'eau blanche, employée dans le traitement des contusions sous le nom de «pansement résolutif».

COLORATION DES SOLUTIONS TOXIQUES USITÉES EN CHIRURGIE.

Pour éviter les erreurs et les confusions possibles, il est réglementaire de colorer les solutions communément employées de la façon suivante :

Solution boriquée, sans coloration.

Solution phéniquée (faible), couleur jaune.

Solution phéniquée (forte), couleur rouge.

Solution bichlorurée au 1/1000e, couleur bleue.

Les solutions permanganatée et picriquée sont respectivement colorées d'elles-mêmes en violet et en jaune.

Il est expressément interdit de mettre dans des bouteilles autres que les flacons réglementaires des solutions antiseptiques. Ces flacons portent d'une façon apparente une étiquette *poison* et sont entourés d'une bande rouge.

Pansement dit «à recouvrement». — Ce pansement consiste dans l'application sur une plaie de bandelettes de diachylon ou de vigo. Pour les découper, dérouler la pièce de diachylon sur une certaine longueur, la tenir de la main gauche par son extrémité libre et, avec des ciseaux à demi ouverts tenus de la main droite, découper dans le sens longitudinal des bandelettes de 1 centimètre de

large et de longueur variable suivant la plaie à recouvrir.
Passer ces bandelettes rapidement dans la flamme d'une
lampe à alcool et les appliquer en les croisant en X, et
en les imbriquant sur une même ligne. Recouvrir la cui-
rasse ainsi formée d'un pansement ouaté ordinaire.

BANDAGES.

Les différentes pièces constitutives d'un pansement sont
maintenues en place au moyen de bandes. Le mode d'application de ces bandes s'appelle *bandage*.

Les bandes les plus usitées sont les bandes en toile, en
coton, en flanelle, en gaze apprêtée ou non apprêtée.

Les bandes apprêtées sont, avant leur application, trempées dans de l'eau bouillie, puis exprimées.

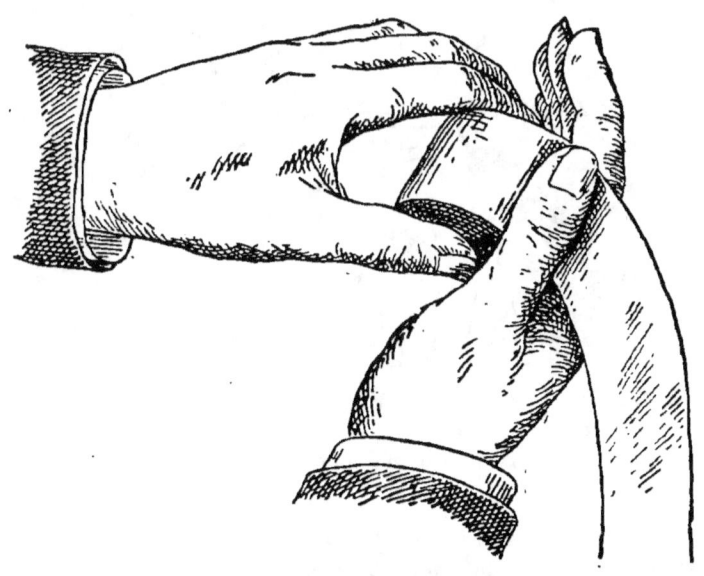

Manière de rouler une bande.

Manière de rouler une bande. — Une bande présente
deux extrémités ou chefs, une partie comprise entre ces
deux chefs ou plein.

Lorsque la bande est roulée, le chef apparent ou libre s'appelle le chef initial, la partie roulée le globe. Le chef situé au centre du globe est le chef terminal.

Pour rouler une bande, on replie un certain nombre de fois sur lui-même le chef initial, de façon à en former un petit cylindre résistant; on saisit ensuite entre l'extrémité du pouce et de l'index ou du médius gauche l'axe du petit rouleau ainsi formé. La partie déroulée de la bande laissée pendante est disposée entre le pouce et l'index droits. Les deux doigts de la main gauche font courir la bande de droite à gauche autour de son axe jusqu'à ce que la bande entière soit épuisée. Les autres doigts de la main gauche maintiennent la bande dans la paume de la main pendant qu'elle s'enroule. Une bande bien roulée doit être bien serrée.

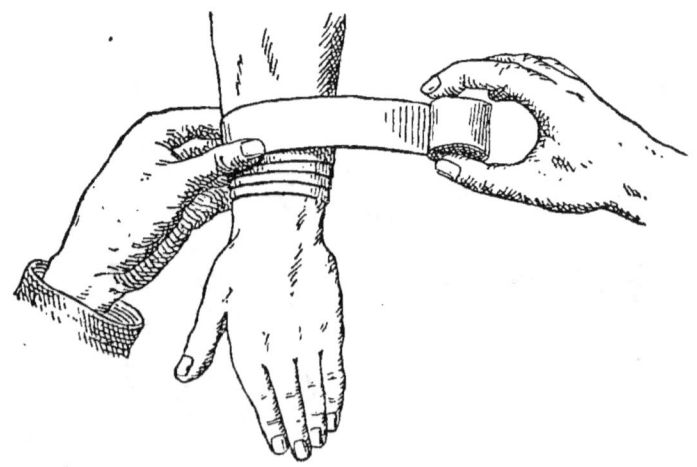

Manière d'appliquer une bande.

Manière d'appliquer une bande. — On place en dessous le chef initial, on le maintient avec le pouce gauche puis on le fixe par quelques tours circulaires. On continue à dérouler la bande en la passant d'une main dans l'autre, en faisant attention de ne pas la laisser échapper et en allant toujours de l'extrémité du membre vers sa racine. On fixe le chiffre terminal par une épingle placée perpen-

diculairement et dont on cache la pointe. Les tours circulaires se recouvriront toujours dans la moitié de leur
largeur.

Lorsqu'une bande doit recouvrir une région dont le
volume varie, les tours de bandes ne peuvent pas se
mouler exactement sur la région, un des bords baille et
forme godet. On évite les godets en faisant des renversés.

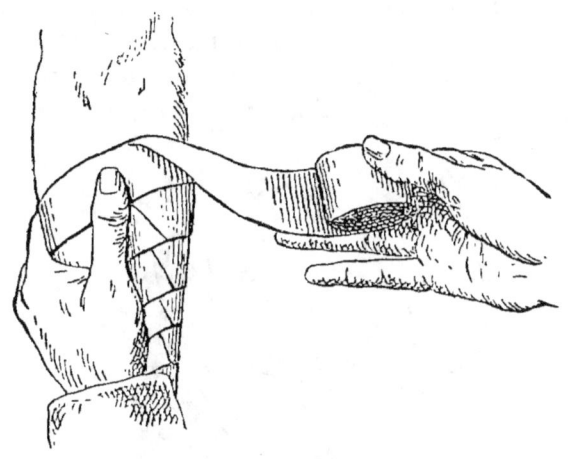

Comment on fait un «renversé».

Pour faire un renversé on applique le pouce et l'index
gauches sur la bande, on déroule 6 à 8 centimètres environ
on relâche légèrement la partie déroulée, on renverse la
bande de façon que son bord supérieur devienne inférieur.
On tire ensuite sur la bande pour serrer le renversé.
Autant que possible, les renversés seront tous faits sur la
même ligne.

Manière d'enlever une bande. — On retire l'épingle et
on déroule la bande en la pelotonnant et en la faisant
passer successivement d'une main dans l'autre.

Remarque : Un bandage ne doit être ni trop serré ni
trop lâche. Dans le premier cas il gêne la circulation, dans
le second il ne tient pas.

DIVERSES VARIÉTÉS DE BANDAGES.

TÊTE. — *Monocle.* — Appliquer au préalable un tampon d'ouate dans la cavité orbitaire. Faire deux circulaires autour de la tête en allant de gauche à droite pour l'œil gauche, en sens inverse pour l'œil droit, arrivé à la nuque, porter la bande sous l'oreille, du côté malade, sur l'œil à recouvrir, sur le front au-dessus de l'œil sain. Revenir à la nuque, faire ainsi trois ou quatre tours obliques en alternant avec des circulaires autour du front.

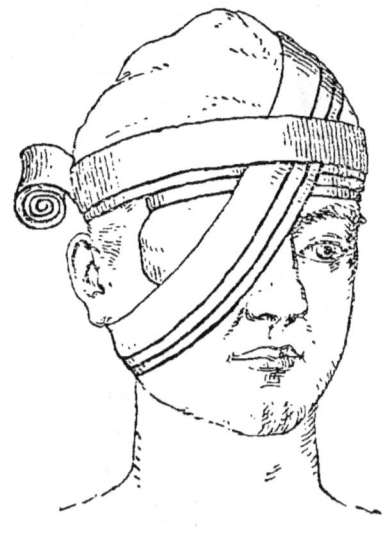

Monoclé.

Binocle. — Commencer par des circulaires horizontaux autour de la tête en portant par exemple le globe de la bande de droite à gauche et d'avant en arrière. Arrivé à la nuque, passer sous l'oreille droite, sur l'œil droit, au-dessus de la tempe gauche, revenir à la nuque, puis vers le front jusqu'à la racine du nez ; descendre sur l'œil gauche de haut en bas, passer sous l'oreille gauche, revenir

à la nuque. Faire ainsi deux ou trois croisés alternativement sur chaque en les imbriquant régulièrement sur la
ligne médiane. Terminer par des circulaires horizontaux.

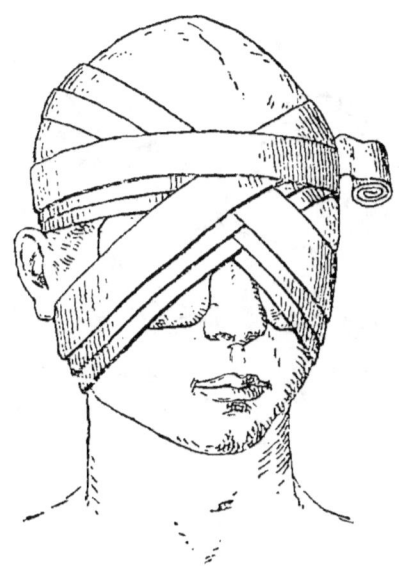

Binocle.

Croisé de la tête et de la mâchoire inférieure. — Faire
deux circulaires horizontaux autour de la tête. Faire un
renversé au niveau de la tempe droite, le fixer avec une
épingle. Descendre verticalement sur la joue en passant
au-devant de l'oreille, puis sous le menton, remonter sur
la joue gauche, sur le sommet de la tête. Redescendre et
passer ainsi deux ou trois fois sous le menton. Fixer la
bande avec une épingle au niveau de la tempe gauche, et
terminer par des circulaires horizontaux.

Chevestre simple. — Commencer par deux circulaires
horizontaux autour de la tête, de gauche à droite si la
maladie est à gauche, en sens inverse si elle est à droite,
passer sous la nuque, sous l'oreille du côté sain, sous
le menton, remonter verticalement sur la joue malade, la

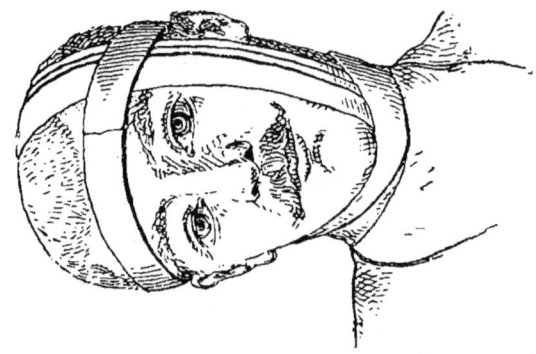

Chevestre simple.

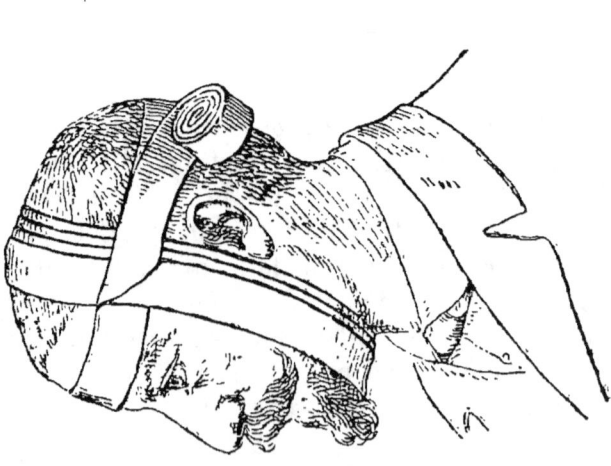

Croisé de la tête et de la mâchoire inférieure.

tempe correspondante, descendre à droite en passant derrière l'oreille, repasser ainsi deux ou trois fois sous le menton, fixer la bande avec une épingle sur une des tempes et terminer par des circulaires horizontaux autour de la tête.

Triangle de la tête. — Étaler une pièce de linge triangulaire sur la tête ou bien un mouchoir plié en triangle, appliquer le grand bord sur le front, croiser les deux extrémités vers la nuque en passant sur la pointe, les ramener sur le front et les fixer avec des épingles. Tirer sur la pointe, la ramener par-dessus le croisé, puis en avant, la fixer avec une épingle.

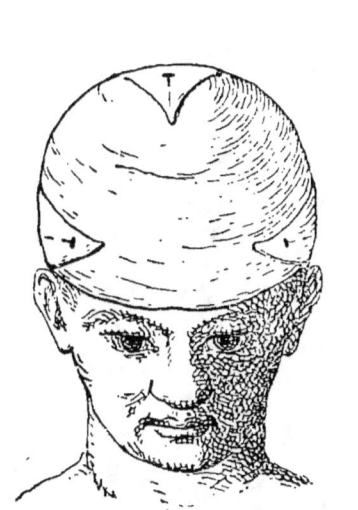

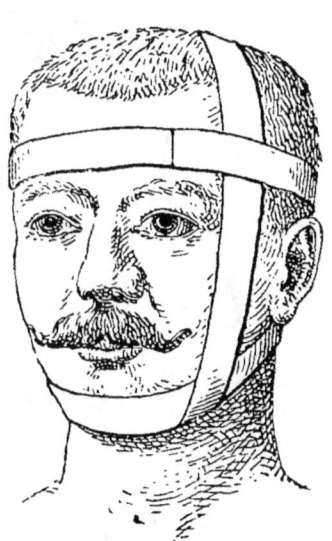

Triangle de la tête.   Fronde du menton.

Fronde du menton. — Prendre une bande de 10 centimètres de large. Fendre ses deux extrémités de façon à ne laisser au plein qu'une longueur d'un travers de main. Appliquer le plein sur le menton, porter les deux chefs supérieurs au-dessous des oreilles jusque vers la nuque où ils sont croisés et confiés à un aide. Prendre ensuite les deux chefs inférieurs, les relever verticalement en passant devant les oreilles et les fixer sur le sommet de la tête. Reprendre les chefs supérieurs, les ramener en avant en passant au niveau des tempes par-dessus des précédents et les fixer sur le front.

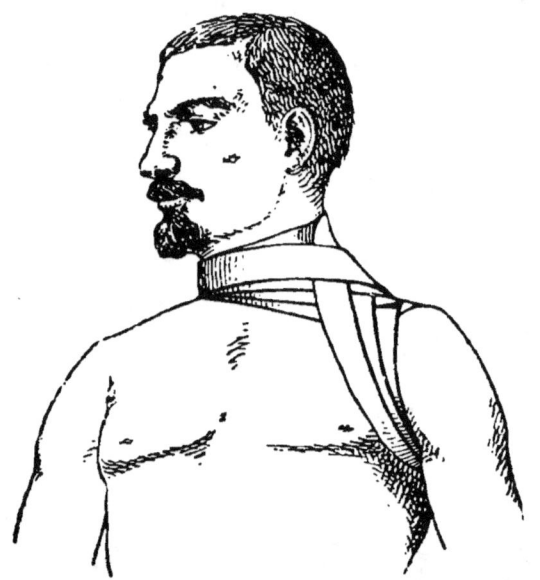

Croisé du cou et de l'aisselle.

Cou. — *Croisé du cou et de l'aisselle.* — Placer le chef initial sur la clavicule, puis porter le globe sur l'épaule malade, derrière elle, dans l'aisselle du même côté, remonter en avant de cette épaule, passer sur le chef initial derrière le cou, le contourner, revenir en avant, croiser le jet précédent sur l'épaule malade, descendre derrière elle, contourner l'aisselle d'arrière en avant et faire ainsi trois ou quatre «huit de chiffre».

Membres supérieurs. — *Spica du pouce.* (Main gauche.) — Fixer le chef initial par deux circulaires autour du poignet, descendre par la face dorsale de la main entre le pouce et l'index, passer sous le pouce, le contourner, croiser la partie descendante du jet précédent, regagner le poignet en passant sur le dos de la main, faire un demi-circulaire autour du poignet, regagner le pouce, et ainsi de suite. Fixer le chef terminal autour du poignet.

Spica du pouce. (Main droite.) — Les jets de bande obliques qui gagnent le pouce doivent passer d'abord en dehors du pouce et le contourner et revenir gagner le poignet en passant entre le pouce et l'index.

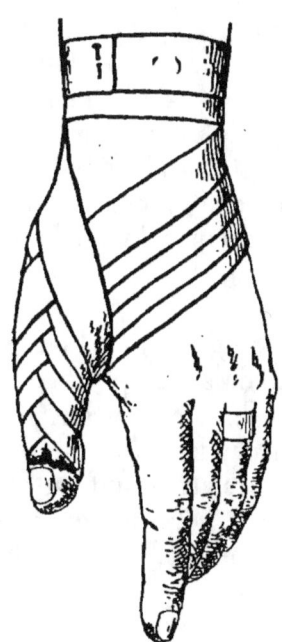

Spica du pouce.

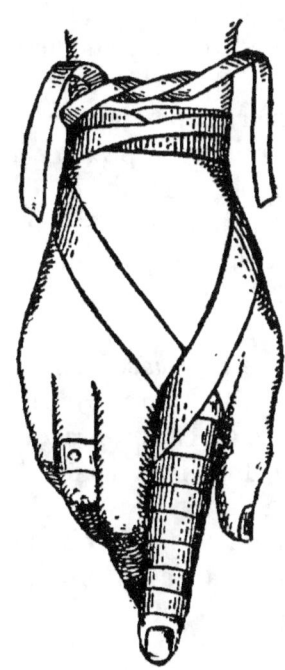

Spiral d'un doigt.

Spiral d'un doigt. — Fixer la bande autour du poignet, descendre sur le dos de la main jusqu'à la base du doigt. Gagner l'extrémité de ce doigt par un tour de spire allongé, remonter jusqu'à la base du doigt par des tours circulaires et en faisant au besoin des renversés. Regagner ensuite le poignet en passant sur la face dorsale de la main. Terminer par des circulaires autour du poignet.

Gantelet. — C'est le spiral de tous les doigts. Commencer par l'auriculaire pour la main droite, par le pouce pour la gauche. Après avoir recouvert chaque doigt, regagner le poignet et l'entourer d'un tour circulaire avant de passer aux doigts suivants.

Croisé du poignet et de la main. — Commencer par deux circulaires autour du poignet, gagner pour la main gauche par la face dorsale, le dos de la main, la racine du petit doigt. Faire un tour circulaire complet en passant entre le pouce et l'index et en recouvrant la racine des doigts, regagner le poignet en passant sur le dos de la main et en y croisant le premier jet de bande. Faire un demi-tour au poignet, revenir à la base des doigts, et ainsi de suite pour terminer par des circulaires autour du poignet. Pour la main droite, la bande passe d'abord entre le pouce et l'index.

Croisé du coude. (Bandage après la saignée.) — Fléchir légèrement le bras, faire deux circulaires à la partie supérieure de l'avant-bras, remonter au bras en passant au-devant du pli du coude, faire un circulaire au bras, revenir à l'avant-bras en passant toujours au-devant du pli du coude, où l'on croise le jet précédent, faire un nouveau circulaire à l'avant-bras, continuer ainsi et terminer le bandage par un circulaire autour du bras.

Spiral du membre supérieur. — Séparer les doigts par de petites lamelles de coton pour empêcher les compressions douloureuses. Le chef initial étant placé obliquement sur la face dorsale de la main, conduire la bande vers l'extrémité des doigts, commencer par des spires ascendantes se recouvrant à moitié, englobant les quatre derniers doigts, recouvrir le pouce d'un spiral isolé, continuer le bandage autour de la main, de l'avant-bras et du bras

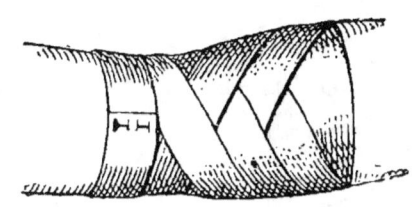

Croisé du coude.

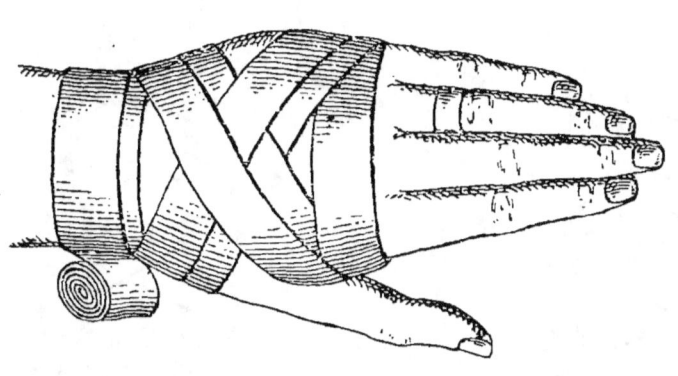

Croisé du poignet et de la main.

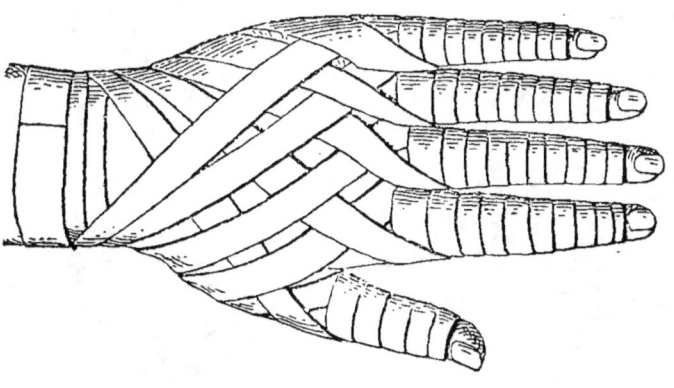

Gantelet.

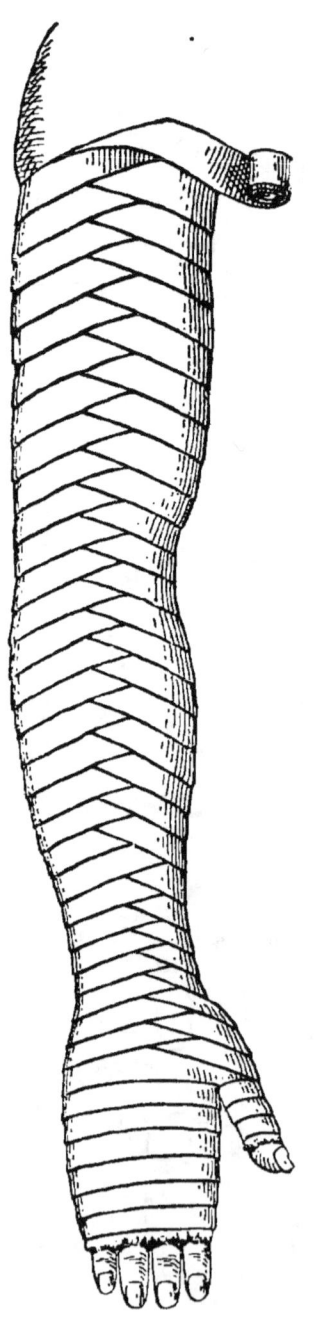 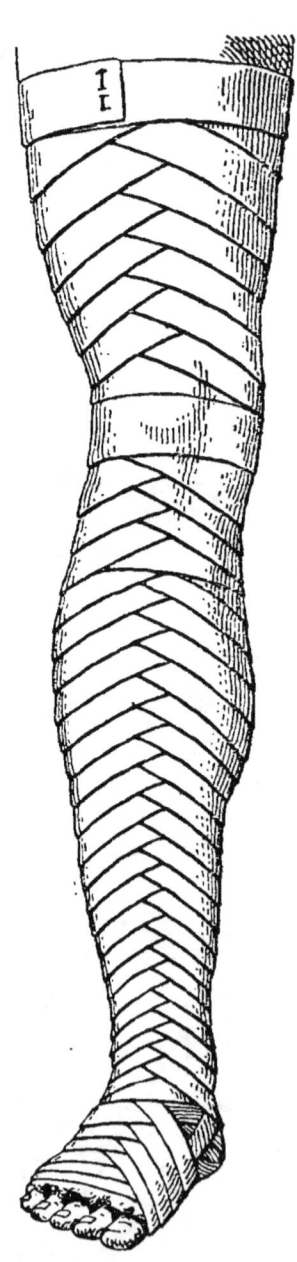

Spiral du membre supérieur.   Spiral du membre inférieur.

en faisant les renversés nécessaires sur la même ligne.
Fixer le chef terminal à la racine du bras.

THORAX. — *Bandage de corps.* — Prendre une pièce de
linge, large de 20 centimètres, ayant comme longueur
une fois et demie le tour de la poitrine. Au milieu de son

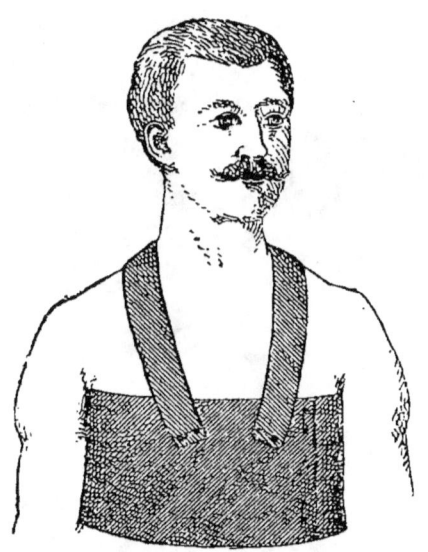

Bandage de corps.

bord supérieur, coudre le milieu d'une bande, ce qui
fabrique deux bretelles. Placer le point d'attache de ces
bretelles au milieu du dos. Faire passer les deux extrémités du bandage sous les bras, les ramener au-devant de
la poitrine en les réunissant entre elles par des épingles.
Faire passer les bretelles sur les épaules et les attacher en
avant sur le bandage.

Petite écharpe. — Plier en deux une grande compresse
ou un mouchoir. Engager la main dans l'angle ainsi formé,
fixer les extrémités au vêtement.

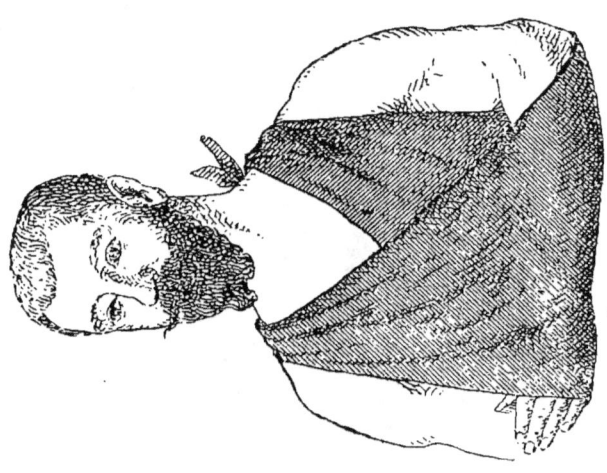

Moyenne écharpe.

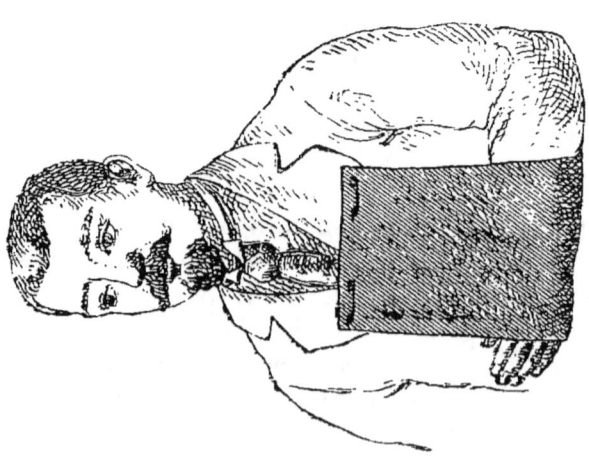

Petite écharpe.

Moyenne écharpe. (Écharpe ordinaire.) — Plier en triangle une pièce de linge de 1 mètre carré. Passer l'écharpe sous l'avant-bras préalablement fléchi, le sommet dirigé vers le coude, le grand côté pendant verticalement le long du tronc. Nouer les deux extrémités de ce grand côté derrière le cou, ramener le sommet en avant et le fixer avec une épingle.

Grande écharpe triangulaire. — Plier en triangle une pièce de linge de 1 m. 20 de côté. Placer la base du triangle horizontalement au-dessous des seins, nouer les extrémités sur le côté du thorax opposé au bras malade,

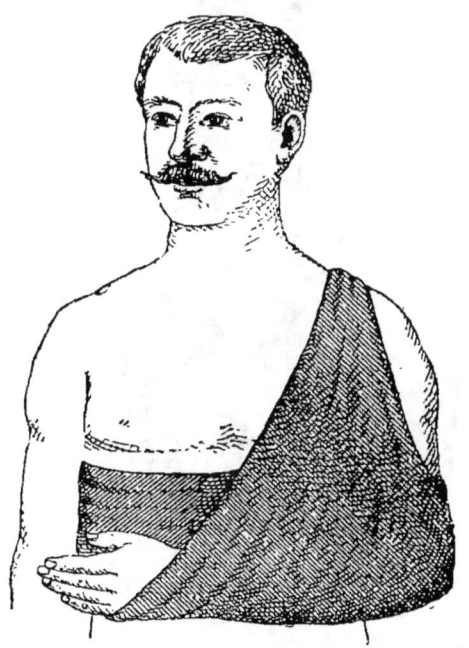

Grande écharpe triangulaire.

fléchir l'avant-bras, relever les angles du sommet, les diriger sur l'épaule du côté malade et les fixer en arrière à la portion horizontale du bandage après les avoir allongés avec un bout de bande ou un lien.

Écharpe de Mayor. — Fléchir l'avant-bras à angle aigu, prendre une écharpe assez large pour faire aisément le tour du corps. La plier en triangle, en croiser la base bien tendue sur le devant du membre et nouer ses deux points en arrière. Replier de bas en haut au-dessous de l'avant-bras et du coude la pointe inférieure, pointe double, et y fixer des bretelles. Prendre pour cela une bande de toile, la replier en anse, fixer cette anse en arrière sur l'écharpe, ramener les deux chefs par-dessus les épaules, les attacher en avant aux deux pointes relevées.

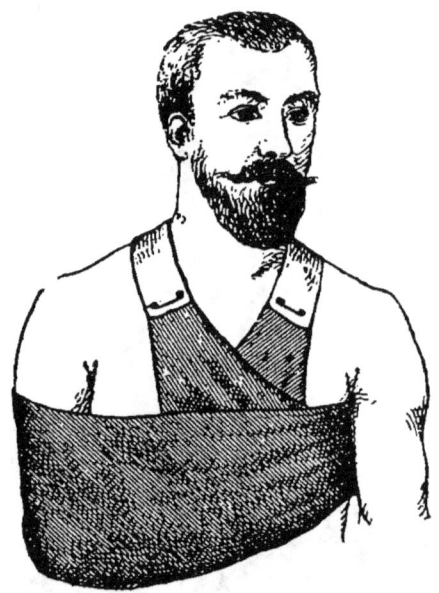

Écharpe de Mayor.

ABDOMEN. — *Bandage en T.* — Prendre un linge rectangulaire dont les extrémités sont croisées sur l'abdomen et fixées par des épingles. Sur cette ceinture coudre en arrière sur le milieu de son bord inférieur une pièce de toile de la largeur d'une bande qu'on ramène en avant. La fendre jusqu'à la racine des bourses et en ramener les deux chefs ou sous-cuisse sur la ceinture à laquelle on les fixe.

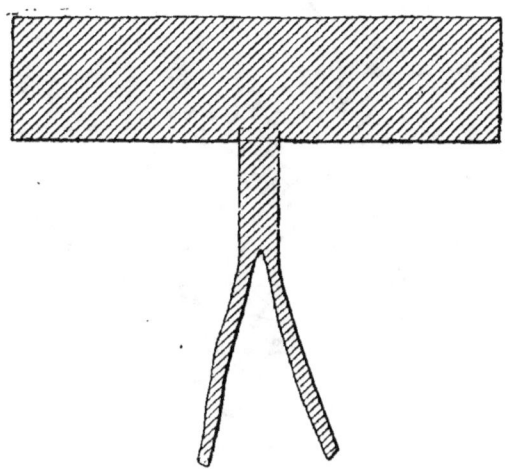

Bandage en T.

Spica simple. — Faire deux circulaires horizontaux autour du bassin, descendre sur l'aine malade, passer entre la cuisse et les bourses, contourner la cuisse, croiser sur l'aine le premier jet de bande, revenir au point de départ en contournant le bassin par un demi-circulaire, redescendre sur le pli de l'aine et ainsi de suite. Bien faire les croisés sur la même ligne et terminer par un circulaire autour du bassin.

Spica double. — Faire deux circulaires autour du bassin, descendre sur l'aine droite, passer entre les bourses et la cuisse, contourner celle-ci en arrière, revenir en avant, croiser le jet de bande précédent sur l'aine, comme dans le spica simple. Faire un circulaire horizontal autour du bassin, descendre sur l'aine gauche en passant au-dessus de la racine de la verge, contourner la cuisse gauche en dehors en arrière, revenir en avant entre elle et les bourses, croiser le jet de bande de l'aine gauche, faire un demi-circulaire postérieur autour du bassin, revenir

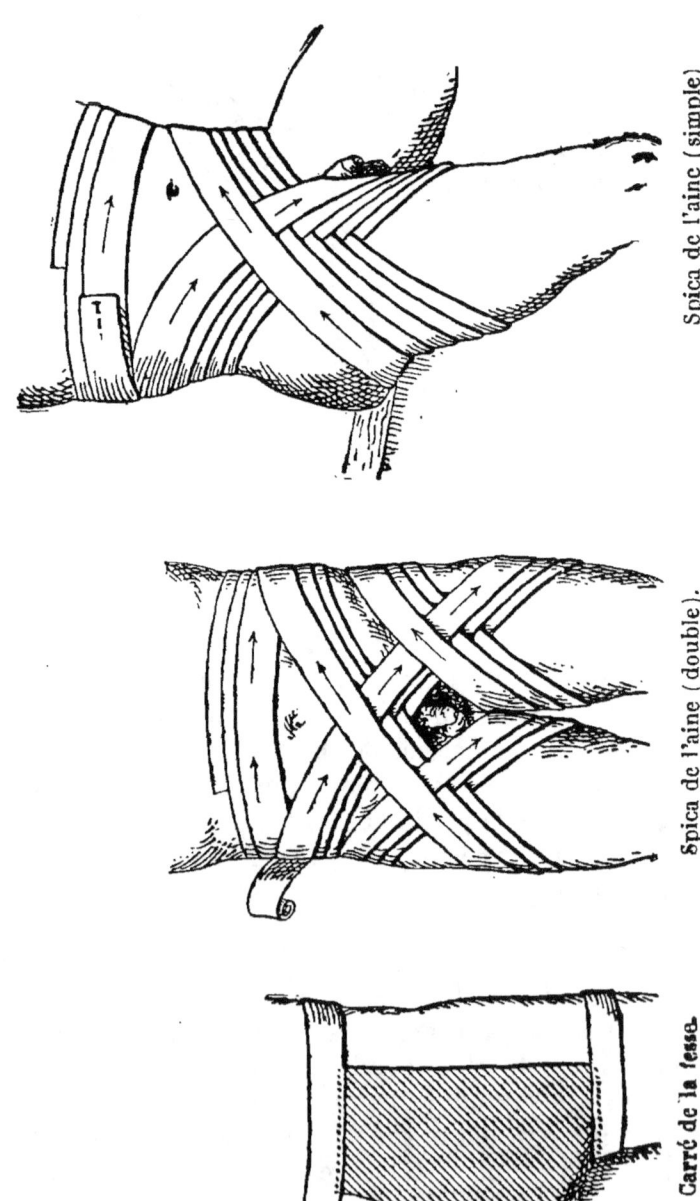

Spica de l'aine (simple)

Spica de l'aine (double).

Carré de la fesse.

au point de départ, et ainsi de suite jusqu'à épuisement de la bande, et terminer par des circulaires autour du bassin.

Carré de la fesse. — Prendre un linge carré, de dimensions suffisantes, sur deux bords opposés coudre horizontalement par leur partie moyenne deux bouts de bande de 1 m. 25. Placer le carré de manière que les bords garnis de bandes soient, l'un supérieur, l'autre inférieur. Fixer les chefs du haut autour du bassin, avec les chefs du bas, entourer la cuisse et les fixer sur le bord inférieur du carré.

Suspensoir. — Prendre une pièce de linge de 0 m. 07 sur 0 m. 10, une bande de 2 m. 50 de longueur, large de 0 m. 06, et deux bandes de 0 m. 60, larges de 0 m. 03.

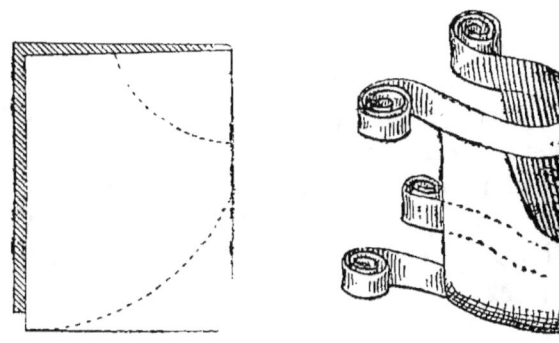

Suspensoir des testicules.

Plier en deux dans le sens de la longueur la pièce de linge et avec des ciseaux arrondir l'angle supérieur du côté plié en le rendant concave et l'angle inférieur du même côté en le rendant convexe. Fixer à chacun des angles inférieurs du bord libre de la pièce de linge les courtes bandes par l'une de leurs extrémités. Plier en deux dans le sens de sa longueur la grande bande, introduire dans le pli ainsi formé et à la partie moyenne de la bande le bord supérieur de la pièce de linge. Coudre chacun de ses bords à la partie correspondante de la bande. On transforme ainsi l'angle supérieur en un trou pour le passage de la verge.

Pour appliquer le suspensoir, faire passer la verge par le trou, fixer horizontalement autour du bassin les chefs supérieurs. Contourner les cuisses, d'avant en arrière, avec les chefs inférieurs, les ramener en avant et les fixer sur la bande horizontale.

Membres inférieurs. — *Étrier ou croisé du cou-de-pied.* — Faire deux circulaires autour du cou-de-pied, descendre obliquement sur le dos du pied, passer sous la plante, faire un circulaire complet autour du pied, revenir sur le dos du pied, croiser le jet de bande précédent, regagner le cou-de-pied, faire ainsi plusieurs « huit de chiffre » et terminer par un circulaire à la partie inférieure de la jambe.

Croisé du genou. — Faire deux circulaires au-dessous du genou, remonter obliquement au-devant de celui-ci pour gagner la cuisse, faire un circulaire autour d'elle, redescendre obliquement en croisant le jet précédent vers la partie supérieure de la jambe, faire un circulaire, continuer ainsi de suite et terminer par un circulaire à la partie supérieure.

Spiral du membre inférieur. — La principale difficulté consiste à recouvrir le talon. Pour cela se mettre en face du malade, placer le chef initial de la bande sur la cheville à sa gauche, monter vers le cou-de-pied, descendre sur la cheville à sa droite, passer sur le sommet du talon, couvrir le chef initial, recouvrir par des tours de bande semblables la partie supérieure d'abord, puis la partie inférieure de ce premier tour. Le talon est ainsi masqué. Pour fixer ces trois tours circulaires, le globe de la bande se trouvant alors devant le cou-de-pied est conduit obliquement sur la cheville à droite de l'opérateur, puis en arrière en recouvrant le godet supérieur formé par les jets de bandes précédents, ensuite presque transversalement sous la cheville de gauche (figure A) et de là directement

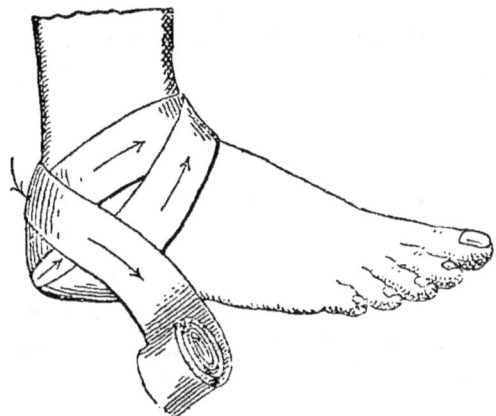

Fig. A. — Comment on recouvre le talon.

sous la plante qu'elle traverse en recouvrant le godet inférieur. Elle contourne ensuite les bords du pied, traverse la face dorsale se dirige vers la cheville de gauche qu'elle couvre, passe en arrière, est ramenée en avant obliquement sous la cheville de droite et, de là, gagne

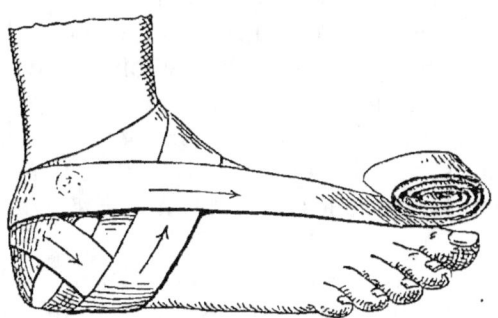

Fig. B. — Comment on recouvre le talon.

directement la plante qu'elle croise transversalement. Elle contourne de nouveau le bord du pied, remonte sur la face dorsale, se dirige vers la cheville de droite, passe en arrière, puis sur la cheville de gauche et vient enfin gagner l'extrémité du pied en croisant la face dorsale (figure B).

Commencer alors sur la racine des orteils le bandage spiral qui va envelopper le pied en faisant les renversés nécessaires sur le dos de celui-ci. Le pied enveloppé, croiser le devant du cou-de-pied, continuer les tours de spires sur la jambe, puis sur la cuisse en recouvrant bien la rotule.

MOYENS ACCESSOIRES DE PANSEMENTS.

Onctions. — L'onction consiste à étaler avec douceur une couche plus ou moins épaisse d'un médicament de consistance huileuse (liniment) ou d'une pommade sur une région douloureuse.

Embrocation. — On la pratique en exprimant au-dessus d'une région douloureuse ou malade une compresse imbibée d'un liquide médicamenteux généralement huileux, et en la laissant ensuite sur la région.

Friction. — La friction est l'action de frotter la peau avec un corps rude et sec ou avec une substance médicamenteuse (alcool camphré, alcool pur, essence de térébenthine, etc.), d'où deux sortes de frictions : la friction sèche et la friction humide.

La friction sèche se pratique soit avec la main nue, soit avec des gants de crin, des compresses de flanelle. Éviter les frottements trop rudes qui détermineraient de véritables brûlures.

La friction humide a pour but de provoquer l'absorption des médicaments à travers la peau. On nettoie préalablement celle-ci à l'eau savonneuse, puis par des mouvements de va-et-vient faits avec la main à nu ou armée d'un tampon de flanelle imprégnée du médicament, on frotte modérément pendant 10 à 15 minutes. Appliquer ensuite une couche d'ouate et une bande de flanelle.

Il est parfois bon de protéger sa main de l'action du médicament au moyen d'un gant de caoutchouc.

Fomentations. — On appelle fomentations l'application de la chaleur sèche ou humide sur certaines parties du corps, d'où deux espèces de fomentations : les fomentations sèches et les fomentations humides.

Fomentations sèches. — Elles ont pour but de réchauffer une partie du corps ayant subi l'influence du froid ou présentant une tendance à la gangrène. Elles se pratiquent au moyen de linges très chauds, de briques chauffées entourées d'un linge, de cruchons ou sacs en caoutchouc remplis d'eau chaude, appliqués sur la région.

Dans le cas où une partie du corps aurait subi l'influence du froid par congélation, elle devrait être traitée d'abord par des frictions avec de la glace, de la neige ou de l'eau froide. Au fur et à mesure que se fait le réveil de la vie, on substitue aux frictions froides des frictions sèches, puis on pratique des fomentations.

Fomentations humides. — Elles sont chaudes ou froides. Les premières se pratiquent en appliquant sur la région un morceau de flanelle trempée soit dans l'eau pure chaude ou chargée d'un principe médicamenteux, recouvert d'un taffetas imperméable. L'imbibition doit être souvent renouvelée. Les fomentations froides, plus commodément appelées «irrigations», se pratiquent en recouvrant la partie malade de compresses trempées dans de l'eau froide et fréquemment arrosées.

Cataplasme. — On désigne sous ce nom des préparations de consistance molle, gélatineuse, qu'on applique froides ou chaudes sur une région du corps. Il existe deux sortes de cataplasmes : le cataplasme simple et le cataplasme médicamenteux.

Cataplasme simple. — On le prépare avec des substances émollientes, farine de lin, fécule de pomme de terre, etc. Le cataplasme le plus fréquemment employé est le cataplasme de farine de lin. Pour le préparer, on mélange à

3.

l'eau de la farine de lin fraîchement moulue, de manière à obtenir une pâte molle. On chauffe à la température bouillante en agitant continuellement la pâte avec une cuiller. Si le cataplasme est destiné à recouvrir une plaie, on le prépare avec de l'eau boriquée et on interpose entre la plaie et lui une gaze recouverte de vaseline boriquée.

Lorsque la pâte a acquis la consistance voulue, on en étale une certaine quantité sur une compresse d'une manière uniforme, on recouvre la bouillie d'une seconde compresse en gaze de façon à la maintenir entre deux enveloppes dont on relève les bords pour empêcher la pâte de s'échapper. Afin d'éviter la dessiccation rapide, le cataplasme appliqué est recouvert d'une toile imperméable.

Cataplasme médicamenteux. — Les plus employés sont les cataplasmes laudanisés (verser quelques gouttes de laudanum sur un cataplasme simple), le cataplasme sinapisé (saupoudrer avec de la farine de moutarde un cataplasme ordinaire), et le cataplasme rubéfiant, en tout semblable au cataplasme simple avec cette différence que la farine de moutarde remplace la farine de lin. Le cataplasme rubéfiant ne doit jamais être préparé qu'avec de l'eau tiède, et rester en place plus d'une vingtaine de minutes.

Ouataplasme. — L'ouataplasme est fait d'une couche de coton hydrophile trempée dans de l'eau chaude et recouverte d'une toile imperméable ou de gutta-percha laminée qui doit déborder largement la couche de coton de façon à entretenir sur la surface traitée, un bain de chaleur et d'humidité.

L'ouataplasme remplace au besoin le cataplasme de farine de lin ou de fécule et se recommande par la simplicité et la rapidité de la préparation.

Pulvérisations. — Les liquides, l'eau bouillie ou chargée de principes médicamenteux, peuvent être employés sous forme de pulvérisations à l'aide d'appareils spéciaux appe-

lés «pulvérisateurs». Les pulvérisateurs les plus employés
sont ceux de Richardson et celui de Lucas-Championnière.

Pulvérisateur de Richardson. — Dans cet appareil, le
liquide est pulvérisé sous l'influence d'un courant d'air
produit par une soufflerie. Il se compose d'un flacon destiné à contenir le liquide à pulvériser, d'une tubulure permettant, d'une part, l'arrivée de l'air et, d'autre part, la
sortie du liquide pulvérisé. A cette tubulure s'adapte une
soufflerie.

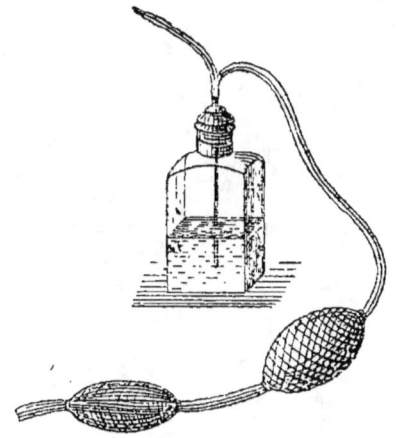

Pulvérisateur Richardson.

Pulvérisateur de Lucas-Championnière. — La pulvérisation est produite par un jet de vapeur. Cet appareil se
compose d'une chaudière sphérique munie à sa partie supérieure d'une soupape de sûreté et de deux tubes destinés
à la sortie de la vapeur, mobiles de haut en bas et inver-
sement, pour permettre de diriger le jet. Ces deux tubes
sont fixés chacun à angle droit en présence de l'orifice des
tubes en caoutchouc servant à l'évaporation par aspiration
du liquide antiseptique. Celui-ci est contenu dans un récipient en verre situé sur le soc de l'appareil. La chaudière
est supportée par un cadre garni de toile métallique.
Pour la remplir, on enlève le bouchon vissé qu'elle pré-

sente (jusqu'à ce que le liquide affleure) avec de l'eau
bouillante pour abréger le temps de chauffe. Tenir fermés
les deux tubes des robinets en les plaçant verticalement. Le
soc de l'appareil est constitué par une lampe à alcool dont
le plein se fait par une tubulure latérale.

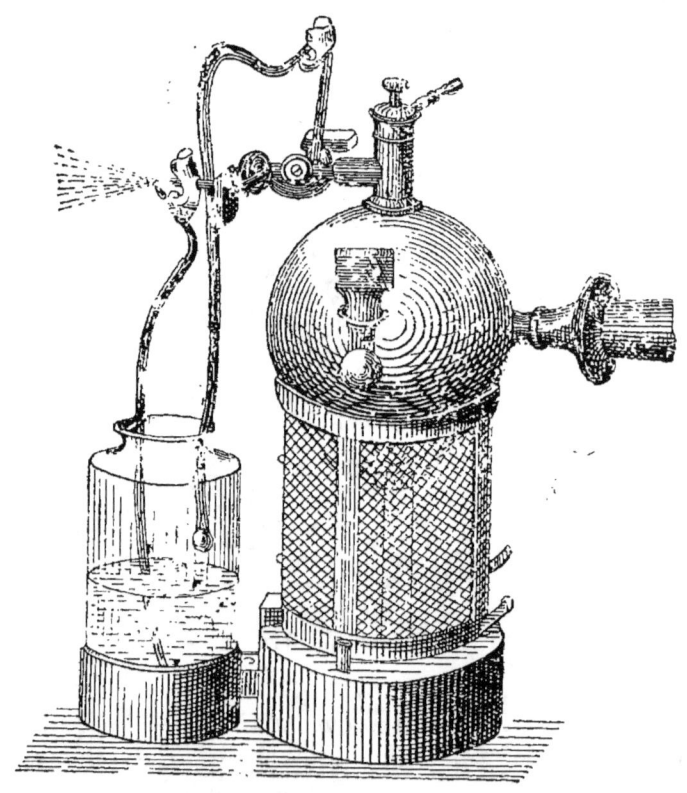

Pulvérisateur Lucas-Championnière.

Remplir le récipient en verre du liquide à pulvériser et
allumer la lampe. Lorsque le liquide est sous pression,
abaisser les robinets. La vapeur s'échappe par les becs et
le liquide à pulvériser diminue dans le récipient.

Nota. — La région du corps sur laquelle doit se faire la pulvérisation ne doit pas être approchée de l'appareil dès sa mise
en marche, pour éviter les projections d'eau bouillante.

Application de la glace. — La glace concassée ou pilée est enfermée dans une vessie de porc, de baudruche ou de caoutchouc que l'on applique sur la région indiquée en interposant entre elle et la peau un morceau de flanelle. La glace se conserve dans des couvertures de laine, dans de la sciure de bois ou de la paille pendant un temps assez long si l'on prend soin d'éviter son contact avec son eau de fusion.

Suppositoires. — Ce sont des médicaments de consistance solide destinés à être introduits dans l'anus. Pour les recevoir, le malade se place dans la position du lavement : l'infirmier pousse le suppositoire la pointe la première à l'aide des doigts couverts d'un linge, jusqu'à ce qu'il disparaisse complètement.

BAINS.

Bain de bras et bain de pieds. — Ils se donnent dans des récipients spéciaux appelés *manuluves* pour la main, *pédiluves* pour les pieds. Ces bains sont simples ou médicamenteux, suivant qu'ils sont donnés avec de l'eau simple ou chargée d'un principe médicamenteux. La température de ces bains est variable; elle est en général de 30 degrés. Les bains médicamenteux sont donnés pendant une demi-heure ou trois quarts d'heure et répétés deux à trois fois dans le courant de la journée; les plus fréquemment employés sont les bains phéniqués, boriqués ou bichlorurés.

Bain de pieds sinapisé. — Pour préparer un pédiluve sinapisé, on plonge un nouet de linge renfermant environ 100 grammes de farine de moutarde dans une certaine quantité d'eau tiède contenue dans le récipient choisi, puis on ajoute au bout de quelques instants un volume d'eau à 35 degrés suffisant pour assurer jusqu'à mi-jambes l'immersion des membres inférieurs. Le malade prend son bain assis; pour lui éviter d'être incommodé par les vapeurs irritantes, on recouvre le vase d'une couverture fixée autour des genoux. Le bain de pied sinapisé ne doit pas dépasser 12 à 15 minutes. Les pieds sont ensuite essuyés avec un linge sec et souple.

Bain de siège. — Se donne dans un récipient spécial appelé « bain de siège », préalablement garni d'un drap. La température et la composition de ce bain sont indiquées par le médecin. Le malade y plonge le siège, le bas-ventre et la partie supérieure des cuisses. Il est recouvert d'une couverture.

Lotions. — Elles se pratiquent tièdes ou froides avec une éponge imbibée d'eau pure et vinaigrée que l'on passe rapidement sur les parties que l'on veut lotionner. Une alèze est placée au-dessous de la partie à lotionner pour empêcher le liquide qui peut s'écouler de l'éponge de souiller le lit. Si la lotion doit être étendue, se munir d'un vase contenant la solution employée pour y retremper l'éponge et la débarrasser de ses impuretés. Pour sécher le malade, on l'enveloppe dans une couverture de laine pendant un quart d'heure. La durée des lotions est indiquée par le médecin; elle est, en général, de deux ou trois minutes.

Bains entiers. — Les bains entiers sont parfois donnés dans les salles aux malades ne pouvant se rendre à la salle des bains. C'est principalement aux typhiques qu'est appliquée cette méthode de traitement. Pour baigner un typhique, la baignoire est approchée du lit du malade. On la remplit jusqu'aux deux tiers de sa hauteur d'eau à la température indiquée par le médecin, en général à 24 degrés. Le malade y est plongé tout nu. On ajoute aussitôt et progressivement une assez grande quantité d'eau froide pour abaisser la température du bain à 22, 21 ou 20 degrés, en ayant soin de retirer l'excédent d'eau. Cette façon de procéder a l'avantage de modérer l'impression pénible et le frisson qui accompagneraient un bain donné d'emblée à 20 degrés. Le malade doit être retiré du bain dès l'apparition des premiers frissons. Pendant toute la durée de l'immersion, on maintient sur sa tête des compresses

d'eau froide et on peut lui frictionner le corps et les mains.
Le malade doit être l'objet d'une surveillance étroite et ne
doit être quitté sous aucun prétexte. En cas d'accident,
l'infirmier fait immédiatement prévenir le médecin de garde.

Au sortir du bain, le malade ruisselant d'eau est placé
dans une couverture de laine disposée sur son lit. On lui
fait boire une légère infusion de tilleul ou de thé chaud
avec une cuillerée à café de cognac et on le laisse bien
tranquille pendant un quart d'heure. Presque toujours, le
bain est suivi de bien-être, de sommeil, de transpiration et
d'un abaissement de température. Le nombre des bains
est indiqué par le médecin. La même eau peut servir pen-
dans vingt-quatre heures, à condition qu'elle ne soit pas
souillée par les déjections ou les urines.

Remarque. — L'infirmier aidera toujours le malade à sortir du
lit, à se mettre dans la baignoire. Il ne s'en séparera qu'après
l'avoir recouché dans son lit; parfois même deux infirmiers sont
nécessaires pour baigner un malade.

GARGARISMES, COLLUTOIRES, COLLYRES.

Les *gargarismes* sont des médicaments liquides destinés
au traitement des affections de la bouche, de la gorge. En
général, l'infirmier recommandera de ne pas avaler le
liquide qui peut être dangereux.

Les *collutoires* sont des médicamenteux de consistance
sirupeuse que l'infirmier porte de temps en temps en
badigeonnage dans la cavité buccale au moyen de pinceaux
stérilisés.

Les *collyres* sont des médicaments destinés à agir sur
les yeux et les paupières, appliqués sous forme liquide ou
sous forme de poudre. Les collyres liquides sont appliqués
au moyen d'un compte-gouttes. Les collyres solides sont
insufflés ou versés dans l'œil au moyen d'un pinceau auquel
on imprime une secousse.

Teinture d'iode. — Fréquemment employée. On en ba-
digeonne la peau au moyen d'un pinceau de crin ou de

charpie ou d'un petit tampon de coton monté. La surface badigeonnée est recouverte d'une couche d'ouate pour empêcher la teinture d'être enlevée par le frottement des vêtements. Les applications réitérées de teinture d'iode déterminent chez les personnes à peau délicate de véritables brûlures. Cet accident est traité par des badigeonnages avec une solution forte d'iodure de potassium.

Sinapismes. — Ce sont des feuilles de papier dit «papier Rigollot», recouvertes de farine de moutarde préparée. Ces sinapismes sont conservés dans des boîtes en métal hermétiquement closes pour les préserver de l'humidité. Au moment de leur application, ils sont passés dans de l'eau tiède ou froide, puis posés immédiatement sur la peau, rasée s'il y a lieu. Ils ne doivent pas être laissés en place plus de 20 minutes.

Vésicatoires. — Le vésicatoire le plus fréquemment employé est constitué par une pâte de poudre de cantharides étalée sur un sparadrap. Pour appliquer un vésicatoire, on rase la peau de la région s'il y a lieu, on la savonne et on la désinfecte au bichlorure. Après l'avoir asséchée, on arrose le vésicatoire à l'alcool camphré, on l'applique, on le maintient en place par des bandelettes de diachylon disposées en croix et dépassant les bords du vésicatoire, en faisant au besoin des entailles sur ses bords pour lui permettre de s'adapter exactement à la forme de la région. Sur le vésicatoire ainsi assujetti on dispose une couche de coton hydrophile, et on fixe le tout avec un bandage approprié.

La durée moyenne d'application est de huit à dix heures, mais elle est variable suivant les sujets qui sont plus ou moins sensibles à son action; le vésicatoire sera toujours enlevé dès l'apparition des phlyctènes. On l'enlève en évitant de déchirer la peau des phlyctènes; pour cela, on soulage avec précaution un des angles et on retire doucement l'emplâtre. On crève les phlyctènes à leur partie déclive avec les pointes d'un ciseau flambé. La région est ensuite recouverte d'un linge vaseliné, maintenu en place par un bandage. Le pansement est refait tous les jours.

Si le médecin prescrit un vésicatoire permanent, la phlyctène est coupée sur tout son pourtour. La plaie est pansée le premier jour à la vaseline et, les jours suivants, à la pommade de cantharide.

Si l'on veut obtenir une vésication instantanée, on a recours à l'ammoniaque liquide. Pour cela, on verse 10 à 12 gouttes d'ammoniaque dans un verre de montre qu'on recouvre d'une rondelle de flanelle ou de linge fin de dimension un peu moindre et qu'on applique alors sur la peau en le retournant sur lui-même. La phlyctène est formée au bout de 4 à 10 minutes, et pansée ensuite comme le vésicatoire ordinaire.

Marteau de Mayor. — C'est un instrument en forme de marteau ou au besoin un marteau que l'on plonge pendant une minute environ dans de l'eau bouillante. On a soin de placer le vase contenant cette eau près du malade pour éviter le refroidissement de l'instrument. L'application varie de 1 à 10 secondes; suivant sa durée, elle détermine de la rubéfaction, de la vésication ou de la destruction des tissus.

Thermocautère Paquelin. — Cet instrument se compose de trois parties :

1e Le cautère, de forme variée, en platine, se vissant sur un manche en bois canaliculé, terminé à son autre extrémité par un téton réuni à un réservoir à essence par un tube en caoutchouc;

2° Un flacon à essence minérale portant un crochet qui permet de le suspendre au rebord d'une poche et fermé à sa partie supérieure par un bouchon en caoutchouc traversé par deux tubes métalliques divergents. L'un de ces tubes est en communication avec le tube en caoutchouc qui le relie au manche, l'autre reçoit le tube en caoutchouc de la soufflerie;

3° Une soufflerie de Richardson.

A cet appareil sont annexés un tube rallonge qui peut s'intercaler entre le manche en bois et le cautère, et une lampe à alcool présentant sur son col une tige portant un chalumeau à la hauteur de la mèche.

Le récipient ne doit contenir de l'essence qu'en petite quantité.

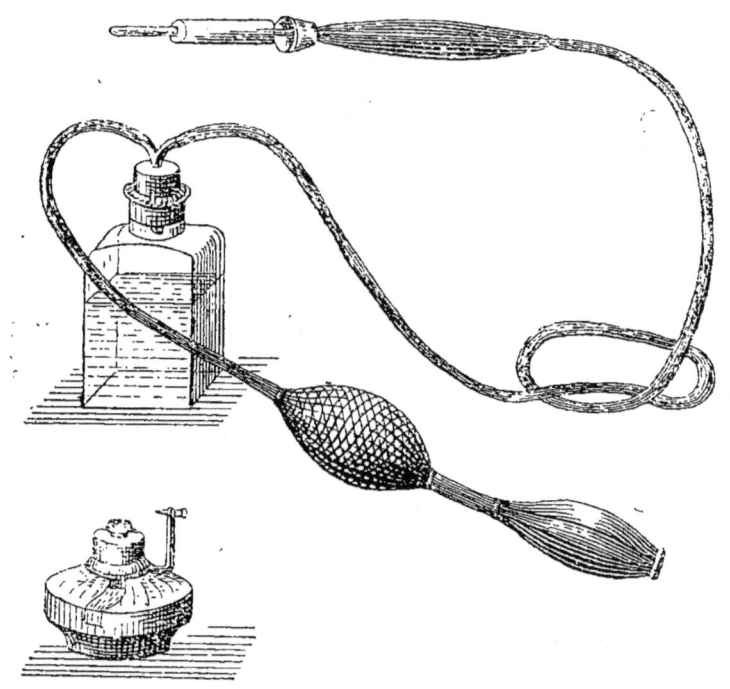

Thermocautère de Paquelin.

Pour se servir du thermocautère, on plonge le platine dans la partie blanche de la flamme de la lampe à alcool sans faire jouer la soufflerie. Dès que le platine rougit, souffler doucement, par petites saccades. Une fois le cautère amorcé, accélérer les insufflations sans toutefois les brusquer.

La cautérisation terminée, avant de laisser éteindre le cautère, le porter au rouge vif par quelques insufflations rapides, puis retirer brusquement le tube en caoutchouc fixé au manche et laisser refroidir à l'air libre.

L'instrument refroidi, sa surface est essuyée avec un linge mouillé.

Si toutefois l'instrument s'encrasse et fonctionne mal, on le chauffe au rouge vif pendant deux ou trois minutes à l'aide du chalumeau de la lampe à alcool auquel on fixe la soufflerie Richardson. On aplatit la mèche de la lampe pour lui donner plus de surface.

Nota. Éviter le contact du bouchon en caoutchouc avec le liquide du flacon, qui peut l'altérer.

VENTOUSES.

Les ventouses sont de petits vases en verre de la forme d'une cloche, à bords épais et arrondis; des verres ordinaires de moyenne grandeur peuvent les remplacer.

Les ventouses sont dites *sèches* ou *scarifiées*.

Ventouses sèches. — Pour appliquer une ventouse sèche, y disposer un nuage de coton ou un fragment de papier léger que l'on enflamme. Appliquer immédiatement la ventouse sur la peau en pressant légèrement. La peau monte dans son intérieur et rougit. Laisser en place de 2 à 5 minutes. Pour retirer la ventouse, la saisir d'une main en inclinant un peu de côté pendant qu'avec un doigt de l'autre main on déprime la peau en sens inverse de l'inclinaison pour permettre la pénétration de l'air.

Ventouses scarifiées. — Savonner la région préalablement à l'eau tiède, l'assécher, y appliquer des ventouses sèches, les laisser en place quelques minutes, les enlever. Avec une lancette ou un bistouri flambé, pratiquer sur la surface congestionnée des petites incisions très superficielles et parallèles entre elles. Réappliquer à nouveau les ventouses. Le sang sort par les incisions et s'accumule dans les récipients. Au bout de 7 à 8 minutes, enlever les ventouses, essuyer avec une compresse boriquée la région scarifiée et panser avec une compresse enduite de vaseline.

Sangsues. — La sangsue est une annélide vivant dans les eaux douces des étangs et mares. On les conserve dans un bocal rempli d'eau et dont le fond est garni de sable. On le recouvre d'un morceau de toile à trame lâche. L'eau doit être renouvelée tous les jours. Les sangsues nécessitent une inspection journalière : il faut rejeter celles qui sont mortes et mettre à part celles qui offrent des nodosités, signe de maladie.

Les sangsues peuvent être appliquées sur toutes les parties de la peau. La partie sur laquelle l'application doit avoir lieu est rasée au besoin, lavée à l'eau tiède, puis asséchée en frottant un peu rudement afin de la congestionner. La manière la plus simple d'appliquer plusieurs sangsues à la fois consiste à les rouler dans une compresse que l'on applique sur la peau en la maintenant avec la paume de la main. On peut encore les enfermer dans un cornet de papier ou de diachylon ou dans un verre ordinaire que l'on retourne sur la région. Pour appliquer une sangsue seulement, on l'enferme, la tête la première, dans un tube de verre ou une carte à jouer roulée sur elle-même, qu'on retire dès que la sangsue a mordu. La tête de la sangsue est l'extrémité la plus effilée du corps de l'animal.

On peut exciter la sangsue à mordre en recouvrant la région de lait, d'eau sucrée, etc.

Les sangsues tombent d'elles-mêmes quand elles sont gorgées de sang, en général après une demi-heure. En aucun cas elles ne doivent être arrachées, car leurs dents resteraient implantées dans la peau et pourraient amener des accidents. On peut provoquer leur chute en les saupoudrant de sel, de tabac ou de cendre. Les plaies sont pansées à la gaze et au coton.

Leur guérison est l'affaire de deux ou trois jours.

INSTRUMENTS QUE L'INFIRMIER DOIT CONNAÎTRE.

Les principaux instruments que l'infirmier doit connaître sont :

La lancette ordinaire;
La lancette à vaccin et le vaccinostyle;
Le bistouri;
Les ciseaux droits, courbes;
La sonde cannelée;
Le stylet;
La spatule;
La pince à pansement;
Les pinces hémostatiques;
La pince à dissection;
L'aiguille de Reverdin;
Les aiguilles à suture;
Le porte-crayon à nitrate d'argent.

Ces instruments sont entretenus, en temps ordinaire,
à sec.

TITRE II.

CHAPITRE PREMIER.

SERVICE COURANT.

Avant la visite. — Aussitôt le branle-bas, l'infirmier procède à la ventilation de l'infirmerie. Il observe en ce cas les mêmes règles qu'à l'hôpital : il évite d'ouvrir autant que possible les sabords avoisinant les malades atteints d'affections pulmonaires et qui pourraient être saisis par l'air vif du matin; de préférence, il ouvre les sabords sous le vent. Si l'état de la mer a nécessité leur fermeture, il ne le fait qu'après en avoir obtenu l'autorisation de l'officier de quart. L'air renouvelé, il administre aux malades les médicaments prescrits la veille par le médecin, fait la propreté de l'infirmerie et de ses annexes, prend la température des alités et des entrants, prépare les cahiers de visite et l'appareil et s'approvisionne d'eau bouillie chaude et froide; il tient prêtes des bougies pour servir à l'éclairage au cas où la lumière électrique viendrait à faire défaut.

Pendant la visite. — Il fournit au médecin-major tous les renseignements observés depuis la veille sur les alités, sur la façon dont ils ont passé la nuit, défait les pansements à renouveler, écoute attentivement les recommandations du médecin en ce qui concerne les nouveaux malades. Un quartier-maître de mousqueterie, en dehors de la salle de visite, est chargé du maintien de l'ordre et appelle les malades un à un. Les officiers mariniers ayant une chambre sont visités dans leur chambre; l'infirmier

accompagne le médecin-major dans ces visites et prend en
note les prescriptions.

Après la visite. — Il termine les pansements et fait
vider dans la manche à saletés le seau qui a servi à recueillir les objets de pansement souillés. En aucun cas. il
ne doit en jeter le contenu par les sabords ou dans les
bouteilles de l'infirmerie. Il remet aux exempts de service
un brassard distinctif et établit en double expédition la
situation journalière des malades (imprimé n° 1878). Ces
deux listes destinées au commandant et à l'officier en second sont remises au médecin-major. Il exécute ensuite
les prescriptions médicamenteuses et porte avec discrétion
aux officiers et officiers-mariniers les médicaments ordon-
nés. Il se fait toujours remarquer par sa bonne tenue, sa
correction et n'entre jamais dans leur chambre sans frap-
per. En aucun cas, il ne délivre de médicaments ni d'objets de pansement sans autorisation du médecin. Il achève
avec soin la propreté de l'infirmerie et de ses annexes,
passe un faubert humide sur le linoléum du parquet,
tient la main à ce que les malades alités aient toujours du
linge propre et soient pourvus de crachoirs individuels. Il
maintient dans l'infirmerie la température aussi constante
que possible (entre 14 et 16 degrés) en réglant le chauffage à la vapeur, l'hiver, en mettant en marche les ventilateurs et en abaissant les stores du côté du soleil. l'été. Il
veille à ce que la circulation d'eau se fasse régulièrement
dans les b uteilles de l'infirmerie. et il les désinfecte au
besoin avec du chlorure de chaux à 5 p. 100. Il interdit
l'entrée de l'infirmerie aux visiteurs non officiers, maintient le bon ordre, défend d'y fumer à moins d'autorisation spéciale du médecin.

Contre-visite. — Elle a lieu dans le courant de l'après-
midi. L'infirmier prend au préalable les températures et
signale au médecin les événements qui ont pu se produire
depuis la visite du matin. En cas d'absence du médecin,
si l'état d'un malade semble s'aggraver ou si quelque acci-

dent grave se produit, il en avertit l'officier de quart et fait demander le médecin de garde.

Le soir, pendant l'appel au poste d'incendie ou au poste de combat, l'infirmier se tient à l'infirmerie avec les exempts de service.

Service de nuit. — Après le branle-bas du soir, il s'assure que les malades ont le nécessaire pour la nuit, veille au besoin les malades dont le cas paraît inquiétant. Si le temps est beau, il laisse partiellement ouvert un des sabords et les paracloses afin de permettre le renouvellement de l'air.

Alimentation des malades. — Le service de l'alimentation des malades en traitement à l'infirmerie est assuré dans les conditions définies à la notice n° 41 du service de santé, du 1er juillet 1911.

Le médecin-major ou un médecin en sous-ordre a la gestion de l'ordinaire des malades. A bord des bâtiments appliquant le régime intégral des prestations en deniers et dont l'effectif ne comporte pas de médecin, l'ordinaire de l'équipage a la charge de l'alimentation des malades en traitement à l'infirmerie.

Des ustensiles de cuisine en charge au médecin-major sont à la disposition des infirmiers pour la préparation de plats spéciaux. Une cuisine particulière ou un fourneau dans une des cuisines du bord est affecté à la préparation des aliments des malades.

Linge sale des malades. — Le linge sale des malades renfermé dans un caisson spécial en dehors de l'infirmerie.

Dans les ports militaires, l'infirmier fait établir par le magasinier une demande à changer et à laver (sur papier violet). Cette demande, visée par le médecin-major, le commissaire, l'officier en second et le commandant, est transmise à la Direction du Service de santé qui l'approuve et ordonne la délivrance de linge propre en remplacement du linge sale.

En dehors des ports militaires, le linge sale compté par l'infirmier est remis à une blanchisseur agréé par le commissaire du bord. Lorsque ce linge est rapporté blanchi, l'infirmier s'assure qu'il est au complet et en rend compte au médecin-major et au commissaire.

En cas de nécessité, le linge sale peut être blanchi à la lessiveuse du bord s'il en existe, ou, en cas contraire, par les moyens ordinaires sur demande du médecin-major, par une corvée.

Si, par l'effet du vent et par une cause imprévue, des pièces de linge étaient emportées à la mer et perdues, l'infirmier préviendrait aussitôt le médecin-major et l'officier de quart. Celui-ci ferait consigner le fait sur le journal de bord de la timonerie et dresser un procès-verbal.

Inspection de santé. — Les inspections de santé ont en général lieu le matin, par séries, aussitôt la visite. Tous les hommes doivent passer au moins une fois tous les quinze jours une visite sanitaire du médecin-major. Cette visite a un caractère individuel : par suite, les hommes défilent nus, autant que possible un à un, devant le médecin dans un local approprié. L'infirmier prend en note sur un registre spécial mis à l'abri de toute indiscrétion les noms des hommes atteints d'accidents transmissibles qui ne peuvent être dirigés sur l'hôpital, et tient compte du traitement suivi.

Ces hommes sont astreints à des visites périodiques du médecin jusqu'à guérison. Leurs noms sont communiqués au capitaine d'armes sous la rubrique «consignés sanitaires». Ils sont conservés à bord jusqu'à disparition de leurs accidents. Des précautions sont prises pour que leurs ustensiles de plat (assiette, cuiller, fourchette, quart, etc.) leur soient absolument personnels et, si le médecin-major, le juge nécessaire, ces hommes prennent leurs repas à l'infirmerie. Les nouveaux embarqués, les hommes sortant de prison, les malades rentrant de l'hôpital, les hommes voyageant en feuille de route sont présentés au médecin dans les mêmes conditions.

Les jours d'inspection de santé, l'infirmier tient à portée du médecin des solutions antiseptiques, une brosse à main, du savon, une serviette, un abaisse-langue et une lampe à alcool.

Distribution de poudre dentifrice. — Une distribution de poudre dentifrice est faite à l'équipage à des heures fixes et dans les conditions prescrites par le médecin-major.

Inspection du commandant. — Les jours d'inspection du commandant, l'infirmier termine de bonne heure la propreté de l'infirmerie et de ses annexes, recouvre les lits des courtes-pointes réglementaires, prend la tenue prescrite et fait ranger dans l'infirmerie les exempts de service au moment où on rappelle à l'inspection. Il salue militairement au passage du commandant et tient les clefs des locaux ou armoires à sa disposition.

Inspection du matériel et de l'officier en second. — L'infirmier ouvre les portes de tous les locaux dépendant du service médical et met les clefs dans les serrures des armoires.

Évacuation du bâtiment. — Sous la direction du médecin-major, il se tient prêt à évacuer malades et blessés sur les embarcations désignées; il emporte le registre de certifications médicales.

Incendie à terre. — L'infirmier accompagne, s'il en reçoit l'ordre, la division d'incendie à terre. Il emporte le sac d'ambulance.

Tir à la cible et au canon. — Il suit, porteur du sac d'ambulance, les hommes qui se rendent au tir à la cible; les jours de tir au canon, il prépare des bourdonnets de coton pour les canonniers et en apporte au carré pour les officiers.

Compagnie de débarquement. — Lorsque la compagnie de débarquement d'un bâtiment isolé est envoyée à terre, l'infirmier l'accompagne. Il s'assure au préalable que le sac d'ambulance qu'il emporte et les musettes destinées aux brancardiers sont garnis des objets réglementaires. Au moment où l'on rappelle la compagnie de débarquement, il remet aux brancardiers les musettes, les brancards, les bidons remplis de boisson hygiénique pour donner à boire aux blessés et le brassard qui leur revient. Lui-même se met au bras gauche un brassard de neutralité de la convention de Genève (croix rouge sur fond blanc) et emporte un fanion de neutralité.

Quand la compagnie de débarquement prend la formation de combat, il se place un peu en arrière et sur le côté des réserves, établit sous la direction du médecin-major un poste de secours autant que possible à l'abri du feu de l'ennemi et au voisinage d'un cours d'eau. Il dresse le fanion de neutralité pour indiquer aux combattants le poste de secours. En aucun cas, il ne quitte ce poste pour aller sur la ligne du feu. Le soin de relever les blessés est exclusivement réservé aux brancardiers. Sous la direction du médecin, il fait les pansements sommaires et évacue les blessés sur les embarcations.

Matériel à la charge du médecin-major dont l'entretien est confié à l'infirmier. — L'infirmier entretient le matériel en charge au médecin-major et prévu par le règlement d'armement. La nomenclature de ce matériel est inscrite sur la feuille d'armement «article du médecin», et sur la balance et l'inventaire du magasinier.

Le matériel médical se compose de deux groupes :

1° Matériel hors coffres ;

2° Matériel dans les coffres.

Matériel hors coffres. — Il comprend les objets non consommables (vases, ustensiles, baignoires, gouttières, objets de literie, etc.) dont la base de délivrance est fixée d'après l'effectif du bord. Une grande partie de ce matériel est généralement répartie dans divers locaux ou soutes. Il doit être fréquemment inspecté et recensé par l'infirmier. Les matelas, couvertures, etc., susceptibles de s'altérer par l'humidité sont mis à l'air, battus autant que possible par temps sec et exposés au soleil. L'infirmier doit au préalable demander l'autorisation au médecin-major qui provoque des ordres dans ce sens auprès de l'officier en second.

Si l'infirmier est embarqué sur un bâtiment sans médecin, il provoque lui-même ces mesures auprès de l'autorité du bord.

Matériel en coffres. — Il existe trois espèces de coffres : n°s 1, 2 et 3.

COFFRES N° 1.

Coffres à médicaments $\begin{cases} \text{M}a \text{ ou complet.} \\ \text{M}b \text{ ou de réserve.} \end{cases}$

Coffres à pansements $\begin{cases} \text{P}a \text{ ou complet.} \\ \text{P}b \text{ ou de réserve.} \\ \text{P}b^2 \text{ ou de mobilisation.} \end{cases}$

délivrés aux bâtiments de la 1re classe, bâtiments pourvus de médecins.

Les coffres Ma et Pa sont exactement semblables aux coffres Mb et Pb, avec cette différence toutefois qu'ils contiennent un étage supérieur en plus, destiné à recevoir quelques objets indispensables pour faire une pharmacie.

On dispose autant que possible les coffres l'un au-dessus de l'autre et par groupe de façon que la partie AV de l'un soit sur la partie AR de l'autre. Chaque coffre présente une porte à rabattement inférieur sur chacune de ses faces AV et AR.

Sur la partie intérieure de ces portes est collé un diagramme indiquant les objets contenus dans les coffres et leur place respective. La porte de chaque face s'ouvre sur un compartiment fermé en profondeur par une cloison centrale. Dans le coffre à médicaments, chaque compartiment contient un casier mobile dont les cases formées par du fil de fer galvanisé peuvent facilement être agrandies ou diminuées pour que chaque médicament puisse conserver toujours la même place, même si les circonstances obligeaient à changer les récipients. Quelques cases vides sont destinées aux médicaments supplémentaires s'il y a lieu et deux flacons vides sont réservés pour les solutions. Même observation pour un des compartiments des coffres à pansements.

Les coffres sont placés dans la pharmacie du bord et doivent toujours être fermés à clef. Ils portent tous une étiquette mobile indiquant leur emplacement pendant le combat.

Les coffres Pb^2, constituant un complément à l'armement en vue du temps de guerre, sont délivrés en cas de mobilisation.

Les coffres ne doivent être ni peints, ni vernis par les soins du bâtiment. Le nom des navires auxquels ils appartiennent n'y sera jamais inscrit. Ils ne seront en aucune circonstance revêtus d'accessoires métalliques. Il est interdit d'apporter des modifications à leur aspect extérieur. Pour les protéger contre l'humidité, ils sont entretenus avec une simple couche d'huile lithargirée et les fermetures sont recouvertes d'une couche de minium et de peinture noire par les soins du Service de santé.

COFFRES N° 2.

Ces coffres sont délivrés aux bâtiments de la 2ᵉ classe, bâtiments sans médecin ayant un effectif supérieur à 60 hommes.

COFFRES N° 3.

Ces coffres sont délivrés aux bâtiments de la 3ᵉ classe, bâtiments sans médecin ayant un effectif inférieur à 60 hommes.

Médicaments et produits consommables hors coffres. — Les bâtiments reçoivent, en dehors de ceux contenus dans les coffres, des médicaments et produits consommables (huile de foie de morue, alcool à brûler, désinfectants, etc.).

Envoi d'un malade à l'hôpital à terre. — Lorsque le médecin-major a décidé l'envoi d'un malade à l'hôpital et dressé la partie médicale du billet d'envoi, l'infirmier remet le billet au quartier-maître de mousqueterie de visite qui l'envoie au bureau militaire. Si le malade est atteint d'une affection contagieuse, le médecin inscrit sur le billet d'hôpital la mention : «désinfection nécessaire» au vu de laquelle il sera procédé, à l'arrivée à l'hôpital, à la désinfection des vêtements, et l'infirmier lui fait signer un billet de demande à désinfecter sa literie. Ce billet, établi au bureau militaire sur papier blanc, est visé par l'officier en second et transmis à la Direction du Service de santé. Le malade est ensuite dirigé sur l'hôpital à l'heure fixée par l'officier en second après entente avec le médecin-major. Il est accompagné par un quartier-maître, au besoin par l'infirmier et, en cas d'urgence, est envoyé à l'hôpital avec la partie médicale du billet portant sous la signature du médecin le mot «urgent»; la partie administrative est établie plus tard. Le malade est porté, si son état le nécessite, par une corvée désignée. La partie médicale du billet d'hôpital est toujours adressée à l'hôpital sous enveloppe fermée avec le livret médical de l'intéressé.

Décès. — Dès qu'un décès se produit à bord, l'infirmier en prévient le médecin. Celui-ci constate la mort, en rend compte au commandant, à l'officier en second et en informe l'officier de quart et le commissaire. L'officier de quart fait recueillir par le capitaine d'armes les effets appartenant au décédé.

Autopsies. — Lorsqu'il y a lieu de faire une autopsie à bord, l'infirmier prépare le matériel nécessaire à cette opération (table en bois de fortune recouverte d'un drap et d'une toile cirée, baquet, éponges, instruments indiqués par le médecin). En aucun cas, il ne sera fait usage de la table métallique pour opérations. L'autopsie se pratique dans un endroit isolé du navire et le plus discrètement possible. Lorsqu'elle est terminée, les viscères sont replacés dans les cavités d'où ils proviennent, le plastron thoracique et les parois abdominales sont recousues, la surface extérieure du corps rapidement nettoyée et l'autopsié est placé dans un suaire en attendant sa mise en bière ou son immersion. Le local qui a servi à cette opération est lavé, aéré et désinfecté.

SAC D'AMBULANCE.

Le sac d'ambulance a l'aspect extérieur du sac de soldat. Il est en toile noircie, imperméable et porte d'une manière

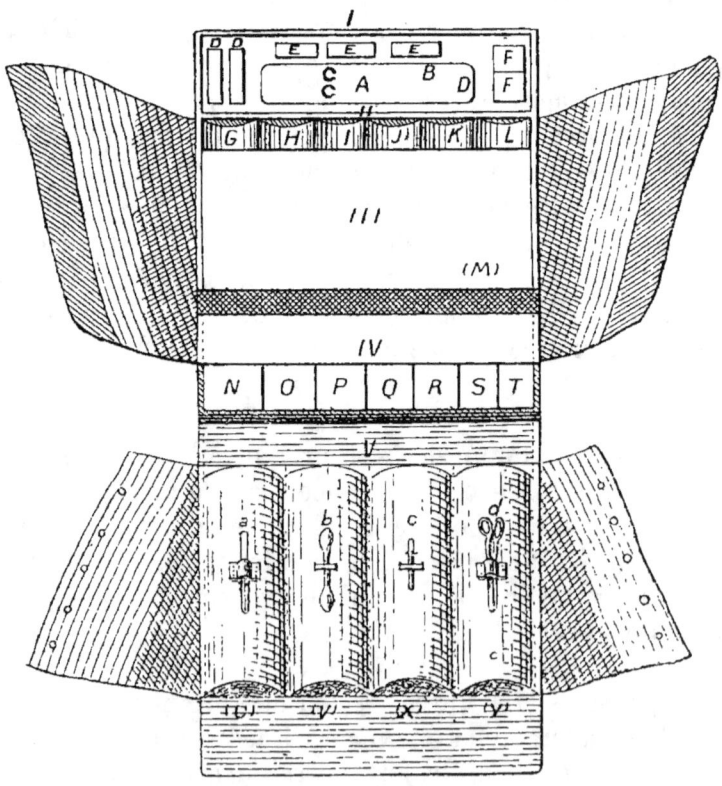

Schéma du sac d'ambulance.

apparente la marque distinctive de la convention de Genève. Il est porté sur le dos à l'aide de bretelles. Ses parois latérales sont disposées en soufflets qui permettent de le tenir ouvert en forme de hotte sur le dos du porteur sans que les objets qu'il renferme puissent s'échapper. Le couvercle lui-même peut se redresser verticalement. Les soufflets latéraux s'ouvrent au besoin et se rabattent latéralement, en sorte que le sac peut être complètement étalé à terre. Il est maintenu fermé par une simple courroie.

L'infirmier doit connaître dans ses moindres détails la composition du sac d'ambulance afin de pouvoir sans hésitation et dans n'importe quelle circonstance fournir au médecin les objets qui y sont contenus.

Il doit remplacer à son retour à bord les objets et médicaments consommés, de façon à l'avoir toujours garni et complet pour être prêt à toute éventualité.

Le sac d'ambulance étalé à terre, les soufflets déboutonnés, contient successivement en partant du couvercle :

I

1 cuvette à pansement en tôle émaillée . . . .   (A)
6 attelles ajourées en métal pour fractures . . . .   (B)
2 pansements tout préparés (type moyen) . . . .   (C)
3 pansements tout préparés (type petit) . . . .   (D)
3 paquets de 10 tampons aseptiques . . . .   (E)
2 gobelets en métal . . . .   (F)

II

Une rangée de six pochettes en toile contenant de
    gauche à droite :

1 bande hémostatique en caoutchouc . . . .   (G)
1 bande hémostatique en tissu . . . .   (H)
1 boîte métallique contenant un savon . . . .   (I)
1 boîte métallique contenant des épingles de sûreté,
    du fil et des aiguilles dans un étui . . . .   (J)
1 paquet de coton cardé supérieur de 0^k050 . . . . . .   (K)
1 paquet de coton hydrophile de 0^k050 . . . .   (L)

III

1 pansement (moyen).....................⎫
2 pansements (petits)...................⎪
1 écharpe triangulaire en coton..............⎪
1 suspensoir en toile.......................⎬ (M)
2 tubes de vaseline de 20 gr................⎪
1 brosse à main dans un étui...............⎪
1 bouilloire avec lampe à alcool..............⎭

IV

Une série de flacons contenant :

$0^k 050$ gr. d'élixir parégorique................ (N)
$0^k 050$ gr. d'éther sulfurique.................. (O)
1 flacon destiné à la préparation de la teinture d'iode (P)
$0^k 050$ gr. d'alcool éthylique à 95°............. (Q)
Idem.. (R)
$0^k 050$ gr. d'alcool camphré................... (S)
$0^k 050$ gr. de solution de formol............. (T)

V

Quatre pochettes contenant de gauche à droite :

1 paquet de 10 bandes en coton purifié..........
1 boîte métallique contenant $0^k 025$ gr. de thé et
    $0^k 030$ gr. de sucre....................... (U)

Une boîte métallique renfermant :

20 tablettes de sulfate de soude desséché.........⎫
20 comprimés d'antipyrine de 0 gr. 50 en 2 tubes..⎬ (V)
10 comprimés d'iode de 1 gr. chacun pour la prépa-⎪
   ration de la teinture d'iode................⎭

Une boîte métallique renfermant :

1 seringue hypodermique stérilisable de 2 cc. avec⎫
  2 aiguilles, dans une boîte en maillechort nickelée.⎪
Solution de chlorhydrate de quinine (5 ampoules de⎪
  0 gr. 25)...................................⎬ (X)
Solution d'ergotine (5 ampoules de 0 gr. 20)......⎪
Solution de chlorhydrate de morphine (5 ampoules.⎪
  de 0 gr. 01).................. ....⎭

Solution de caféine (5 ampoules de o gr. 25)..... ⎫
Solution de chlorhydrate d'émétine (5 ampoules de ⎬ (X)
  o g. o4)................................... ⎪
Sérum antitétanique (2 doses)............... ⎭

Une boîte métallique formée de 2 plateaux s'emboîtant
  contenant :

Un couteau à lame de o^m 12.................. ⎫
Une paire de ciseaux droits .... ⎬ (Y)
12 pinces hémostatiques de Doyen............. ⎭

1 thermomètre médical dans un étui métallique....   (a)
2 cuillers en ébonite.......................   (b)
1 cure-ongles métallique dans un étui...........   (c)
1 paire de ciseaux de lingère.................   (d)

MUSETTE À PANSEMENTS.

Ces musettes destinées aux brancardiers contiennent
chacune :

  1 pansement tout préparé (type grand);
  2 pansements tout préparés (type moyen);
  7 pansements tout préparés (type petit);
  2 paquets de tampons en gaze de o m. o6 × o m. o6;
  1 paire de forts ciseaux;
  2 lacs en treillis avec boucles;
  2 écharpes triangulaires de 1 mètre de long.

CHAPITRE II.

CAS ACCIDENTELS.

Secours à donner aux noyés.

Les secours aux noyés doivent être donnés le plus rapidement possible et patiemment continués pendant plusieurs heures. On a vu des noyés revenir à la vie après avoir passé plus d'une heure sous l'eau.

Aussitôt le noyé sorti de l'eau, l'allonger et le déshabiller à la hâte en coupant au besoin ses habits jusqu'à la ceinture. L'étendre sur une table toutes les fois que cela est possible; il sera plus facile ainsi d'exécuter les mouvements de respiration artificielle. Faire rouler rapidement et solidement ses vêtements par un aide et les placer comme un coussin sous les épaules. Pendant ce temps-là, écarter les mâchoires avec un morceau de bois, un couteau, une canne, un galet. Attirer prestement la langue hors de la bouche en la prenant entre le pouce et l'index ou mieux avec un linge pour éviter qu'elle ne s'échappe. La confier à l'aide et faire accroupir celui-ci à califourchon au-dessus des jambes du noyé. Débarrasser les narines des mucosités qu'elles contiennent, enfoncer d'emblée l'index au fond de la bouche, le plus loin possible, pour ramener l'écume et provoquer le vomissement d'une partie de l'eau avalée.

Séance tenante, pratiquer la respiration artificielle en deux temps par le procédé de Sylvester, combinée à la traction rythmée de la langue de Laborde faite par l'aide au commandement. Se mettre à genou derrière la tête du noyé, saisir ses bras à pleines mains au niveau des coudes, les écarter de la poitrine, les élever lentement au-dessus de la tête en tirant à soi pour faire dilater la poitrine et y faire entrer de l'air.

En même temps, commander à l'aide de tirer lentement, sans violence, fortement, la langue au dehors. (1ᵉʳ temps.)

Ramener ses bras en bas, en avant, sur les côtes, en comprimant à fond celles-ci au-dessous des seins, pour chasser de la poitrine l'air qui vient d'y entrer, et commander à l'aide de faire doucement rentrer la langue. (2ᵉ temps.)

Répéter la même manœuvre 18 à 20 fois par minute, avec ensemble, compter au besoin, en même temps que l'aide, 1 et 2 à chaque temps. Tout est affaire de mesure et de persévérance. En cas de fatigue, se faire remplacer par l'aide et faire ainsi la relève pendant des heures.

Si l'on a du monde sous la main, assécher le noyé et faire pratiquer sur tout le corps des frictions énergiques avec de la laine, des morceaux de flanelle. Appliquer un marteau de Mayor au niveau du cœur et des bouteilles d'eau chaude le long du corps.

Lorsque le noyé est revenu à la vie, cesser la respiration artificielle, provoquer des vomissements en chatouillant le fond de la gorge. envelopper le noyé de couvertures chaudes, et, quand il a recouvré toute sa connaissance, le coucher dans un lit bien chauffé, lui donner un grog ou du tafia et le laisser dormir.

Secours à donner aux asphyxiés.

Les cas d'asphyxie s'observent parfois à la suite de séjour dans des soutes à charbon, de descente dans des soutes insuffisamment aérées, de séjour dans des postes exigus, chauffés par un poêle, etc.

Mettre l'asphyxié au grand air, ou mieux dans un courant d'air, desserrer ses habits, pratiquer la respiration artificielle combinée à la traction rythmée de la langue,

flageller le visage avec un linge mouillé, frictionner énergiquement tout le corps avec des compresses de flanelle
trempées dans de l'eau de vie ou de vinaigre. Les accidents
conjurés, placer le malade dans un lit chauffé et lui donner
du thé punché ou du café.

Secours à donner aux brûlés.

Les brûlures sont des accidents fréquents à bord des
navires de guerre. On les observe le plus souvent chez le
personnel mécanicien et chauffeur; elles sont occasionnées
en général par de la vapeur ou de l'eau bouillante. Leur
gravité ne dépend pas de leur degré de profondeur, mais
de leur étendue; de plus, certains brûlés présentent des
complications internes dues à l'absorption de la vapeur.

D'une façon générale, on peut distinguer deux variétés
de brûlures : les brûlures localisées, les brûlures étendues.

Brûlures localisées. — Elles sont les plus fréquentes, et
souvent limitées aux parties découvertes du corps.

Enlever doucement les vêtements, les couper au besoin;
ne jamais les tirer pour ménager l'épiderme et ne pas
arracher la peau des phlyctènes. Se laver ensuite les mains
comme pour panser un blessé. Nettoyer en frottant avec
une compresse stérilisée trempée dans de la mousse de
savon tout le pourtour de la région pour enlever le cam-
bouis. Si la brûlure n'a occasionné qu'une simple rougeur
de la peau, nettoyer la partie brûlée de la même façon.
Dans le cas de phlyctènes, les piquer, avec la pointe de
ciseaux flambés, à leur partie déclive. Imbiber des compresses stérilisées de solution picriquée, les étaler doucement sur la partie brûlée et les recouvrir directement
d'ouate ordinaire. On peut encore, et cela est préférable,
badigeonner la brûlure avec un pinceau au coton stérilisé
imbibé de solution picriquée et recouvrir de compresses et
de coton. Maintenir le pansement par un bandage roulé
sans interposition de tissu imperméable. Faire bien atten-

tion, si la brûlure intéresse les doigts, de les isoler dans le pansement; sans cela, on court le risque de les voir réunis entre eux par du tissu de cicatrice.

Brûlures généralisées. — On les observe dans les accidents de chaudière. En aucun cas, des brûlés de ce genre ne doivent être hissés verticalement dans une échelle sous peine de déterminer, par suite de l'affalement inévitable, un arrachement de l'épiderme et de les écorcher vifs. Ils ne doivent jamais être ligottés dans des hamacs, la moindre pression étant insupportable. Autant que possible, avoir recours au transport horizontal. Le matelas est le moyen de fortune le plus simple. On y couche le brûlé et on le fait saisir aux quatre angles par quatre porteurs robustes en leur recommandant de tenir autant que possible le corps horizontal en franchissant les échelles. Si celles-ci sont trop à pic, on préviendra l'affalement en faisant saisir par les porteurs de tête le brûlé sous les aisselles.

La gouttière Auffret, garnie de sa foncure, est un instrument précieux pour retirer des fonds du navire les graves brûlés. Elle permet leur passage par les divers panneaux et les échelles les plus accidentés du bord.

Ces grands brûlés sont pansés rapidement à la vaseline, à l'huile stérilisée, au liniment oléo-calcaire, etc. Ne jamais faire de pansement généralisé de tout le corps à l'acide picrique. Calmer leur soif et les évacuer sur l'hôpital en évitant, autant que possible, les transbordements. Dans le cas où ils doivent être conservés à bord, le meilleur moyen d'alléger leur souffrance est de les plonger pendant des heures dans un grand bain à 30 degrés.

Traitement du coup de chaleur.

Le coup de chaleur s'observe à la suite du séjour dans une atmosphère surchauffée. (Chaufferies, machines, soutes, sous la tente, à l'ombre comme au soleil, principalement dans les zones intertropicales.)

Marin infirmier.   4

Le malade est pris d'oppression, de maux de tête, pâlit, tombe comme une masse, les dents serrées, l'écume à la bouche, dans un état comateux.

Immédiatement déboutonner ses vêtements, le porter au grand air, à l'ombre si l'accident est arrivé au soleil, appliquer des compresses d'eau froide sur la tête, inhalations d'éther, frictions à sec des bras et des jambes, traction rythmée de la langue, respiration artificielle. Dès que le malade reprend connaissance, lui faire prendre une infusion de thé ou de café, un grog, et le laisser dans la position allongée à l'endroit le plus frais du navire.

Traitement de la syncope.

Allonger aussitôt l'homme par terre, déboutonner ses habits, donner de l'air, flageller la face avec une compresse mouillée, lui faire respirer de l'éther.

Traitement des hémorragies.

L'hémorragie est l'écoulement de sang au dehors des vaisseaux. Elle peut être capillaire (le sang coule en nappe), veineuse (le sang coule en bavant avec une teinte brun-noirâtre), artérielle (le sang sort en jet avec une couleur rouge-vermeil).

L'hémorragie est peu abondante. — Placer le membre dans une position telle que les lèvres de la plaie se rapprochent; se laver les mains, appliquer sur la plaie une compresse de gaz stérilisée, la recouvrir de coton et maintenir le tout par un tour de bande.

L'hémorragie est abondante. — Il existe deux moyens de la combattre :

La compression directe ou tamponnement dans la plaie;

La compression indirecte en dehors de la plaie, au-dessus si l'hémorragie est artérielle, au-dessous si l'hémorragie est veineuse.

Compression directe ou tamponnement. — Se laver les mains, prendre une compresse stérilisée, l'étaler sur la plaie, en enfoncer le milieu avec le doigt au fond de celle-ci. Dans l'entonnoir ainsi formé, tasser et bourrer d'autres compresses antiseptiques, serrer le tout par une bande.

Si le sang sort à flots, en bouillonnant, comme cela arrive parfois dans certaines hémorragies des vaisseaux du cou, à la racine des membres, ne pas perdre un temps précieux à se désinfecter les mains, aller au plus pressé en enfonçant à fond dans la plaie l'index, les deux index, le poing s'il le faut, comprimer ainsi en attendant l'arrivée d'un médecin.

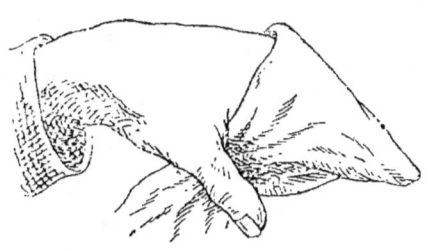

Compression directe.
(Compresse introduite en entonnoir dans la plaie.)

Compression indirecte. — Elle ne se pratique que sur les membres, avec la bande de Houzé ou le garrot.

Bande de Houzé. — La tendre autour du membre, de façon à faire quatre tours autour du bras, trois tours et demi autour de la cuisse, glisser le chef terminal sous les tours ainsi formés et mettre une compresse antiseptique, ensuite sur la plaie.

Garrot. — Peut s'improviser partout. Entourer le membre avec un lien quelconque : cravate, serviette, mouchoir roulé, etc.; en nouer les deux extrémités. Passer un bout de bois, une baïonnette, un manche de couteau, au-dessous du nœud et tordre jusqu'à ce que l'écoulement de sang s'arrête. Attacher le bout de bois avec les bords du lien ou le fixer en engageant une de ses extrémités sous ce dernier.

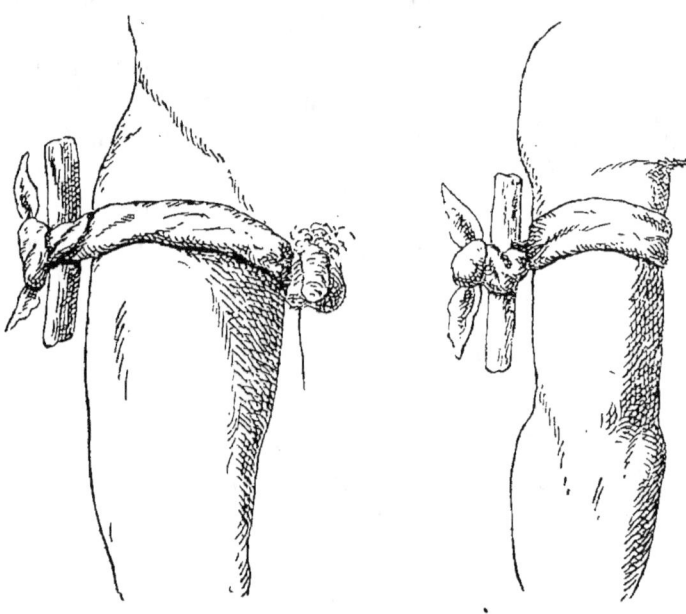

Garrot appliqué à la cuisse.   Garrot appliqué au bras.

La bande de Houzé, et surtout le garrot, sont très douloureux et ne doivent être considérés que comme de moyens temporaires d'arrêter les hémorragies; ils amènent rapidement un gonflement considérable du membre pouvant être suivi de gangrène.

Traitement des hémoptysies.

L'hémoptysie est le crachement de sang. Rassurer le malade, qui sera toujours effrayé. Le faire asseoir, immobile, dans un endroit frais, bien aéré. Lui défendre de causer et lui faire demander par écrit ce dont il peut avoir besoin. Lui donner de l'eau fraîche à boire par gorgées, ou mieux des morceaux de glace pilée à sucer.

Traitement des épistaxis.

L'épistaxis est le saignement de nez. Appliquer des compresses froides sur le front, élever brusquement le bras correspondant à la narine qui saigne, défendre au malade de se moucher, lui faire se pincer les narines pendant une dizaine de minutes; si ces moyens ne suffisent pas, faire renifler un peu d'eau très chaude ou bien encore tremper un petit tampon d'ouate hydrophile dans une solution concentrée d'antipyrine préparée séance tenante en versant un paquet de 1 gramme dans une cuillerée d'eau, de rhum ou d'alcool et enfoncer dans la narine qui saigne ce tampon attaché par un fil.

CHAPITRE III.

TENUE DES REGISTRES MÉDICAUX.

L'infirmier embarqué tient, sous la surveillance du médecin-major, les registres suivants :

Les cahiers de visite;

Le cahier d'enregistrement journalier des malades;

Le registre de certifications médicales;

Le carnet à souche de demandes de cessions à l'infirmerie de denrées approvisionnées à la cambuse;

Le cahier des denrées nécessaires pour préparations pharmaceutiques;

Le catalogue-inventaire.

Cahier de visite. — Au nombre de deux, l'un pour les jours pairs, l'autre pour les jours impairs. Ils sont confectionnés par les soins de l'infirmier et disposés de la façon suivante :

NUMÉROS MATRICULES.	NOMS ET PRÉNOMS.	ÂGE.	GRADE ET SPÉCIALITÉ.	PRESCRIPTIONS ET RÉGIME.	DIAGNOSTIC.	NATURE DE L'EXEMPTION.

Chaque matin, avant la visite, l'infirmier inscrit sur cette feuille les exemptés de la veille, et à leur suite, les noms des hommes qui se sont fait porter malades le matin. A la fin de la visite, ce cahier est signé par le médecin-major.

Les malades qui se présentent à la contre-visite sont inscrits au-dessous des précédents.

Cahier d'enregistrement journalier des malades. — Inscrire sur le premier feuillet les nom et espèce du navire, le nom et grade du commandant, le nom de la division navale ou de l'escadre, le nom et le grade du médecin-major.

Lorsque plusieurs médecins-majors se succèdent, inscrire leurs noms à la suite les uns des autres avec la date de leur embarquement et de leur débarquement. Indiquer également la date de l'armement, celle de l'ouverture et de la clôture du registre.

Au désarmement, le déposer aux archives du Conseil de santé du port comptable du bâtiment.

Un feuillet est réservé pour l'énumération des lieux visités par le navire avec la date d'arrivée et de départ des relâches.

Chaque feuille de ce registre est divisée en 13 colonnes verticales disposées comme suit :

NOMS ET PRÉNOMS.	GRADES OU FONCTIONS.	ÂGE.	DATE D'ENTRÉE		DATE de SORTIE		NATURE DE LA MALADIE.	JOURNÉES			DESTINATION À LA SORTIE.	OBSERVATIONS.
			À L'INFIRMERIE.	À L'HÔPITAL.	DE L'INFIRMERIE.	DE L'HÔPITAL.		D'INFIRMERIE.	D'HÔPITAL.	TOTAL.		
1	2	3	4	5	6	7	8	9	10	11	12	13

Relever chaque jour sur le cahier de visite le nom des exempts de la *totalité* du service. Les reporter sur le cahier d'enregistrement journalier en remplissant dans chaque colonne les indications prescrites. Indiquer au *crayon* la nature de la maladie tant que celle-ci n'est pas bien définie. Présenter le registre au médecin, à la sortie de l'infirmerie, après guérison, ou de l'hôpital si l'homme y a été envoyé. Le médecin seul a qualité pour y inscrire à l'encre le diagnostic définitif. Le talon du billet d'hôpital doit faire toujours retour à bord et être réclamé au besoin.

Dans la colonne «destination à la sortie», indiquer, suivant le cas : «reprend son service, congédié, le . . . . . décédé, le . . . . . Envoyé à l'hôpital de . . . . . Rapatrié le . . . . .», etc.

Dans la colonne «observations», noter les indications spéciales du médecin et indiquer si le malade a obtenu un certificat d'origine.

Registre de certifications médicales. — Remplir les indications du premier feuillet. Inscrire successivement les noms des divers médecins-majors avec la date de leur embarquement et de leur débarquement. Si la garde de ce registre est confiée à l'infirmier, celui-ci doit le tenir sous clef. Le présenter au médecin chaque fois qu'un certificat d'origine de *blessure ou de maladie doit être établi.*

Carnet à souche des demandes de cessions à l'infirmerie de denrées approvisionnées à la cambuse. — Les demandes extraites du carnet à souche, signées du médecin-major sont présentées au maître-commis qui inscrit les délivrances faites sur son «registre des cessions à l'ordinaire de l'infirmerie» dont les totalisations sont reconnues exactes, en fin de mois, par le médecin-major.

Cahier des denrées nécessaires pour préparation pharmaceutiques. — Les demandes sont inscrites sur un cahier *ad hoc,* signées du médecin-major et visées pour exécution par l'officier en second. Les cessions sont récapitulées journellement par le maître-commis sur un «compte-courant de l'infirmerie» dont la totalisation mensuelle est reconnue exacte par le médecin-major.

Catalogue-inventaire. — Ce document, tenu en quantités est destiné à présenter d'une façon constante la situation des objets non consommables dont l'infirmier est constitué détenteur réel. Les existants qu'il accuse doivent concorder avec ceux de l'inventaire général du bâtiment que tient le maître-magasinier.

DEUXIÈME PARTIE

SERVICE DE L'INFIRMIER GRADÉ

TITRE PREMIER.

SERVICE DE L'INFIRMIER-MAJOR [1].

Les fonctions de l'infirmier-major varient avec les services auxquels il est affecté. Ces services comprennent, à terre :

A. Service dans les hôpitaux.

SERVICES DES SALLES DE MALADES :

1. Service commun à toutes les salles ;
2. Service particulier à certaines salles.

SERVICES HORS DES SALLES DE MALADES :

Salle d'opérations ;
Service de la désinfection ;
Laboratoire de bactériologie ;
Service de physiothérapie ;
Pharmacie ;
Bains ;
Arsenal de chirurgie ;
Vaguemestre ;
Instituteur ;
Barbier ;
Service de ronde ;
Amphithéâtre.

B. Services extérieurs aux hôpitaux.

Arsenaux ;
Dépôts des Équipages ;
Conduite des malades par les infirmiers.

[1] Quel que soit le service, le plus gradé ou le plus ancien de grade remplit toujours les fonctions d'infirmier-major.

CHAPITRE PREMIER.

SERVICE DANS LES HÔPITAUX.

***

SECTION 1.

SERVICE DES SALLES DE MALADES.

***

1. Service commun à toutes les salles.

L'infirmier-major a sous ses ordres tous les infirmiers en service dans sa salle. Il les répartit à tour de rôle dans les divers détails du service, les surveille pour les soins à donner aux malades, la distribution des médicaments et des aliments. Il exige qu'ils accomplissent exactement leur devoir, veille au bon ordre de la salle, en assure la propreté, y fait maintenir la température déterminée, tient la main à ce qu'elle soit convenablement aérée; il doit être présent à la visite, assister aux distributions, faire de fréquentes tournées dans sa salle afin de pourvoir sur-le-champ aux besoins des malades et de faire connaître au médecin traitant le résultat de ses observations.

Chaque matin il prend connaissance du cahier de quart que lui remet l'infirmier en quittant le service de nuit, rend compte à l'adjudant principal des événements qui se sont passés dans sa salle depuis la veille, et lui remet une situation des malades et du service des infirmiers en sous-ordre.

Il veille à la préparation de l'appareil, à la prise des températures et s'assure que tout est prêt pour la visite.

A l'arrivée du médecin traitant, il lui fait un rapport particulier sur la façon dont les malades ont passé la nuit, lui rend compte des prescriptions qui auraient pu être faites par le médecin de garde et des incidents de nature à l'intéresser.

Pendant la visite, il note avec soin les recommandations du médecin traitant, tient le cahier de pharmacie, dresse la feuille d'alimentation.

La visite terminée, il établit les divers bons (médicaments, bains, etc.), achève le cahier de pharmacie, fait prendre au bureau des entrées les billets d'hôpital de smalades mis « exeat », dresse les avis de présentation pour la réforme ou pour congé de convalescence, reporte les « exeat » sur les tableaux de clinique et soumet ces diverses pièces ainsi que la feuille d'alimentation à la signature du médecin traitant.

Il les fait ensuite parvenir à destination, tient au courant les tableaux de clinique, reçoit les entrants, leur indique leur lit. Si ces entrants ont déjà été hospitalisés, il recherche leurs tableaux de cliniques antérieurs et les annexe au nouveau.

Il prévient, le cas échéant, le gestionnaire de l'hôpital quand un malade grave demande à faire son testament ou à recevoir les secours de la religion.

Si l'état d'un malade offre des inquiétudes, il remplit, après avis du médecin, et soumet à sa signature l'imprimé réglementaire destiné au bureau des entrées, lequel prévient la famille.

A la contre-visite du soir, il fait signer les bons de vivres pour entrants par le chef de service ou, en cas de nécessité, par le médecin de garde.

Il tient à jour le cahier d'enregistrement des malades et dresse, le premier de chaque mois, un état des objets de pansement nécessaires. Cet état, signé par le médecin traitant, est soumis au visa du Directeur et transmis à la pharmacie.

Le soir, avant de quitter le service, il inscrit sur le cahier de quart les recommandations du médecin traitant relatives à certains malades à observer spécialement.

Feuille d'alimentation. — Cette feuille reçoit inscription de toutes les prescriptions alimentaires faites à chacun des malades présents à la visite du matin. Elle doit indiquer pour tout malade mis *exeat,* le repas après lequel il doit quitter l'hôpital.

La feuille d'alimentation est entièrement remplie par la salle au recto et au verso, à l'exception du tableau A du verso. Si la dépense ne pouvait délivrer certains des mets demandés au tableau C du verso, elle rectifierait en conséquence les indications dudit tableau.

Cette feuille signée du médecin traitant est remise avant midi au gestionnaire qui la vérifie, l'enregistre et la renvoie au service d'où elle émane pour permettre les distributions individuelles aux malades. Elle fait retour au gestionnaire lorsque toutes les délivrances pour lesquelles elle a été établie ont été effectuées.

L'infirmier-major veille à ce que chaque malade reçoive exactement les aliments prescrits, recueille les réclamations et les transmet au médecin traitant.

Cahier de pharmacie. — Sur ce cahier sont inscrites les diverses préparations médicamenteuses et tisanes, en regard du numéro de chaque malade. Afin d'éviter toute confusion ou erreur, l'infirmier-major transcrit avec soin les quantités, par exemple : o gr. o2 centigr., et non pas 2 centigr. Les gouttes sont toujours exprimées en chiffres romains ; exemple : liqueur de Fowler, x gouttes, et non 10 gouttes. Ne pas confondre les médicaments de même consonance : atropine, antipyrine; opium, opiat; etc.

Tableaux de clinique. — Cet imprimé porte le numéro 1885.

L'infirmier-major remplit l'en-tête du tableau de clinique en tenant compte des indications inscrites au bas de la page : désignation du service, date de l'entrée, durée des services, nom, prénoms, âge, lieu et date de naissance, grade ou profession, provenance, état civil,

FEUILLE D'ALIMENTATION DU(1)   19 .   Art. 43, 44, 46, 54.

(A remettre au Gestionnaire avant midi.)

NUMÉROS des LITS. (2)	RÉGIMES			1er DÉJEUNER (3).									BOISSONS.													NUMÉROS DES LITS.	BOUILLON		POTAGE. (5)	VIANDE ou plat de remplacement. (5)		LÉGUMES ou plat de remplacement. (5)		DESSERTS. (6).		SUPPLÉMENTS.			DOIT sortin après le (6).
	ORDINAIRE. Pain.	PARTI-CULIER. Pain.	des-nières.	CAFÉ.	CHO-COLAT.	Thé.	mêle.	au lait.	à l'eau.	au lait.	naturel.	LAIT SIMPLE.	VIN ordinaire.	BORDEAUX.	CIDRE.	BIÈRE.	Thé.	LAIT. (4)							Tisane.		GRAS.	MAIGRE.		S.	M.	S.	M.	S.	M.	S.	M.	Œufs crus. Lait. Café.			le (6).

| | 2 | 3 | 4 | 5 | 6 | 7 | 8 | 9 | 10 | 11 | 12 | 13 | 14 | 15 | 16 | 17 | 18 | 19 | 20 | 21 | 22 | 23 | 24 | 25 | 26 | 27 | 28 | 29 | 30 | 31 | 32 | 33 | 34 | 35 | 36 | 37 | 38 | 39 | 40 | 41 | 42 | 43 | 44 | 45 | 46 | 47 | 48 | 49 | 50 |

(rows numbered 1 through 52)

TOTAUX.
Report. (7)
TOTAUX GÉNÉRAUX.
Nombre de malades.

Vu :
Le Gestionnaire,

Certifié exact :
Le Médecin traitant,

Index.   Index.

Manuel du marin infirmier, p. 112-113.

A. NOMBRE DE JOURNÉES PAR GRADES (8).

	OFFICIERS supérieurs.	OFFICIERS.	EMPLOYÉS.	PREMIERS maîtres et maîtres.	SECONDS maîtres.	QUARTIERS-maîtres et marins.	TOTAL.
Journée entière.							
Demi-journée..							
TOTAL des journées......							

B. CONVERSION DES RATIONS DE BOISSONS EN QUANTITÉS.

(a) Tenir compte des sortants (col. 5o).

ESPÈCE.	RA-TION.	SOM-BRE.	QUO-TITÉ.	QUAN-TITÉS PAR-TIELLES.	QUANTITÉS TOTALES (a). S.	M.
(a) Allocations des officiers et employés.						
Vin ordinaire....... E.			36	24		
3/4.			27	18		
1/2.			18	12		
Vin de Bordeaux rouge.... E.			24			
3/4.			18			
1/2.			12			
blanc.... E.			24			
3/4.			18			
1/2.			12			
Cidre........... E.			50			
1/2.			25			
Bière........... E.			50			
1/2.			25			
Thé........... E.			50			
1/2.			25			
Lait........... E.			50			
1/2.			20			
Diète et suppl...			"			

INDEX.

INDEX.

La feuille d'alimentation doit être pliée aux index de façon à rabattre les tableaux A et B d'une part, et C de l'autre.

Cette disposition permet d'avoir sous les yeux les renseignements nécessaires pour les indications à porter auxdits tableaux.

INDEX.

NOTA.

(1) La date à inscrire est celle du jour où est établie la feuille d'alimentation. Les prescriptions qu'elle contient servent pour le dîner de ce jour, le 1er déjeuner et le déjeuner du lendemain.

(2) Quand il s'agit de malades au-dessus du grade de quartier-maître, le numéro du lit sera suivi des lettres : O S pour les officiers supérieurs, O pour les officiers, E pour les employés, M pour les premiers-maîtres et les maîtres, S pour les seconds-maîtres.

(3) A chaque premier déjeuner, sauf pour les malades à la diète, correspond une ration de pain prévue au tarif. Pour éviter toute confusion, souligner, le cas échéant, les premiers déjeuners des malades à la diète.

(4) Le lait, pour diète lactée et supplément, est prescrit par quantité. Sauf prescriptions contraires, ce lait est délivré par moitié à chacun des deux principaux repas. Les malades au régime ordinaire reçoivent invariablement les aliments du menu.

(5) Les colonnes 33 à 45 ne sont utilisées que pour les malades à la diète et au-régime particulier. Le nombre de portions à délivrer à ces malades est indiqué dans la colonne convenable par le chiffre ou 1/2. Ces chiffres sont suivis de l'indication de l'aliment prescrit quand le médecin croit ne pas devoir appliquer le menu pour certains malades. Se rappeler qu'il ne doit être fait usage de cette faculté qu'exceptionnellement (art. 26 et 29 de la notice).

Les indications des colonnes précitées — qu'il s'agisse des aliments indiqués au menu ou de prescriptions spéciales — sont relevées en totalité au tableau C du verso : « aliments du régime particulier et des diètes »; mais seuls les aliments, prévus au menu, sont totalisés au recto de la feuille d'alimentation.

(6) Indiquer le repas : dîner ou premier déjeuner. Il convient de souligner d'un trait la ration de pain et de boisson du sortant pour rappeler qu'elle ne doit être délivrée que pour un repas.

(7) Il y aurait intérêt, pour simplifier les écritures, à comprendre, sur une même feuille, le groupe de salles composant un service, sauf à rectifier, dans la colonne 1, le numéro des lits. Toutefois, s'il est indispensable de se servir d'une deuxième feuille, il y aura lieu de reporter la totalisation à la première feuille, sur la ligne (7) de façon à n'avoir qu'une seule totalisation générale dont les résultats serviront à établir les tableaux du recto de cette première feuille, le recto de la deuxième feuille ne devant pas être utilisé.

(8) Le tableau des journées A, du verso, est établi au moyen de la totalisation des colonnes 9 à 9 inclus de la feuille d'alimentation. Les malades y sont compris pour une journée lorsqu'ils participent à la totalité des repas de la journée d'alimentation, ils ne comptent que pour une demi-journée dans le cas contraire.

SALLE

C. ALIMENTS DU RÉGIME PARTICULIER ET DES DIÈTES (5).

NATURE DES PLATS.	SOIR.	MATIN.	NATURE DES PLATS.	SOIR.	MATIN.
Potages divers. gras.			Lapin, lièvre, perdreaux, etc.		
maigre.					
au lait.					
gras...			Poulet et canard...		
maigre.			Poisson.. frais...		
au lait.					
gras...			Huîtres.........		
maigre.					
au lait.					
Bouillon gras.....			Légumes.		
Bouillon maigre aux légumes. frais...					
secs...					
Aliments du régime commun (viandes, légumes, etc.).					
Viandes. Côte-lettes. mouton.			Riz au		
veau...					
Bifteck.....			Pâtes... Macaroni.		
Rosbif.....			Nouilles.		
Escalope.....			Bouillie de		
.....			Flan...........		
.....			Crème.........		
Œufs. omelette.			Desserts.		
sur le plat...					
à la coque...					
au lait.....					
crus......					
Abats de boucherie.					
....					

SALLE

OEufs.
- omelette.....
- sur le plat...
- à la coque...
- au lait......
- crus.......
- ....
- ....

Abats de bou- cherie.
- ....
- ....
- ....
- ....

Desserts.

domicile de la famille, mouvements pendant le séjour à l'hôpital. Le diagnostic est inscrit par le médecin avec le numéro correspondant à la nomenclature des maladies.

Sur cette feuille, il note au jour le jour, dans les diverses colonnes, les dates, les prescriptions alimentaires, le traitement suivi, les observations et les températures.

A la sortie du malade de l'hôpital, le tableau est daté et signé par le médecin traitant et porte d'une façon claire et concise une des mentions suivantes :

Sort guéri, pour reprendre son service;

Sort non guéri, sur sa demande;

Sort, proposé pour un congé de convalescence;

Sort, proposé pour les eaux de . . . . . ;

Sort, proposé pour la réforme;

Si le malade meurt à l'hôpital, la mention suivante sera portée :

Décédé, le . . . . ., à . . . . . heure . . . ., des suites de . . . . .

Dans ce dernier cas, la tableau, signé du médecin traitant, est soumis au visa du Directeur, qui décide s'il y a lieu ou non de pratiquer l'autopsie. Copie du procès-verbal d'autopsie est prise sur le tableau de clinique.

Lorsqu'il y a lieu d'ajouter au tableau de clinique des feuilles supplémentaires, on se sert de feuilles intercalaires n° 1886, qui sont divisées de la même manière que les tableaux. L'en-tête de chacune de ces feuilles doit porter le numéro de la salle, du lit, le nom, la profession, la provenance et le diagnostic.

Dans le cas d'entrées successives, mention est faite du nombre de ces entrées et les indications du premier tableau sont reportées, en les modifiant.

Les talons des billets d'hôpital sont chaque fois collés au bas des pages.

SALLE N°   .

(A) Date de la feuille d'alimentation à laquelle le bon doit se rattacher.

BONS DE VIVRES

POUR ENTRANTS.

SERVICE DE SANTÉ
n° 63.

NOTICE 4o.
Art. 43, 44 et 45.

Journée du (A)   .

NUMÉROS des LITS.	RÉGIMES.	PAIN.	PREMIER DÉJEUNER.	BOISSONS.	ALIMENTS.		OBSERVATIONS. — ALIMENTS de REMPLACEMENT.
					DÎNER.	DÉJEUNER.	
1	2	3	4	5	6		7

A   , le   191   .

Certifié exact :

Le Médecin,

Vu :

Le gestionnaire,

Bon de vivres pour entrants. — Imprimé n° 1861[12].

Est destiné à recevoir les prescriptions alimentaires faites aux malades qui n'ont pu être compris sur la feuille d'alimentation. Dans le cas où le malade entre après la visite et avant le déjeuner, il est établi deux bons dont un spécial à ce repas et doit être rattaché à la feuille d'alimentation de la veille.

Les bons sont établis à la visite du matin et à la contre-visite du soir par le médecin-traitant. Le médecin de garde peut établir des bons pour les malades admis après une visite et qui peuvent prendre part à la distribution suivante ou pour ceux qui ont un besoin urgent d'être alimentés.

Les bons sont communiqués à la dépense sans retard; ils font ensuite retour au service pour permettre les distributions. A la fin de la journée, ils sont joints à la feuille d'alimentation dont ils portent la date.

Fiche rectificative. — Imprimé n° 1861[13].

Cette pièce n'est établie qu'en cas de nécessité de modifier les prescriptions portées à la feuille d'alimentation. Elle contient les nouvelles prescriptions qui annulent celles figurant à la feuille d'alimentation pour les repas visés.

Signée du médecin qui a ordonné les modifications, la fiche rectificative est remise d'urgence à la dépense. Elle est jointe à la feuille d'alimentation.

Matériel en service; linge et vêtements de malades. — *Infirmiers détenteurs.* — Tout le matériel en service dans la salle y compris le linge et les vêtements à l'usage des malade, est confié à un infirmier détenteur, du grade de quartier-maître lorsque l'infirmier-major est second-maître ou maître, du grade de second maître lorsque l'infirmier-major est premier-maître.

Lorsqu'un service ne comprend qu'un nombre restreint de malades, les fonctions de détenteur sont exercées par l'infirmier-major ou par un infirmier déjà détenteur dans un autre service de malades.

Au point de vue administratif, l'infirmier-détenteur re-

SALLE N° .

(A) Date de la feuille d'alimenta- tion à laquelle cette fiche doit se ratta- cher.

FICHE RECTIFICATIVE

À REMETTRE

AU GESTIONNAIRE.

SERVICE DE SANTÉ n° 64.

NOTICE 40. Art. 43, 46 et 54.

Journée du [a]   .

(Ne contient que les nouvelles prescriptions qui annulent complètement celles figurant à la feuille d'alimentation pour les repas visés).

NUMÉROS des LITS.	RÉGIMES. — PAIN.	PREMIER DÉJEUNER.	BOISSONS.	ALIMENTS.		OBSERVATIONS. — Sort après le...
				DÎNER.	DÉJEUNER.	

A   , le   19! .

Certifié exact :

Le Médecin,

Vu :

Le gestionnaire,

lève du gestionnaire à qui il rend compte directement de tout fait intéressant le matériel dont il est responsable. Il est noté en ce qui concerne la note *b*, au double titre d'infirmier et de détenteur de matériel, d'une part par un officier du corps de santé, d'autre part, par le gestionnaire. La note *b* définitive est arrêtée en chiffres au vu de ces appréciations.

L'infirmier-détenteur peut en outre, être proposé par le gestionnaire pour des points semestriels complémentaires.

L'infirmier-détenteur veille à ce que le matériel qui lui est confié soit entretenu avec le plus grand soin et à ce qu'il ne soit utilisé que pour la destination qui lui est propre. Il ramasse dans des armoires dont il détient les clefs le linge st les vêtements. Il en assure la délivrance aux malades, veille à ce que le linge changé soit intégralement rendu et le renferme sous clef dans des coffres à cet usage jusqu'au moment de son envoi au lavage.

Les armoires destinées au matériel sont munies extérieurement d'une pancarte faisant connaître le genre de matériel qu'elles contiennent. Les articles aux quantités nombreuses, tels que linge, vêtements, sont disposés en piles égales, faciles à récoler, de 10, 20, 30 unités, et dont une étiquette fait connaître l'existant.

Le soir en quittant le service, l'infirmier-détenteur laisse à la disposition de l'infirmier de quart un certain nombre de draps, de chemises, de flanelles. Ce linge est repris par lui à son retour, à moins qu'il n'ait été délivré à des malades, ce dont il s'assure.

L'infirmier-détenteur de chaque service de malades, tient :

1° Un catalogue-inventaire ;

2° Un carnet du non-disponible et des prêts reçus ;

3° Des listes d'échange de matériel ;

4° Un carnet des faits constatés et des ordres reçus ;

5° Une planchette de répartition des effets de malades et les billets de salle (au recto).

L'objet de ces documents ainsi que que les indications relatives à la façon dont ils doivent être tenus sont exposés dans la notice 24 du service de santé.

En outre, une fiche dite « fiche de sortie » est délivrée par l'infirmier-détenteur à tout malade sortant, contre la remise par ce dernier de ses effets d'hôpital. Cette fiche qui porte l'indication de la salle ou du service, le nom du malade, la date de délivrance et la signature de l'infirmier-détenteur, est rigoureusement exigée par le garde-consigne à la sortie.

Tracé de température. — Quand le médecin le prescrit, l'infirmier-major dresse une courbe ou tracé de température annexé à la feuille de clinique. Ce tableau est divisé en colonnes verticales et horizontales. Chaque colonne verticale correspond au jour du mois et est subdivisée en deux parties correspondant à la température du matin et à celle du soir.

Les colonnes horizontales sont en regard des degrés de température. Chaque colonne est subdivisée elle-même en cinq parties égales correspondant à deux dixièmes de degré.

L'indication de la température se fait par un point que l'on inscrit sur la ligne horizontale indiquant le degré thermométrique à égale distance des deux lignes verticales correspondant au jour de la maladie et à leur intersection sur cette horizontale. La colonne de gauche sert à inscrire la température du matin, celle de droite la température du soir.

Tous ces points réunis par des traits pleins donnent une ligne brisée qui constitue la courbe thermométrique,

Le même tableau peut servir, dans les mêmes conditions, à relever le nombre des pulsations et des respirations. On aura soin de les noter avec des lignes de couleurs variables. (Voir fig. ci-contre.)

Manière de graduer un récipient. — (Bocaux à urine, etc.)
Pour graduer un bocal dont la capacité en litres est

PIERRE (Louis), quartier-maître mécanicien.

Janvier			8		9		10		11		12		13		14	
(			3ᵉ jour		4ᵉ jour		5ᵉ jour		6ᵉ jour		7ᵉ jour		8ᵉ jour		9ᵉ jour	
Respi-ration	Pouls	Tempé-rature	mat.	soir	mat.	soir	mat.	soir	mat.	soir	mat.	soir	mat.	soir	mat.	soir
36	120	40°														
30	100	39°														
24	80	38°														
18	60	37°														

Température indiquée par un point noir ●

	MATIN.	SOIR.		MATIN.	SOIR.
3ᵉ jour de la maladie.	39,8	40	7ᵉ jour............	36,9	37
4ᵉ jour............	40,1	39,5	8ᵉ jour............	37,2	36,9
5ᵉ jour............	40,1	39,5	9ᵉ jour............	36,9	
6ᵉ jour............	40,2	38			

On pourrait représenter le pouls par le signe suivant : ⊙ et la respiration par le triangle △. On tracerait la courbe en rouge pour le pouls; en bleu pour la respiration.

connue, coller sur toute la hauteur du flacon une bande de papier divisée en autant de parties égales que le bocal renferme de litres; soit un bocal de 6 litres : l'extrémité supérieure de la bande portera le chiffre 6, les divisions au-dessous 5, 4, etc., l'extrémité inférieure correspondant au fond du flacon le chiffre o. Chacune de ces divisions correspond à un nombre égal de litres; les subdiviser à leur tour en cinq parties égales correspondant chacune à 200 grammes.

2. Services particuliers à certaines salles.

Salle des officiers et sous-officiers. — L'infirmier-major attaché à ces services n'oublie jamais qu'il doit aux supérieurs qu'il soigne, en tant que militaires, le respect et l'obéissance. Il exige que les infirmiers placés sous ses ordres soient toujours très polis. Si, par hasard, il leur était donné un ordre contraire au règlement il en référerait au médecin de garde. Il agirait de même si un malade refusait d'exécuter une prescription médicale.

Salle de blessés. — Lorsque le chirurgien a décidé une intervention sur un des malades, l'infirmier-major reçoit ou même sollicite ses instructions les plus minutieuses pour la préparation du malade en vue de l'opération.

Salle des mousses et pupilles. — En raison de leur jeune âge, les malades de cette catégorie sont traités en même temps avec douceur et fermeté. Il leur est défendu de se livrer à des jeux bruyants, de communiquer avec les autres malades et de fumer. Un quartier-maître de mousqueterie détaché du dépôt les accompagne dans l'hôpital, et sous la direction de l'infirmier-major est plus spécialement chargé du maintien du bon ordre.

Salle des maladies de la peau et maladies vénériennes. — L'infirmier-major redouble de vigilance dans ce service pour surprendre toute supercherie de la part de ceux de ces malades qui pourraient avoir intérêt à ne pas suivre leur traitement. Il veille particulièrement à ce que les sondes, bougies et béniqués soient nettoyés et désinfectés chaque fois qu'il en est fait usage.

Pour nettoyer les sondes, injecter dans leur lumière de l'eau savonneuse et une solution antiseptique chaude, les frotter avec un tampon, les plonger dans des solutions antiseptiques (eau phéniquée à 5o/ooo, sublimé à 1/1000, solution de nitrate d'argent à 2/1000). Avant de s'en servir, les passer dans de l'eau bouillie pour enlever les traces d'antiseptiques.

Les béniqués sont stérilisés par l'ébullition.

Les injections uréthrales sont faites au moyen de petites seringues en verre contenant à peu près 10 centimètres cubes. Leur extrémité conique peut être introduite dans le méat et l'obturer complètement de manière à retenir le liquide injecté dans le canal. Ces seringues doivent être parfaitement nettoyées avant et après l'injection.

Avant de pratiquer un injection, faire uriner le malade, lui recommander même de garder son urine un certain temps avant l'injection afin d'avoir une miction abondante qui nettoie bien son canal. Faire l'injection sans force, le malade assis. Retirer la seringue, le malade pressant les lèvres du méat.

Les lavages sans sonde sont pratiqués le malade couché ou assis au bord d'une chaise, une toile cirée couvre les cuisses et les genoux et descend dans un seau placé entre ses pieds. Ces lavages se font avec le bock laveur placé à une hauteur de 1 m. 3o environ, au tube de caoutchouc duquel est placée une canule de verre conique. Se servir d'un liquide tiède autant que possible.

Faire uriner le malade, laver le méat et le gland.

Introduire la canule dans le méat après avoir amorcé.

Faire pénétrer dans le canal, à plusieurs reprises, une petite quantité de liquide et l'en laisser sortir chaque fois. Fermer ensuite complètement le méat avec la canule, de manière à empêcher le liquide de sortir, recommander au malade de respirer librement, de relâcher ses muscles comme s'il voulait uriner. Le liquide pénètre dans la vessie et le besoin d'uriner se fait sentir; laisser le malade expulser le liquide, recommencer l'opération jusqu'à épuisement du contenu du bock.

Salle des aliénés. — L'infirmier-major de ce service exige que les aliénés soient traités avec fermeté, mais sans colère. Lorsqu'ils se montrent irrités, il les isole et ne laisse à leur portée aucun objet qui puisse leur nuire. Il fait des rondes fréquentes dans leurs cellules, empêche les communications avec les autres malades et s'oppose à ce que ces derniers ne les excitent par des vexations ou une curiosité déplacée.

En cas de très grande excitation, l'infirmier devra s'ingénier à maintenir le malade au lit. Il demeurera auprès de lui, assis et immobile, en n'intervenant que dans le cas où le malade cherche à se lever. L'alitement ainsi compris exclut tout instrument de contrainte, la camisole de force en particulier. N'employer celle-ci qu'en cas de force majeure, sur l'ordre du médecin.

Salle des détenus et consignés. — En raison des mesures disciplinaires dont est l'objet cette catégorie de malades, l'infirmier-major tient la main à ce que le personnel placé sous ses ordres évite toute familiarité et ne prenne part aux jeux qui sont permis à ces malades. Il les empêche de quitter le local qui leur est assigné, interdit l'accès de la salle à toute personne étrangère au service à moins d'une autorisation spéciale signée du chef de service et visée par le médecin-chef.

Salle des maladies des yeux, du nez, des oreilles, etc. — Dans ce service, l'infirmier-major veille à ce que les lampes servant aux divers examens soient toujours en bon état d'entretien et à ce que les consignes du médecin traitant relatives à l'isolement de certains malades dans les chambres noires soient scrupuleusement observées.

L'appareil ressemble à celui des salles de blessés; il comprend toutefois en plus divers collyres, des œillères, des compte-gouttes, des crayons de nitrate d'argent, de sulfate de cuivre, etc.

Si un malade est atteint d'ophtalmie purulente, prendre en raison de la contagiosité et de la gravité de cette affection les plus grandes précautions antiseptiques après lui avoir donné des soins.

Surveiller attentivement, et à leur insu, les malades soupçonnés de simulation.

Salle des fièvres éruptives. — Sous aucun prétexte, les malades de cette catégorie ne peuvent communiquer avec le dehors. Les parents ne sont admis à visiter ces malades que dans des cas très rares après permission du chef de service visée par le médecin-chef. Pendant leur séjour dans la salle, les infirmiers sont revêtus de blouses qu'ils quittent chaque fois qu'ils en sortent.

Avant de se rendre au réfectoire, au dortoir, chaque fois qu'ils doivent aller retrouver leurs camarades, ils se brossent les mains à l'eau savonneuse tiède et se les passent au bichlorure à 1/1000. Ils se lavent la figure, se brossent les cheveux et la barbe.

Le personnel infirmier affecté au service des fièvres éruptives reçoit la ration des premiers-maîtres.

Salle d'isolement des tuberculeux. — La tuberculose étant une maladie contagieuse, le personnel infirmier attaché à ce service doit être spécial. Un roulement est établi pour qu'il soit changé tous les trois mois. Les précautions à prendre pour éviter la contagion sont aussi importantes ici que dans le service des fièvres éruptives : blouses pendant le séjour dans les salles, lavage des mains, de la figure, etc.

La poussière des crachats desséchés et surtout les gouttelettes que le malade répand en toussant constituent les principaux agents de contagion. L'infirmier-major fait sous ce rapport l'éducation de son personnel et lui explique l'intérêt considérable qui existe à ce que les malades ne crachent pas sur le sol et les parquets. Il fait comprendre aux malades qu'en crachant par terre ils s'exposent à se contaminer à nouveau. Il rappelle à l'ordre ceux qui s'oublient à cracher ailleurs que dans leurs crachoirs individuels ou les crachoirs collectifs. Les crachoirs contiennent toujours un liquide antiseptique. Il fait la guerre aux poussières, défend de rien épousseter, de rien battre; ni balais, ni plumeaux; le nettoyage des parquets se fait au faubert humide, celui des tablettes avec un linge également humide. Ce faubert et ce linge sont ensuite mis à la trempe dans une chaudière d'eau bouillante.

L'air, la clarté, la lumière pure étant avec la suralimentation les meilleurs adjuvants du traitement, les salles sont tenues ouvertes par tous les temps, jour et nuit, de façon à ce qu'elles n'aient jamais d'odeur.

Le matériel de table : assiettes, plats, cuillers, nécessaire au fonctionnement du service dans ses salles d'isolement y est conservé et lavé à l'eau bouillante.

Le linge de table, les draps, couvertures, etc., ne sont mélangés à ceux des autres salles, en vue du lessivage, qu'après avoir été préalablement désinfectés à l'étuve.

Les crachoirs, avec leur contenu, sont désinfectés par immersion prolongée dans une chaudière d'eau bouillante.

Les fioles à médicaments, de forme spéciale pour éviter leur dissémination dans les autres services de l'hôpital, sont nettoyées par immersion dans une eau carbonatée chaude, avant leur envoi à la pharmacie.

L'infirmier de garde la nuit se tient dans un cabinet spécial muni d'un regard vitré, lui permettant de surveiller la salle. Il est en communication par une sonnerie électrique avec les malades graves et fait des rondes fréquentes dans la salle.

Le personnel infirmier affecté au service des contagieux et des tuberculeux reçoit la ration des premiers-maîtres.

SECTION II.

SERVICES HORS DES SALLES DE MALADES.

Salle d'opérations.

L'infirmier-major attaché à cette salle est responsable, vis-à-**vis** du médecin résidant, de tout le matériel qui s'y trouve. Il est chargé de son entretien et doit tenir la salle dans un état parfait de propreté pour qu'on puisse en disposer d'urgence.

Lorsqu'une opération doit y être pratiquée, il en est informé par l'infirmier-major du service auquel appartient le malade qui lui remet une liste des instruments jugés nécessaires par le chirurgien qui doit opérer. Il les fait prendre à l'arsenal de chirurgie.

Nettoyage de la salle. — La salle est nettoyée plusieurs heures avant, de manière à éviter les poussières et les germes flottants. Avant les grandes opérations, surtout celles qui se pratiquent sur le ventre, pratiquer dans la salle une demi-heure avant, une pulvérisation à l'eau stérilisée pour abattre les poussières.

Chauffage. — Pousser les feux de manière que la température soit maintenue pendant toute la durée de l'intervention entre 20 et 25 degrés. Éviter les courants d'air qui soulèvent les poussières.

Nettoyage de la table. — La table, en métal laqué et à rabattement, est lavée à l'eau savonneuse chaude et rincée à une solution antiseptique.

Stérilisation des instruments. — Les instruments en acier nickelé sont stérilisés par la chaleur. Ils sont préalablement brossés au savon mou de potasse et à l'eau chaude stérilisée, à l'exception des tranchants qui sont simplement essuyés avec un tampon d'ouate hydrophile imbibé d'alcool.

L'asepsie des instruments s'obtient, suivant les désirs du médecin, par la chaleur humide ou la chaleur sèche.

Chaleur humide. — (Ébullition.) C'est le procédé le plus simple; il peut se réaliser partout. Une poissonnière, une marmite ordinaire suffisent. Remplir le récipient aux trois quarts avec de l'eau ordinaire ou mieux d'eau additionnée de carbonate de soude à raison de 10 à 20 grammes par litre de liquide, ce qui a l'avantage d'élever à 104 degrés le point d'ébullition et d'empêcher l'oxydation des instruments. Envelopper ceux-ci dans une compresse dont les quatre angles sont saisis dans les mors d'une pince après avoir pris soin d'isoler les uns des autres les instruments tranchants ou à pointe délicate. Plonger le tout dans le liquide en pleine ébullition. Couvrir le récipient et laisser bouillir pendant 30 minutes.

Chaleur sèche. — (Deux procédés : flambage et air chaud.)

Le flambage se pratique en plongeant les instruments dans de l'alcool qu'on enflamme et qu'on laisse flamber 3 ou 4 minutes.

La stérilisation par l'air chaud s'obtient au moyen du stérilisateur universel de Poupinel.

Cet appareil consiste en une étuve en cuivre à double paroi limitant des cavités où l'on place les boîtes à instruments ou objets à pansements. La répartition égale de la chaleur est assurée par des cloisonnements intérieurs et des cheminées d'appel. Le chauffage de l'étuve se fait par une rampe à gaz. Un thermomètre dont la moitié inférieure pénètre dans l'appareil permet de lire à l'extérieur la température de l'étuve. Les instruments placés dans leur boîte et recouverts d'une couche d'ouate bien sèche doivent y être maintenus pendant trois quarts d'heure à une température de 150 degrés.

Les instruments, qu'ils aient été stérilisés par l'ébullition, par le flambage ou par l'air chaud, sont présentés par l'infirmier au chirurgien dans les récipients où ils ont été stérilisés. Celui-ci seul a qualité pour les en retirer, et les disposer à son gré dans les plateaux.

Plateaux, cuvettes, bols. — Ils sont stérilisés par le flambage. Pour cela, verser deux ou trois cuillerées d'alcool dans le récipient et allumer; le saisir par en dessous, l'incliner, le tourner dans tous les sens pour répandre l'alcool sur toute sa surface intérieure et la faire lécher par la flamme. Préparer ainsi un ou deux plateaux pour les instruments, une cuvette pour les compresses, une pour les tampons et un certain nombre d'écuelles ou bols pour les solutions antiseptiques.

Compresses-tampons. — Les compresses de toile sont empaquetées dans une pièce de linge plus large, permettant de les enlever en bloc. Elles sont bouillies dans une solution de sel marin à 10/1000 pendant une demi-heure: elles peuvent également être stérilisées à l'appareil Poupinel.

Les compresses de gaze sont mises dans des boîtes métalliques et stérilisées par la chaleur sèche.

Les tampons d'ouate, entourés d'une enveloppe de gaze, sont stérilisés dans les mêmes conditions que les compresses.

Compresses et tampons sont présentés au chirurgien dans les récipients où ils ont été stérilisés. Si par hasard ils ont touché les bords d'un plateau ou d'une cuvette, ils doivent être impitoyablement rejetés.

Blouses, coton ordinaire. — Les blouses et le coton ordinaire nécessaire au pansement sont enveloppés dans des feuilles de papier ou mis en boîtes métalliques et stérilisés à l'étuve. Ces objets sont présentés tels quels au médecin.

Drains. — Conservés dans la solution phéniquée forte, les drains sont rendus aseptiques par immersion pendant dix minutes dans l'eau bouillante.

Crins, soie, catgut. — Conservés dans des flacons fermés et stérilisés. Ne jamais présenter des flacons entamés.

Bock-laveur. — Flamber à l'alcool le bock lui-même, plonger dans l'eau froide le tube et la canule en verre. Faire bouillir pendant un demi-heure.

Proscrire le robinet; le tube sera pincé avec l'extrémité des doigts ou dans une pince presse-tube. La canule ne doit être retirée du bain que par le chirurgien.

Lavabos. — L'infirmier-major de la salle d'opérations veille à ce que les lavabos soient pourvus suffisamment d'eau stérilisée chaude et froide. Les brosses à mains, les limes à ongles sont stérilisées par l'ébullition.

Solutions antiseptiques. —. Les solutions antiseptiques ne doivent jamais manquer dans la salle d'opérations. Les principales sont :

Le bichlorure de mercure à 1/1000.
L'acide phénique, solution à 50 ou à 25/1000.
L'eau oxygénée.
Le permanganate de potasse.
L'acide borique.
Le bisulfite de soude.
On disposera en outre d'alcool et d'éther.

Matériel nécessaire pour l'anesthésie :
Flacons de chloroforme non entamés.
Flacons d'éther.
Cornet métallique à molleton amovible.
Solutions de caféine.
Seringue hypodermique.
Marteau de Mayor.
Pince de Lucas-Championnière pour la langue.
Ballon d'oxygène.
Ouvre-bouche.
Si l'anesthésie doit être pratiquée à la cocaïne, faire bouillir une seringue hypodermique et fonctionnant bien,

avoir sous la main des solutions de chlorhydrate de cocaïne à 1 p. 100 ou à 1/2 p. 100, ou de stovaïne à o gr. 75
p. 100, et du madère ou du café noir à faire prendre au
malade au cours de l'opération.

Nettoyage de la salle après l'opération. — L'opération
terminée, l'infirmier-major procède au nettoyage et remet
toute chose en état. Il fait disparaître tout ce qui a été contaminé et fait jeter au feu les objets inutilisables. — Les
instruments sont comptés, essuyés après lavage. Le parquet est lavé à grande eau, les murs nettoyés par un jet
d'eau bouillie projeté par une lance. — Les solutions antiseptiques et objets de pansements consommés sont remplacés.

Laboratoire de bactériologie.

L'infirmier-major entretient en parfait état de propreté
le matériel en service, se familiarise avec les divers appareils et instruments en usage courant (autoclaves, étuves,
etc.). — Il interdit l'entrée à toute personne étrangère
au service et veille scrupuleusement à ce qu'il ne puisse y
avoir aucune confusion ou échange dans les produits soumis à l'analyse bactériologique.

Le personnel infirmier affecté au laboratoire de bactériologie reçoit la ration des premiers maîtres.

Service de la désinfection.

L'infirmier-major de ce service se conforme rigoureusement aux instructions du médecin qui en est chargé.
Sous la direction de cet officier du corps de santé, il veille
à ce que le matériel soit toujours en bon état d'entretien
et à ce que le personnel qui lui est adjoint soit au courant des différents détails que comporte ce service.

Il tient un carnet des vêtements à désinfecter appartenant aux malades et sur lequel le gardien des sacs donne
reçu lorsque la remise lui en est faite.

Marin infirmier.   5

Il tient, en outre, un cahier à souche vérifié par le médecin chargé du service, avec obligation d'y consigner, dans un court rapport, toutes les désinfections exécutées en faisant mention des dégradations éventuelles des objets traités.

Les mesures de précautions que doit prendre le personnel préposé aux désinfections sont indiquées au chapitre V du titre II du présent manuel.

Les infirmiers du service de la désinfection reçoivent la ration des premiers-maîtres.

Service de physiothérapie.

Le service de physiothérapie comprend le laboratoire de radioscopie et de radiographie, le cabinet d'électricité médicale et le service de mécanothérapie.

Les infirmiers affectés à ce service doivent connaître le fonctionnement des divers appareils et les entretenir en parfait état sous la direction du médecin chef de service.

Ils tiennent un registre des traitements suivis.

Pharmacie.

L'infirmier-major est placé directement sous les ordres du pharmacien chargé de ce détail. Il maintient l'ordre et la propreté dans la pharmacie de détail et ses dépendances, s'oppose à ce que les infirmiers des salles y séjournent au delà du temps nécessaire et empêche les malades d'y pénétrer. Il veille avec le plus grand soin à ce qu'il n'y ait pas de détournement ni de coulage pour le vin, le quinquina, l'alcool, le sucre, etc.

Il tient la main à ce que les infirmiers sous ses ordres nettoient les pots à tisanes, fioles, flacons, provenant des salles. Il surveille la préparation des boîtes d'appareils où sont placées les potions destinées aux malades de chaque salle. Il s'assure que les tisanes sont préparées en quantités suffisantes et que les chaudières contiennent toujours de l'eau chaude. Il accompagne au magasin de la pharmacie centrale la corvée chargée d'y prendre les médicaments.

Salle des bains.

L'infirmier-major fait, dès le matin, allumer les feux pour chauffer l'eau des bains. Il tient la main à ce que les divers locaux des bains et dépendances soient toujours en parfait état d'entretien, à ce que l'eau ne stagne pas sur les parquets, à ce que les cuivres des robinets et appareils à douche ne soient jamais vert-de-grisés.

Il s'assure qu'il existe toujours, en quantité suffisante, du savon, de l'amidon, du polysulfure de potassium, etc. Il tient sur un cahier la comptabilité des dépenses, en justifie la consommation par la remise des bons de bains.

Les malades à l'hôpital sont conduits aux bains par les infirmiers de leur salle, munis d'un bon signé du chef de service, indiquant le nom, le numéro du lit, celui de la salle et l'espèce de bain ou douche à prendre.

Les personnes étrangères à l'hôpital, mais appartenant au personnel de la Guerre ou de la Marine, peuvent être autorisées à prendre des bains à l'hôpital sur demande du médecin de leur corps visée par le médecin-chef de l'hôpital.

Ces bains sont donnés gratuitement au personnel non officier et à titre de remboursement aux officiers, sur le vu de tickets délivrés par le gestionnaire. L'infirmier-major récapitule chaque jour les bains et douches délivrés et renvoie les tickets au gestionnaire. Il défend aux malades de fumer et de chanter ; il a l'entretien du linge en service au bain. Le soir, avant de quitter son service, il fait une ronde, s'assure que les robinets d'eau sont fermés et que les feux sont éteints. Le service des bains comprend, le service des bains proprement dits et celui des douches.

Bains proprement dits. — Les bains sont simples ou médicamenteux, suivant qu'ils sont donnés avec de l'eau pure ou contenant en dissolution ou en suspension des substances médicamenteuses.

Préparation des bains simples. — Ils se donnent dans des baignoires en métal étamé. Avant de donner le bain, laver la baignoire à l'eau chaude et du savon, y faire couler ensuite de l'eau chaude et de l'eau froide en agitant le mélange avec la main ou une palette de bois. Lorsque la baignoire est remplie aux 3/4, y plonger le thermomètre à bains (thermomètre à alcool muni d'un flotteur). La température d'un bain ordinaire chaud doit varier entre 33 et 35 degrés. Les bains peuvent être prescrits tièdes (25 à 30 degrés) et froids (15 à 20 degrés).

Bains médicamenteux. — A part ceux dans la composition desquels entrent des substances végétales ou animales et qui peuvent être donnés dans une baignoire en métal étamé, les bains médicamenteux se prennent dans des cabinets spéciaux et dans des baignoires émaillées. Ils sont préparés comme les bains ordinaires; on y verse ensuite le principe médicamenteux (polysulfure, bichlorure, etc.). Il se dégage en général, de quelques-uns de ces bains, des gaz délétères; aussi est-il bon d'entretenir dans les cabinets une ventilation suffisante pour renouveler l'air et combattre les mauvaises odeurs qui pourraient incommoder le malade. La baignoire est recouverte d'un drap pendant que le malade y séjourne.

L'infirmier-major prévient les malades d'avoir, avant de prendre ces bains, à retirer leurs bijoux et à déposer avant d'entrer dans la cabine, les vêtements sur lesquels sont fixés des broderies ou des galons d'or ou d'argent.

La quantité d'eau nécessaire pour un bain entier est d'environ 200 à 300 litres. Il est fourni, à chaque malade à sa sortie du bain, du linge pour s'essuyer.

La durée d'un bain est d'environ 20 à 30 minutes.

Les principaux bains médicamenteux sont :

Le bain alcalin (carbonate de soude cristallisé, 250 grammes).

Le bain gélatineux (faire dissoudre 500 grammes de gélatine dans deux litres d'eau chaude, verser dans l'eau du bain).

Le bain de son (faire bouillir pendant 1/4 d'heure 1 kilogramme de son dans 10 litres d'eau, passer, ajouter à l'eau du bain).

Le bain de sublimé corrosif (bichlorure de mercure, 20 grammes; chlorure de sodium, 20 grammes). Les dissoudre ensemble dans 200 grammes d'eau et ajouter à l'eau du bain (mettre une étiquette rouge sur la fiole).

Le bain sulfureux (150 grammes de polysulfure sodicocalcique liquide pour un bain).

Les bains de vapeur consistent à placer le corps, sauf la tête, dans un milieu clos dans lequel on fait arriver, en les divisant, les vapeurs d'eau ou de substances aromatiques.

Surveillance à exercer pendant le bain. — L'infirmier-major fait surveiller discrètement les personnes prenant un bain, et en particulier celles qui sont dans un cabinet. Si elles y restent au delà du temps habituel, il s'assure que rien ne leur est arrivé et allègue pour cela un prétexte quelconque pour pénétrer dans leur cabine. En cas d'accident, le malade est retiré du bain, transporté sur un lit, et le médecin de garde aussitôt prévenu.

Après le bain. — S'assurer que le malade n'a rien oublié, faire écouler l'eau de la baignoire, ne pas laisser les matières grasses se déposer sur ses parois. Si celles-ci s'encrassent, les brosser à l'eau savonneuse chaude ou les passer à une solution de potasse. Enlever le linge, le mettre au sec au dehors, s'il fait beau, ou auprès des chaudières, en cas contraire. Ouvrir les fenêtres, essarder l'eau du parquet, laver les caillebotis et les faire sécher en les dressant verticalement.

Douches. — Comme les bains, les douches sont simples ou médicamenteuses, générales ou locales.

Douches générales. — Les plus employées sont les douches en jet, en pluie, en cercle.

Douche en jet. — La plus usitée des trois, produite par le jet d'une lance analogue à celle d'une pompe à incendie. L'infirmier le dirige sur le corps du malade et en règle la force au moyen d'un robinet ou en le brisant avec le doigt.

Pour recevoir sa douche, le malade se place à 2 mètres environ du doucheur, s'appuie les mains sur une barre transversale à hauteur d'appui. Le doucheur arrose d'abord la partie postérieure du corps, commande au malade de faire demi-tour, lui arrose les pieds, les jambes, le tronc et les bras, en évitant de diriger le jet sur les organes génitaux et le creux épigastrique.

Douche en pluie. — Produite par le passage de l'eau à travers une pomme d'arrosoir sous une pression variable à volonté. Pour la recevoir, le malade se place sous la pomme d'arrosoir, la tête recouverte d'une compresse ou d'une toile imperméable et légèrement inclinée en avant pour que la douche lui tombe sur le dos.

Douche en cercle. — Produite par une série de petits jets concentriques s'échappant de tubes percés de trous, superposés et disposés en forme de cage circulaire au centre de laquelle se place le malade.

Durée des douches. — Ces trois variétés de douches ne doivent jamais durer plus de 15 à 20 secondes.

Après les douches. — Essuyer le malade avec un linge sec, le faire s'habiller rapidement et se livrer à un exercice ou une marche pour favoriser la réaction, ou bien encore lui frictionner vigoureusement tout le corps.

Douches locales. — Elles se donnent en pluie ou en jet et n'intéressent qu'une partie du corps; les autres régions sur lesquelles la douche ne doit pas agir sont garanties.

Température des douches. — Les douches peuvent être :
Chaudes, de 30 à 35 degrés;
Froides, 9 degrés;

Écossaises, d'abord chaudes, 30 degrés, puis portées successivement à 35, 40 et 45 degrés et suivies aussitôt d'un jet froid très court;

Alternatives, succession de douches froides et chaudes de même durée, pratiquées deux ou trois fois de suite. .

Arsenal de chirurgie. — L'infirmier gradé, chargé de l'arsenal, a la garde et l'entretien des instruments de chirurgie dont le médecin résidant est détenteur réel. Il s'applique à en connaître les noms et leur emplacement dans les armoires de façon à pouvoir les délivrer sans hésitation. Il ne les laisse sortir de l'arsenal que sur bons signés d'un médecin traitant; ces bons servent de décharge au médecin résidant et sont rendus lors de la rentrée des instruments.

Il présente au médecin résidant les instruments hors d'état de servir. Cet officier statue s'ils doivent être l'objet de réparations ou de remise; les débris sont conservés jusqu'à la réunion de la Commission. Il tient le catalogue-inventaire. Il délivre sur bons, signés du médecin résidant et du médecin-chef les bandages herniaires, bas varices, lunettes, etc.

Il interdit l'entrée de l'arsenal de chirurgie à toute personne étrangère à ce service.

Nota. — L'arsenal de chirurgie est appelé à disparaître. Une décision ministérielle du 9 août 1913 dispose en effet que, dans l'avenir, chaque service intéressé détiendra les instruments dont il a normalement besoin. Le *statu quo* est maintenu jusqu'à la notification de la nouvelle nomenclature des instruments.

Amphithéâtre d'anatomie. — L'infirmier-major interdit l'entrée de cet établissement à toute personne étrangère au Service de santé. Il tient la main à ce que la propreté la plus parfaite règne dans les locaux et dépendances. En temps ordinaire, les fenêtres de la salle d'autopsies sont largement ouvertes, les parquets et tables fréquemment lavés à grande eau et passés au besoin aux solutions désinfectantes. Il entretient les instruments nécessaires aux autopsies et à la médecine opératoire, a la garde du registre d'autopsies, le fait viser par les médecins qui en font usage et ne le laisse sous aucun prétexte sortir de l'amphithéâtre à moins qu'il ne soit spécialement demandé par le Directeur ou par le médecin-chef. Il veille à ce que les salles d'autopsies soient suffisamment pourvues de solutions antiseptiques, de savon, de brosses à ongles, de limes, de blouses et de serviettes. Les cuvettes qui servent à se laver les mains sont fréquemment passées à l'eau bouillante. Il interdit aux infirmiers de pénétrer dans la salle d'autopsie sans avoir préalablement revêtu une blouse et les oblige à se laver les mains à l'eau savonneuse chaude et à se les passer dans un antiseptique chaque fois qu'ils ont manipulé un cadavre.

Réception des sujets. — Les cadavres des malades décédés à l'hôpital sont reçus enveloppés d'un suaire auquel est épinglé un billet dit *d'identité* indiquant le nom, les prénoms, l'âge, le grade, la profession, la provenance, l'état civil, le temps de service, le numéro de la salle, celui du lit, l'heure et la date de la mort, ainsi que la maladie à laquelle il a succombé. Ce billet est signé du médecin de garde.

Les cadavres provenant de l'extérieur sont déposés, à leur arrivée, dans la salle de « repos ». Si les infirmiers peuvent supposer ou apprennent que la mort a été le résultat d'un crime, le corps est déposé tel quel, avec précaution, sur le plan incliné. Ils se gardent bien de le déshabiller, de lui enlever les liens ou ligatures dont le cou ou les membres peuvent être entourés et attendent que la justice informe ou que des ordres soient donnés par le médecin-chef.

Autopsies. — Avant l'autopsie, l'infirmier-major fait transporter sur une civière le cadavre dans la salle d'autopsie, et le fait déposer sur une table. Celle-ci, munie de rebords, est percée à son centre d'un trou au-dessous duquel doit toujours être suspendu un baquet destiné à recueillir le liquide de lavage et le sang. Il fait disposer, à proximité de la table, des éponges, de la sciure de bois, des compresses, des pots à eau, et un flacon de solution d'acide phénique pour asperger au besoin les viscères en décomposition. Il prépare les instruments usités en la circonstance (scalpels, couteaux, scies, gouges, maillets, entérotomes, sondes cannelées, aiguilles, ciseaux, fil à voile, etc.), les balances pour la pesée des viscères, de quoi écrire et le registre d'autopsie.

Pendant l'autopsie, l'infirmier-major se tient avec ses aides à la disposition du médecin et exécute ses ordres.

Après l'autopsie, l'infirmier-major fournit au médecin le nécessaire pour se désinfecter les mains et lui enlève sa blouse. Les infirmiers épongent le sang et le liquide qui peuvent exister dans les cavités; ils y replacent les viscères s'ils en ont été extraits, rabattent le plastron thoracique et abdominal et recousent à grands points les téguments au fil à voile. Ils réappliquent la calotte cranienne, la recouvrent de la peau du crâne et recousent finement celle-ci en dissimulant la ligne de couture sous les cheveux. Ils lavent ensuite à grande eau toute la surface extérieure du corps, l'essuient avec un drap, peignent la barbe et les cheveux. Ils le replacent dans son suaire, lui joignent les mains et le déposent sur le lit de repos.

La mise en bière n'a lieu que lorsque les personnes réclamant le cadavre en ont reconnu l'identité.

Après l'autopsie, les infirmiers font la propreté de la salle, et nettoient les instruments et objets ayant servi.

Devoirs des infirmiers attachés à l'amphithéâtre d'un port où existe une école de médecine. — Ils sont placés sous les ordres directs du professeur d'anatomie et chargés en outre de la préparation et de la conservation des sujets destinés aux travaux anatomiques. Sous la direction du professeur et du prosecteur, ils font des injections conservatrices et réplétives, entretiennent les seringues avec lesquelles sont pratiquées les injections, renouvellent souvent l'eau des cuves à macération et maintiennent les séchoirs en état de propreté aussi parfait que possible.

Pendant les heures de dissection, ils se tiennent à la disposition des élèves, leur délivrent les instruments dont ils ont besoin et en prennent note sur un cahier spécial. Après la cessation des travaux, ils enlèvent les débris et les pièces devenues inutiles, les mettent de côté pour les faire porter au cimetière, recouvrent les sujets d'un drap, lavent à grande eau les salles, ouvrent les portes et fenêtres.

Service des rondes. — Dans la journée, des premiers-maîtres infirmiers peuvent être désignés pour faire des rondes dans les salles et divers services, ou seconder l'officier des équipages de la flotte dans ses fonctions d'infirmier-chef.

La nuit, un premier-maître fait assurer par un ou deux seconds-maîtres un service de rondes aussi fréquentes que possible. Ceux-ci se rendent compte que les infirmiers sont à leur poste et ne dorment pas pendant leur quart. Ils reçoivent les entrants et visitent les malades graves. S'ils remarquent un incident particulier, ils préviennent le médecin de garde et le médecin résidant.

SECTION III.

SERVICES ACCESSOIRES.

Vaguemestre. — L'infirmier gradé chargé de ce service est placé sous la surveillance du gestionnaire. Il fait, aux heures fixées, la levée des boîtes à lettres de l'hôpital; il passe prendre les correspondances au bureaux du médecin-chef et du gestionnaire ainsi que de la Direction si celle-ci n'a pas de vaguemestre spécial. Il dépose son courrier à la poste principale et rapporte les lettres destinées à la hôpital. Il les distribue à leurs destinataires.

Il expédie et touche les mandats, et tient à cet effet un

cahier d'enregistrement des sommes versées ou reçues, des objets ou lettres recommandés. Ce cahier est soumis à la signature des intéressés et au visa du gestionnaire.

Sous le contrôle de cet officier, il tient également la comptabilité des timbres-poste spéciaux alloués à titre gratuit aux militaires à raison de deux lettres simples par mois.

Si le destinataire d'une lettre est sorti de l'hôpital, il recherche au bureau des entrées la destination donnée au malade à sa sortie et fait suivre la lettre. Si ses recherches restent vaines, il rapporte la lettre à la poste après y avoir inscrit la mention : «Inconnu à l'hôpital de. . . ». Le vaguemestre reçoit un supplément de solde; il doit se faire remarquer par sa bonne tenue.

Instituteur. — Dans chaque hôpital de la Marine, un infirmier gradé, est chargé de l'école élémentaire sous la direction du médecin résidant. Tous les infirmiers qui n'ont pas l'instruction du premier degré et qui ne réunissent pas 30 ans d'âge sont tenus d'assister à l'école. L'instituteur leur enseigne les notions prévues par les programmes en vigueur.

Les élèves sont classés, chaque semestre, par le médecin résidant dans une des six classes suivant le degré de leurs connaissances.

L'instituteur établit un compte rendu des cours et des leçons enseignés dans le semestre.

Barbier. — L'infirmier préposé à ce service est responsable vis-à-vis de l'infirmier-chef des instruments et du linge qui lui sont confiés (rasoirs, ciseaux, tondeuses, brosses, etc., serviettes, etc.). Il change aux jours fixés le linge qui a été sali. Il exerce sa profession dans un local spécial ou dans les salles, s'il y est appelé. Les outils sont tenus dans un état de propreté parfait; les instruments en métal sont désinfectés à l'eau bouillante carbonatée. Les tondeuses sont démontées chaque jour et stérilisées par ébullition ou le flambage. Les brosses, peignes sont fréquemment désinfectés au formolateur Hélios et, de temps à autre, trempés dans une solution de carbonate de soude.

Le formolateur Hélios a l'aspect d'une étuve dans laquelle sont disposées des étagères en toile métallique destinées à recevoir les outils du coiffeur. Dans cette étuve se place le formolateur proprement dit. Il consiste en une lampe à alcool surmontée d'un verre à la partie supérieure duquel s'emboîte un récipient destiné à recevoir la ou les pastilles de formaline. Le formolateur garni, la lampe allumée est introduite dans l'appareil que l'on referme sur elle.

La lampe s'éteint d'elle-même lorsqu'il n'y a plus d'alcool.

CHAPITRE II.

SERVICES EXTÉRIEURS AUX HÔPITAUX.

Ambulance des arsenaux. — Les fonctions d'infirmier-major à l'ambulance de l'arsenal sont remplies par un premier-maître placé sous les ordres directs du médecin-major de l'arsenal, Cet officier marinier est présent à son poste pendant les heures de travail du personnel ouvrier.

Le matin, dès son arrivée, il aère, fait chauffer l'ambulance et procéder à la propreté. Il prépare le nécessaire pour la visite.

Il rend compte au médecin-major des incidents qui se sont passés depuis la veille et lui remet la situation des malades visités à domicile par le médecin visiteur. Il fait entrer les ouvriers qui se présentent à la visite : tout d'abord ceux qui reprennent leur service, puis les entrants et enfin les ouvriers se présentant pour l'admission dans l'arsenal. Il prend en note les noms des hommes exemptés de service, leur établit, suivant les indications du médecin, des billets d'hôpital et d'exemption à domicile, enregistre les prescriptions médicales, fait les pansements.

Il dresse ensuite une liste des ouvriers déclarés malades à domicile par les médecins civils, y inscrit leur adresse. Cette liste, signée du médecin-major, est transmise au médecin visiteur. La visite terminée, il soumet au médecin-major les divers certificats d'origine de blessure ou de maladie dont la partie administrative a été remplie par les services intéressés. Ces certificats sont adressés à la Direction du Service de santé.

Il donne les premiers soins aux malades ou blessés qui se présentent à l'ambulance dans le courant de la journée, et les fait diriger sur l'hôpital ou leur domicile. Il entretient le matériel en service, en suit la comptabilité sous la surveillance du médecin-major et met au courant les divers registres médicaux :

Cahier d'enregistrement journalier ;

Registre de certifications médicales ;

Registre des admissions.

Il prépare également les éléments de la statistique sous la direction du médecin.

Dépôts des Équipages de la flotte. — Dans les dépôts des Équipages de la flotte, un premier-maître ou un second-maître infirmier remplit les fonctions d'infirmier-major.

Dès le matin, il fait procéder à la propreté générale en même temps qu'à l'aération de l'infirmerie.

Avant la visite, il fait prendre la température des alités et celle des entrants, relève sur les cahiers de visite des compagnies les noms des hommes qui se sont fait porter malades et les reporte sur le cahier de visite de l'infirmerie. Il fait préparer l'appareil.

A l'arrivée du médecin-major, il lui rend compte de tous les faits survenus depuis la veille. Il suit la visite des malades, annote les prescriptions médicales.

Il assiste le médecin-major pendant les diverses visites des inscrits, des engagés volontaires, des hommes à l'embarquement, de ceux qui reçoivent une destination lointaine, des rentrants de convalescence, des sortants de l'hôpital, de ceux qui voyagent en feuille de route, etc.

Il prépare, lors des visites d'admission, le ruban métrique, l'échelle optométrique, la toise, la bascule, etc.

Il appelle les hommes à tour de rôle et veille à ce que tous se présentent nus devant le médecin-major, à l'exception toutefois des officiers mariniers.

Quand le médecin-major décide l'envoi d'un homme à l'hôpital, l'infirmier-major fait porter le billet au bureau militaire ; si l'homme doit être porté, mention en est faite sur la partie médicale du billet.

Des inspections de santé, en tous points semblables à celles passées à bord, ont lieu dans les mêmes conditions.

Les jours de vaccination, il prépare avec soin, suivant

les indications du médecin, le matériel nécessaire à cette opération. Il tient les divers registres médicaux, établit les billets de présentation au Conseil de santé et tient note sur des cahiers spéciaux des hommes réformés, des convalescents au dépôt, des résultats des vaccinations.

Convalescents au dépôt. — Les hommes sortant de l'hôpital munis d'un congé de convalescence peuvent être autorisés à le passer au dépôt. Ils sont nourris à une cuisine spéciale et peuvent être soumis au régime ordinaire ou à un régime particulier. Dans ce dernier cas, des vivres de malades leur sont achetés par les soins du premier-maître commis du dépôt sur bons signés du médecin-major.

Conduite des malades par les infirmiers. — Les infirmiers sont appelés à accompagner des malades dans leur famille ou dans des asiles spéciaux. Il leur est alloué, dans ce cas, en plus des frais de route habituels, un fonds d'avances leur permettant de donner aux malades qu'ils accompagnent les soins que nécessite leur état. Ils justifient leurs dépenses par des factures qu'ils remettent à leur retour au gestionnaire de l'hôpital.

TITRE II

CHAPITRE PREMIER.

FRACTURES.

On appelle *fracture* la solution de continuité brusque et violente d'un os. L'endroit où l'os est brisé s'appelle le *foyer de la fracture;* les morceaux de l'os brisé, *fragments;* les fragments presque détachés, *esquilles.*

La fracture est «simple» quand les fragments ne sont pas en communication avec l'extérieur, «compliquée» lorsque le foyer communique avec l'air extérieur par une plaie.

Elle est directe lorsque l'os est brisé au point même où la violence s'est produite. Exemple : coup de bâton ou coup de feu au bras.

Elle est «indirecte» ou par contre-coup lorsque l'os est brisé loin du point où a porté la force. Exemple : fracture du crâne après chute sur les pieds.

Dans quelques cas, une contraction musculaire brusque ou violente peut produire la fracture d'un os. Exemple : fracture de la rotule pendant une chute sur le genou après un violent effort d'extension de la jambe.

Le plus souvent, après la fracture, les fragments se déplacent, forment entre eux un angle, chevauchent l'un sur l'autre, pénètrent l'un dans l'autre, etc.

Après plusieurs semaines, le foyer de la fracture est comblé par une substance réunissant les fragments, molle d'abord, dure ensuite, le «cal».

Comment on reconnaît s'il y a fracture. — Quelquefois la position du membre suffit : il paraît dévié de son axe et forme un angle au niveau de la fracture. La mobilité anormale du membre accompagnée de craquements que le blessé a perçus lui-même au moment de l'accident, ou que l'on perçoit en le déplaçant, et l'impuissance du blessé à le soulever lui-même confirment la fracture.

L'infirmier doit être très prudent dans ses recherches qui pourraient être très nuisibles au blessé, et, dans le doute, doit toujours agir comme si le membre était fracturé.

Durée des fractures. — La durée des fractures varie de 20 à 60 jours, suivant les os fracturés et la constitution du sujet. Dans certains cas, rares il est vrai, la consolidation peut ne pas se faire et les fragments continuent à jouer.

Traitement des fractures.

PREMIERS SOINS À DONNER À UN FRACTURÉ.

a. *Membres supérieurs.* — Rien n'empêchant le blessé de marcher, il suffit de lui immobiliser le membre fracturé en plaçant l'avant-bras fléchi dans une moyenne écharpe fixée par un nœud autour du cou, si la lésion n'intéresse que l'avant-bras. Si c'est le bras qui est fracturé, ajouter à l'écharpe précédente une cravate large enserrant le bras et la poitrine comme un bandage de corps.

b. *Membres inférieurs.* — Le blessé est incapable de se relever et de marcher. A défaut de tout autre moyen, se contenter de rapprocher le membre sain du membre brisé, le premier sert ainsi d'attelle au second. Les fixer ensemble par des cravates ou mouchoirs. La contention est bien supérieure si l'on a pu préalablement appliquer une ou deux attelles improvisées fournies par des pièces d'équipement, des planchettes, des branches d'arbres, matelassées avec de la paille, de la mousse, du linge. Ces attelles doivent dépasser largement la jambe ou la cuisse suivant le cas. Ne pas oublier de soutenir le pied à angle droit au moyen d'une compresse ou courroie placée en étrier.

c. *Tronc et face.* — Appliquer une serviette en bandage de corps autour du tronc, un mouchoir à la face.

Relever le blessé. — Trois personnes sont nécessaires : la première soutient le tronc (le blessé lui passe les deux mains autour du cou), la seconde soutient le membre sain et la troisième le membre fracturé avec ses deux mains posées à plat au-dessous du membre, l'une sous le fragment supérieur, l'autre sous le fragment inférieur.

Les blessés atteints de fracture de la colonne vertébrale sont relevés avec les plus grandes précautions. Sept personnes sont nécessaires :

Deux pour soutenir les épaules (un de chaque côté);
Deux pour les lombes et le bassin ;
Deux pour les membres inférieurs;
Une pour la tête.

Transporter le blessé. — Le déposer doucement, sans secousses, sur un brancard ou un plan résistant, le membre fracturé, calé latéralement. Pendant la marche, les porteurs les plus grands se mettent aux pieds. Dans l'ascension d'un escalier, les pieds marchent les premiers de façon à empêcher le poids du corps de porter sur le point fracturé.

Les blessés atteints de fracture du crâne, du thorax, du membre supérieur sont couchés dans des lits ordinaires, les fracturés des membres inférieurs, du bassin et de la colonne vertébrale dans des lits «à fracture».

Pendant ces diverses manœuvres, éviter autant que possible de déterminer des douleurs.

Les vêtements sont enlevés avec douceur en dégageant le membre sain le premier, en décousant les habits et chaussures au besoin.

Traitement proprement dit. — Le traitement d'une fracture simple comprend deux indications :

La réduction ;

La contention ou immobilisation.

Réduction. — Réduire une fracture, c'est chercher à rendre à l'os brisé sa longueur, sa direction et sa forme normales.

Elle exige trois manœuvres :

L'extension ;

La contre-extension ;

La coaptation.

L'*extension* consiste à tirer doucement, les mains appliquées à plat sur le fragment inférieur pour le remettre à bout avec le supérieur.

La *contre-extension* consiste à maintenir le corps (et par conséquent le fragment supérieur) et à l'empêcher d'être entraîné par l'extension.

Ces deux premières manœuvres sont confiées à des aides.

La *coaptation* est pratiquée par le chirurgien ; elle consiste à remettre les bouts de l'os en place.

Ces manœuvres sont précédées de la désinfection du foyer de la fracture dans le cas où celle-ci est compliquée de plaie.

Contention ou immobilisation. — L'immobilisation des fractures est obtenue au moyen d'appareils dont les principaux sont :

Les appareils à attelles et à coussins (Scultet) ;

Les gouttières ;

Les appareils solidifiants.

Appareil de Scultet. — Il se compose de :

Un drap fanon, large environ de 80 centimètres, d'une longueur un peu supérieure à celle du membre ;

Trois attelles, dont deux latérales plus longues que le membre ;

Trois coussins de balle d'avoine ;

Des bandelettes séparées, larges de 5 centimètres, d'une longueur à une fois et demie la circonférence du membre;
Quatre compresses longuettes;
Trois lacs à boucle.

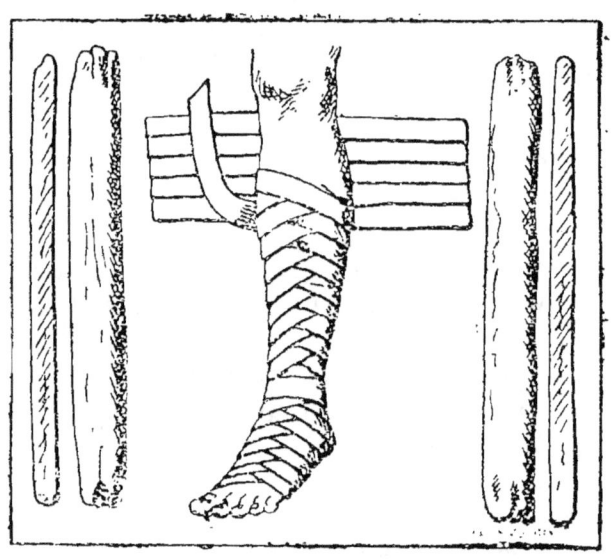

Appareil de Scultet.

Préparation de l'appareil. — Placer transversalement sur une table les trois lacs, à distances convenables; au-dessus, le drap fanon. Disposer les bandelettes en commençant par les supérieures. La première près du bord supérieur du drap fanon et parallèlement à lui, la seconde placée sur la précédente la recouvre au tiers inférieur, la troisième sur la seconde, etc., en descendant ainsi jusqu'à 5 ou 6 centimètres du bord inférieur du drap fanon, les bandelettes les plus longues étant disposées au niveau des parties les plus volumineuses du membre.

Les compresses longuettes sont étendues sur les bande-lettes à une hauteur correspondante au siège de la fracture et imbriquées également de haut en bas. Les attelles laté-rales sont ensuite appliquées une de chaque côté sur les extrémités des bandelettes, puis on enroule avec elles le

drap fanon et, lorsque les deux rouleaux ainsi formés
sont sur le point de se rencontrer, on dispose dans la gouttière qui constitue leur écartement la troisième attelle et
les trois coussins; on serre le tout et on fixe avec les lacs
à boucle. L'appareil ainsi préparé est tout prêt à servir
et peut être transporté partout. Pour reconnaître l'extrémité inférieure de la supérieure, il est bon de faire un pli
au drap fanon.

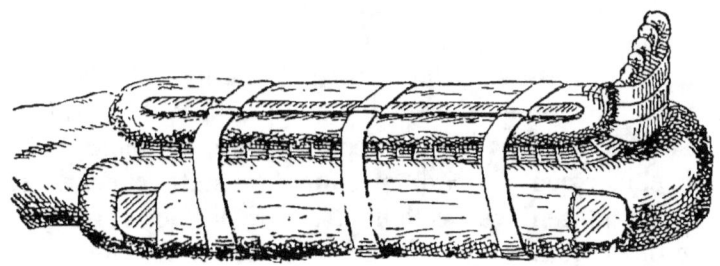

Appareil de Scultet appliqué.

Application de l'appareil. — Entr'ouvrir l'appareil ainsi
préparé, en retirer les coussins et l'attelle libre. Le membre
étant soulevé est soutenu par deux aides; placer ou non
au-dessous de lui un grand coussin de balle d'avoine, puis
glisser l'appareil et le développer.

A la jambe, le bord supérieur du drap fanon doit remonter au-dessus du genou et son bord inférieur dépasser
un peu le pied. Un bandage roulé est ensuite appliqué
autour du pied jusque sur les malléoles, toutes les saillies
osseuses étant matelassées avec de l'ouate; la réduction est
alors opérée, l'extension et la contre-extension sont maintenues pendant toute la durée de l'application de l'appareil.

Alors, tandis qu'un aide placé en face du chirurgien
saisit les chefs internes de la compresse longuette la plus
inférieure, le chirurgien qui se tient toujours au côté externe du membre saisit le chef externe de cette compresse,
exerce sur lui une légère traction pour la tendre suffisamment et l'applique autour de la jambe un peu au-dessus
de la fracture et obliquement en haut et en dedans; main-

tenant, avec deux doigts de la main gauche, l'extrémité de ce chef contre la face interne de la jambe, il saisit le chef interne que lui présente l'aide et l'applique de façon à croiser l'autre obliquement vers le haut; il procède de même pour les trois longuettes suivantes. Ceci fait, passer à l'application des bandelettes dans les mêmes conditions que les compresses longuettes et en commençant par le bas. Leurs chefs trop longs sont repliés sur eux-mêmes en ayant soin de lisser les plis formés. Bien entrecroiser les bandelettes sur la ligne médiane.

Placer au-dessus du talon un gros tampon de coton ou *talonnière* pour empêcher la douleur produite dans le talon par la pression du plan sur lequel repose le membre.

Le chirurgien et l'aide prennent ensuite chacun une attelle, la placent verticalement contre la face correspondante de la jambe, la ramènent de là lentement vers le bord correspondant du drap fanon, comme une règle qu'on tourne sur une feuille de papier. Ils enroulent alors les attelles dans le drap et les ramènent de la même manière vers les côtés de la jambe, de manière qu'il existe entre l'attelle et le membre un intervalle suffisant pour placer les coussins. Les attelles enroulées dans le drap fanon sont placées de champ sur leur bord postérieur, de telle sorte que leur face soit inclinée en dehors, puis entre elles et le membre sont glissés les coussins en répartissant la balle d'après le volume du membre; le bord postérieur du coussin aminci est insinué en coin entre le drap fanon et le membre.

Étendre ensuite le troisième coussin sur le devant de la jambe, le recouvrir de son attelle; fixer le tout avec des lacs en commençant par celui du milieu sans trop serrer et en disposant les boucles sur le côté externe.

Soutenir le pied à angle droit par une compresse longuette qui, passant sous la plante, entrecroise ses chefs sur le dos du pied. Ceux-ci sont fixés à la face externe des attelles, sur le drap fanon, jamais sur le coussin. On peut encore soutenir le pied en cousant ensemble, au-dessous de la plante, les extrémités des deux coussins latéraux.

Gouttières. — Les gouttières sont des appareils de forme demi-cylindrique destinés à contenir les membres dont ils embrassent en général la demi-circonférence.

On en fabrique en zinc, en carton, en gutta-percha, mais les plus usitées sont les gouttières en toile métallique. Elles sont construites à l'avance et s'adaptent à la forme des membres.

Les grandes gouttières destinées à immobiliser simultanément les membres inférieurs, le bassin ou le tronc, sont préparées et garnies à l'avance d'un matelas inférieur (gouttière de Bonnet).

Garnir une gouttière. — Pour cela disposer à son intérieur et dans toute sa longueur une épaisse couche d'ouate. Recouvrir celle-ci d'un tissu imperméable dont les bords sont repliés extérieurement sur ceux de la gouttière et fixés de distance en distance au moyen de fil. Éviter de piquer l'ouate en forme de matelas, opération inutile qui lui fait perdre son élasticité. Glisser la gouttière sous le membre malade, combler les vides avec du coton. A la jambe, ne pas oublier la talonnière au-dessus du talon. Rapprocher les bords de la gouttière au moyen de lacs qui y sont fixés.

Appareils solidifiables. — Les plus employés de ces appareils sont les appareils plâtrés et silicatés.

Appareils plâtrés. — Les appareils plâtrés sont appliqués par le chirurgien. L'infirmier doit cependant préparer le membre et les objets nécessaires. Près du lit du malade, étaler par terre en forme de tapis un grand drap et au-dessus de lui une table également recouverte d'un drap. Sur celle-ci, disposer sans l'ouvrir une boîte de plâtre dit *plâtre de Paris*, une cuvette, un verre à boire, de l'eau tiède, des bandes, des feuilles de tarlatane à raison de huit épaisseurs de tarlatane pour le membre supérieur, de seize pour le membre inférieur, du fil et des aiguilles. Garnir le lit d'une alèze, raser le membre et l'enduire

d'un corps gras afin d'empêcher l'adhérence du plâtre aux
téguments et d'éviter ainsi des douleurs au patient lors de
l'enlèvement de l'appareil.

La solidification a lieu en huit ou quinze minutes;
la dessiccation ne se fait qu'en vingt-quatre heures.

L'enlèvement de l'appareil se fait au moyen de cisailles
fortes. Il est bon d'huiler les mors de l'instrument. On
engage les cisailles à une extrémité de l'appareil, on continue la section jusqu'à l'autre, en évitant de la faire
passer sur un point où un os est sous-jacent à la peau. Un
aide relève au fur et à mesure les bords de l'incision en
les tendant.

Appareils silicatés. — Également appliqués par le chirurgien.

Disposer à portée, sur une table garnie, le silicate de
potasse, dans un bain-marie, des bandes de toile et de tarlatane, de l'ouate ordinaire pour envelopper le membre
sous le bandage, des attelles flexibles en carton ou en
toile métallique. Les bandes sont imprégnées de silicate,
exprimées pour les débarrasser de leur excédent, puis appliquées sur un bandage roulé. Mettre au-dessous du
membre pendant la dessiccation de l'appareil un linge
savonné. La solidification s'effectue en sept ou huit heures
et la dessiccation en vingt-quatre heures.

CHAPITRE II.

FIÈVRE INTERMITTENTE ET ÉPILEPSIE.

SECTION I.

SOINS QUE L'INFIRMIER PEUT DONNER EN L'ABSENCE DU MÉDECIN AUX MALADES ATTEINTS DE FIÈVRE INTERMITTENTE.

Les accès de fièvre intermittente s'observent surtout dans les pays intertropicaux.

Un accès se divise en trois périodes :

Première période, frisson ;

Deuxième période, chaleur ;

Troisième période, sueur.

Le frisson est marqué par une sensation de froid général, la chair de poule, la pâleur, le tremblement.

La chaleur, par de la rougeur de la peau, de l'agitation, une soif ardente.

La sueur est très abondante en général.

La durée de l'accès varie de quatre à huit heures ; il est accompagné de mal de tête, de courbature.

La température monte parfois à 40 degrés et au delà.

Ces accès peuvent apparaître tous les jours, tous les deux jours, tous les trois jours, etc.

Dans certaines circonstances, ils affectent une gravité toute spéciale et prennent une forme dite *pernicieuse*.

Traitement. — Pendant la période de frisson, couvrir le malade, l'entourer de bouteilles d'eau chaude, lui administrer une infusion chaude de thé.

Pendant la période de chaleur, empêcher le malade de se refroidir, lui appliquer en cas de délire des sinapismes aux bras et aux jambes.

Pendant la période de sueur, réchauffer le malade comme à la période de frisson.

La fièvre tombée, administrer 1 gramme de sulfate de quinine dans du pain azyme.

Il est bon de prendre le matin, lorsque l'on fait partie d'une corvée pénible opérant à terre en pays à fièvre, 15 centigrammes de quinine à titre préventif.

SECTION II.

PREMIERS SOINS À DONNER À UN MALADE ATTEINT D'UNE ATTAQUE D'ÉPILEPSIE.

L'accès de l'épilepsie se caractérise de la façon suivante : Le malade pousse un cri et tombe là où il est, n'importe où; sa face est pâle, il perd connaissance et toute sensibilité. Le corps est d'abord raide, la tête renversée en arrière, la respiration pénible, le pouce appliqué dans le creux de la main. A cet état de raideur qui peut durer quelques minutes succèdent les convulsions, caractérisées par des mouvements désordonnés des membres, du tronc et de la face; celle-ci est rouge ou violette. Les convulsions diminuent peu à peu, la respiration devient plus facile, moins bruyante; le malade ronfle, a de l'écume à la bouche, cette écume est quelquefois sanglante s'il s'est mordu la langue pendant les convulsions. Enfin survient du délire ou un sommeil plus ou moins profond. Quand le malade se réveille, il ne conserve aucun souvenir de ce qui s'est passé.

Le traitement pendant l'accès est des plus simples : empêcher le malade de se blesser en se heurtant contre l'angle d'un meuble, le fer du lit, etc. Défaire ses vêtements et le coucher si possible. Dans un hôpital, prévenir immédiatement le médecin de garde.

CHAPITRE III.

APPAREILS DIVERS.

Les principaux appareils que l'infirmier-major doit connaître sont :

L'appareil Potain, la seringue de Roux, la seringue hypodermique.

Appareil Potain. — Il se compose de :

Une pompe aspirante;

Un tube en tissu;

Un bouchon en caoutchouc pouvant s'adapter sur un litre ordinaire et laissant passer un tube en Y dont les deux branches divergentes sont munies d'un robinet et dont la portion verticale est divisée en deux parties;

Un tube en caoutchouc à index en verre;

Une série de trocarts et d'aiguilles numérotées proportionnellement à leur diamètre.

Pour se servir de l'appareil, relier le trocart ou l'aiguille au flacon par le tube à index. Réunir celui-ci au corps de pompe par le tube en tissu. Fermer le robinet du bouchon correspondant au tube à index en verre, ouvrir celui du côté de la pompe, faire le vide dans la bouteille par des mouvements de va-et-vient réitérés du piston, puis fermer son robinet. Plonger le trocart muni d'un petit ajutage dout le robinet est fermé dans un récipient contenant de l'eau bouillie, fixer l'extrémité libre du tube à index sur l'embout latéral de cet ajutage, retirer ensuite le poinçon qui présente vers son extrémité un renflement destiné à déterminer son arrêt dès qu'il a dépassé le robinet de l'ajutage. Ouvrir le robinet de l'ajutage en le mettant en travers et celui situé sur le tube correspondant du bouchon. Le liquide doit arriver dans le récipient.

Seringue de Roux. — D'une contenance de 20 centimètres cubes, elle se compose d'un corps de pompe en verre encastré dans deux ajutages métalliques, d'un piston en caoutchouc allié à double contact, d'un tube en caoutchouc de 10 centimètres de long qui se fixe d'un côté sur l'embout inférieur de la seringue et porte à son autre extrémité une aiguille de 4 à 5 centimètres de longueur.

Pour stériliser cet instrument, aspirer de l'eau dans la seringue jusqu'à ce que le piston arrive au milieu de sa course, dévisser le couvercle, plonger l'instrument dans un récipient rempli d'eau qu'on porte à l'ébullition pendant 10 minutes. Après l'ébullition, revisser le couvercle et vider la seringue.

Le caoutchouc du piston se change en dévissant son contact inférieur.

Seringue hypodermique. — D'une contenance de 1 et 2 centimètres cubes. Pour la stériliser, faire bouillir le tout ou le maintenir dans une solution phéniquée forte. Les aiguilles en acier et en argent sont nettoyées au chloroforme, y passer un fil d'argent pour les maintenir perméables; elles sont stérilisées par l'ébullition, celles en platine iridié peuvent être flambées.

CHAPITRE IV.

MASSAGE.

On désigne sous ce nom un ensemble de manipulations exécutées comme moyens de traitement sur un membre ou le corps tout entier.

Suivant que le massage s'exerce sur une partie du corps ou sur le corps tout entier, on distingue le massage : le massage local et le massage général.

Avant le massage. — Le masseur se lave les mains à l'eau et au savon, a les ongles courts, d'une propreté irréprochable, ne doit avoir ni plaie, ni écorchure. Il retrousse ses manches jusqu'au coude, nettoie à l'eau savonneuse tiède la région à masser et la rase s'il y a lieu; il enduit celle-ci et ses mains d'un corps gras quelconque (vaseline, huile, alcoolé de savon, mélange d'alcool, de glycérine, etc.).

La région sur laquelle doit s'exercer le massage repose sur un corps dur. Si le malade est couché, glisser entre le lit et lui, une planche recouverte d'un drap ou d'une toile cirée, et au-dessus de celle-ci un coussin rempli de sable enveloppé d'une pièce de linge que l'on change pour chaque malade; à défaut de coussin de sable, utiliser un drap de lit roulé en coussin.

Si le malade n'est pas couché, faire reposer le membre sur une table, sur les jambes du masseur, etc.

Pendant le massage. — Fixer l'attention de l'opéré en liant conversation avec lui, lui demander de temps en temps s'il souffre; éviter de provoquer de la douleur en procédant progressivement, méthodiquement, en habituant pour ainsi dire le malade.

Le massage doit se faire dans un local chaud de 20 à 25 degrés, les mains du masseur chaudes, lavées à l'eau tiède s'il le faut pour éviter au malade toute sensation désagréable.

Enlever tout lien constricteur pouvant gêner la circulation de la région; desserrer la ceinture du pantalon, enlever les jarretières, etc.

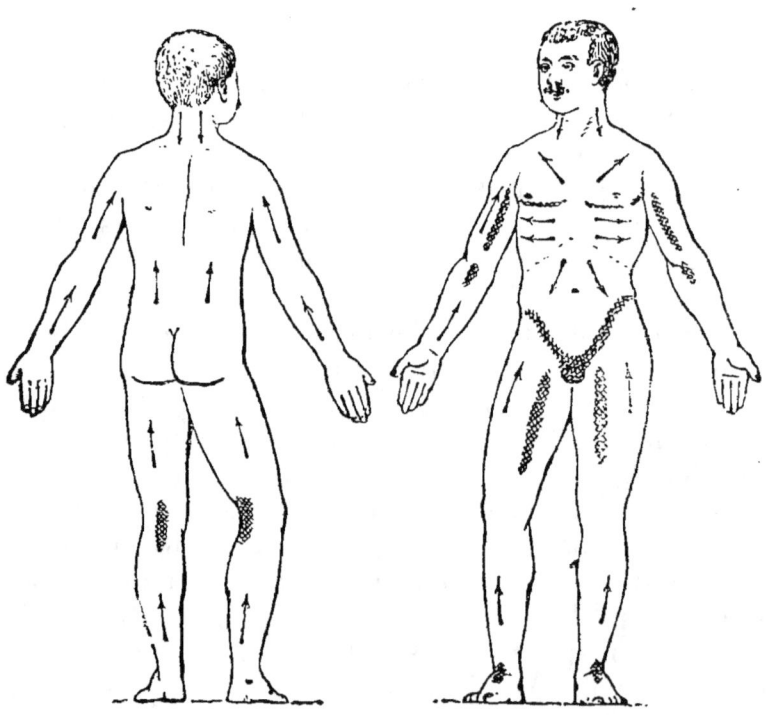

────────➤── Directions suivant lesquelles doit se pratiquer le massage.

▨▨▨ Régions dans lesquelles on ne doit pas pratiquer de hachures ni de tapotements.

Après le massage. — Essuyer doucement la région pour la débarrasser du corps lubrifiant, laver à l'alcool camphré et la recouvrir, si le médecin l'indique, d'un pansement ouaté.

PRINCIPALES MANOEUVRES DU MASSAGE.

Ces manœuvres comprennent :

L'effleurage ;
Les pressions ;
Le pétrissage ;
Le pincement ;
Le tapotement ;
Les hachures.

Toutes ces manœuvres se font dans le sens du courant veineux, c'est-à-dire, dans les membres des extrémités vers la racine, à la nuque de haut en bas.

Effleurage. — Consiste en une friction très légère, un frolement avec le plat de la main, caressant pour ainsi dire la peau dans un sens centripète. L'effleurage insensibilise les plans superficiels et prépare la peau à des manœuvres plus énergiques.

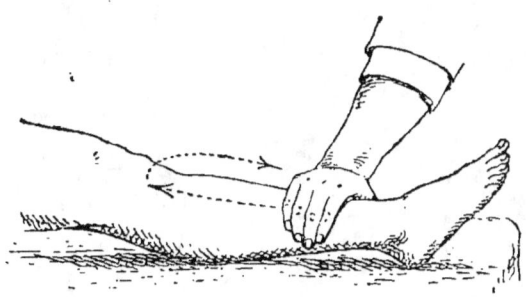

L'effleurage.

Pressions. — Elles constituent la manœuvre principale du massage. Elles ont pour but de chasser les liquides épanchés sous la peau ou plus profondément. La manœuvre s'exécute comme pour l'effleurage, toutefois la main appuie plus vigoureusement. Suivant l'étendue ou

la configuration de la région, la main et les doigts sont disposés de façons différentes.

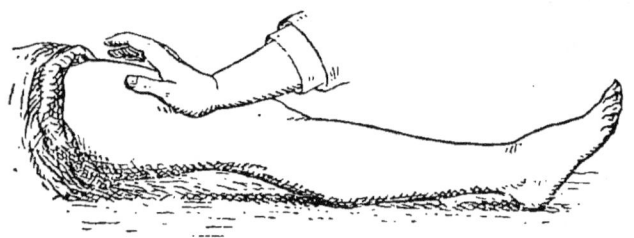

Pressions avec le talon de la main.

Les pressions peuvent se faire avec le plat des pouces
(suivre le trajet indiqué d'un nerf dans une névralgie);
avec le talon de la main (surface large, musclée : face an-

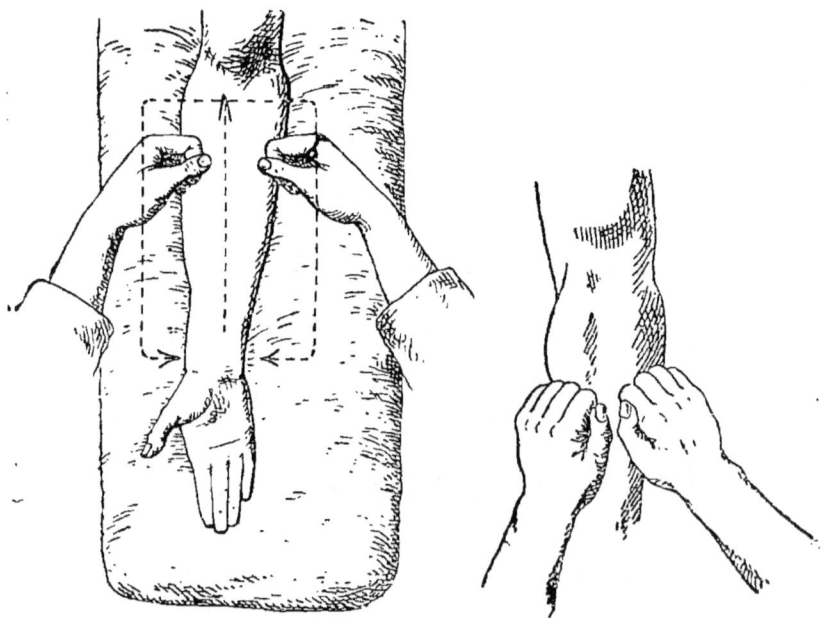

Pressions avec le plat du pouce.   Pressions en herse.

térieure de la cuisse, épaule); avec le poing fermé, en
peigne, en herse (sur des masses musculaires plus consi-
dérables : fesses, face postérieure de la cuisse).

Marin infirmier.   6

Pétrissage. — Il consiste à saisir entre les deux mains, entre le pouce et les quatre derniers doigts, les masses musculaires et à exercer des pressions en comprimant comme si on voulait exprimer une éponge qui s'imbiberait sans cesse.

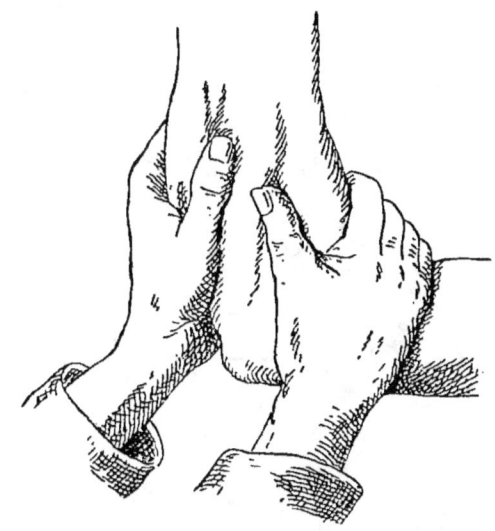

Le pétrissage.

Pincement. — C'est le pétrissage pratiqué en saisissant entre le pouce et l'index la partie sur laquelle on exerce une sorte d'écrasement.

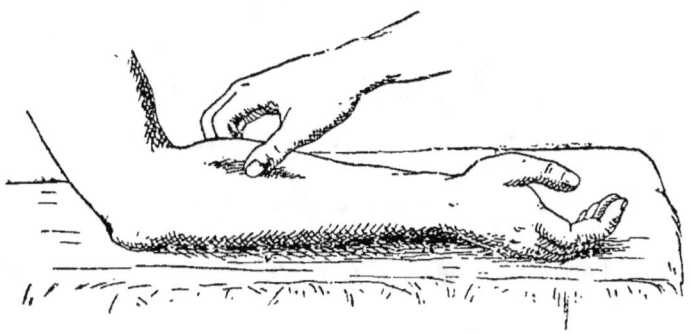

Pincement.

Tapotement. — C'est une série de chocs plus ou moins forts produits au moyen de mouvements de flexion et d'extension de la main sur le poignet, la main tapant à plat, ou au moyen d'instruments appropriés (boules de bois ou de caoutchouc montées sur un manche un peu long et flexible).

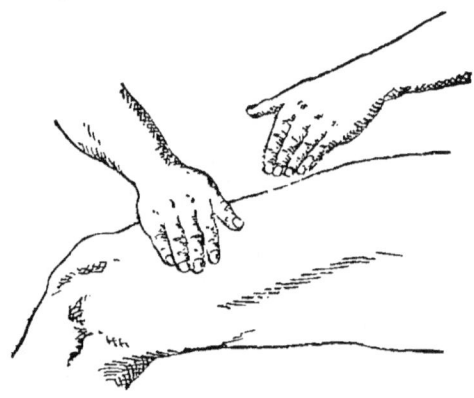

Le tapotement.

Hachures. — Elles se font avec le tranchant de la main qui frappe, d'un mouvement analogue à celui d'un cou-

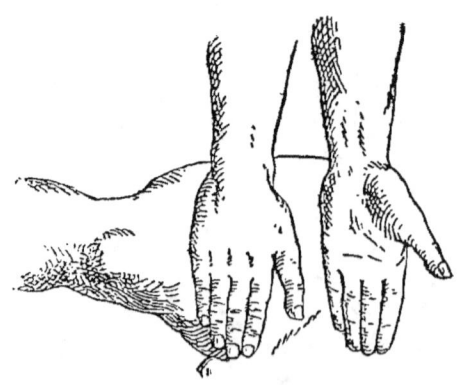

Les hachures.

teau hachant de la viande, une série de coups rapprochés et rapides.

Le tapotement et les hachures sont des mouvements qui

6.

doivent se passer dans l'articulation du poignet, l'avant-bras restant immobile.

Dans les régions où les os sont à fleur de peau, ces mouvements sont faits avec modération.

Durée du massage. — Elle est variable de dix minutes à une heure, suivant les indications du médecin. S'il se produit, pendant les premières séances, de petites ecchymoses, ne pas s'en inquiéter, elles disparaissent d'elles-mêmes. Agir prudemment chez les vieillards dont les vaisseaux sanguins sont souvent friables.

Durée des pressions : dix minutes à un quart d'heure; durée des hachures et du tapotement : une à deux minutes.

Nombre de séances par jour. — Dans certaines affections, entorses, fractures, faire deux séances par jour; elles ont l'avantage de faire diminuer rapidement la douleur.

Mouvements complémentaires au massage. — Ces mouvements sont prescrits par le médecin dans le but de faire travailler muscles et articulations.

Ils sont passifs quand, le malade restant immobile, ils sont provoqués par les mains du masseur.

Ils sont actifs quand c'est le malade lui-même qui met en mouvement ses articulations suivant le sens indiqué par le masseur.

Les mouvements actifs sont libres quand ils sont exécutés sans aucune résistance.

Ils sont contrariés quand le masseur résiste au malade en s'opposant dans une certaine mesure à l'exécution du mouvement commandé, sans jamais entrer en lutte avec le malade.

Le sens de ces mouvements dépend du type des articulations. Ces types peuvent être ramenés à deux principaux :

Les articulations en charnière;

Les articulations en pomme de canne.

Les articulations en charnière (coude, genou) permettent seulement des mouvements de flexion et d'extension.

Les articulations en pomme de canne sont disposées comme la pomme d'une canne dans la main de celui qui la porte; le segment à pomme peut se mouvoir dans tous les sens et décrire un mouvement en cône ou de circumduction (hanche, poignet, épaule).

Il est bon que le masseur se rende compte sur lui-même de ces mouvements et ne les exécute que sur prescription du médecin.

Exécution des mouvements passifs. — Maintenir solidement appliquée sur un plan résistant la partie située au-dessus de l'articulation à mouvoir en pressant de haut en bas avec l'une des mains sur la région à immobiliser; de l'autre main, saisir fermement le membre au-dessous de la jointure et exécuter les mouvements nécessaires.

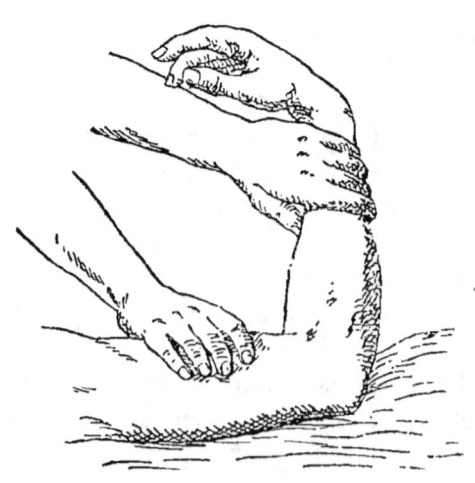

Mouvement passif.

Exécution des mouvements actifs libres. — C'est le malade lui-même, sans aucune aide, qui les exécute d'après les mouvements propres à chaque articulation.

Exécution des mouvements actifs contrariés. — Le masseur saisit le segment du membre situé au-dessous de l'articulation et invite le malade à exécuter un mouvement actif libre. Dès qu'il commence à l'exécuter, le masseur lui résiste de façon à contrarier le mouvement.

Indications du massage. — Les diverses manœuvres du massage ne sont exécutées que sur prescription médicale dans le traitement des entorses, des raideurs articulaires, des fractures, des contusions, des atrophies musculaires et de la constipation.

Les manœuvres de massage dans ce dernier cas commencent un peu au-dessus de l'aine droite, passent au-dessus du nombril et redescendent jusqu'au-dessus de l'aine gauche, décrivant ainsi un U renversé. Commencer par des effleurages, des pressions légères, continuer par le pétrissage pour broyer les matières fécales dans le gros intestin, les mobiliser et les chasser dans le sens de leur cours naturel. Pour ce massage, le malade est couché sur le dos, les cuisses en demi-flexion ; on lui recommande de ne pas se raidir, de respirer largement la bouche ouverte. Le nombre et la durée des séances sont indiqués par le médecin.

Massage général. — Il consiste à masser tout le corps par les différentes manipulations indiquées plus haut, en s'abstenant de tapoter et de hacher aux endroits dangereux.

On le pratique le sujet complètement nu, protégé du froid par une couverture, couché alternativement sur le dos et sur le ventre ; agir successivement sur les jambes, les cuisses, les avant-bras, les bras, le thorax et le ventre, en exécutant sur chacune de ces parties les opérations suivantes : friction de la peau sèche avec la main ou mieux avec un gant de crin jusqu'à ce que la peau devienne rouge. Désinfecter le gant en le plongeant dans l'eau bouillante avant de s'en servir pour un autre malade. Exécuter ensuite les pressions, le pétrissage, les tapotements, les hachures et des mouvements passifs de toutes les articulations.

Durée de la séance : une demi-heure environ.

REMARQUE IMPORTANTE. — Le masseur doit s'abstenir de tapoter et de hacher, en raison de la présence de gros vaisseaux, dans les régions suivantes :

Pli du coude;

Face interne du bras;

Creux du jarret;

Face interne de la cuisse;

Pli de l'aine;

Face latérale du cou.

CHAPITRE V.

PROPHYLAXIE DES MALADIES CONTAGIEUSES.

Toutes les maladies infectieuses ou contagieuses se transmettent par les microbes.

La contagion s'effectue *directement* du malade à l'homme sain, ou *indirectement* par l'intermédiaire des poussières, des insectes, par des objets souillés, par du linge imprégné de produits virulents, enfin par l'ingestion d'aliments contaminés.

La prophylaxie des maladies contagieuses a pour but de soustraire les sujets sains à la contagion.

On doit à cet effet :

1° Isoler les malades contagieux ;

2° Empêcher la diffusion des microbes ;

3° Pratiquer la destruction de ces agents pathogènes.

I. Isolement des malades contagieux.

L'isolement des malades doit être effectif, c'est-à-dire qu'on doit interdire tout contact avec les personnes en santé.

Les infirmiers appelés à donner leurs soins aux contagieux doivent user de précautions minutieuses pour éviter de transporter, hors du local isolé, les germes des maladies infectieuses.

Ils devront, dans ce but, se vêtir de blouses et se munir de pantoufles qu'ils devront laisser dans le local contaminé. Ces vêtements ne devront être remis au service courant qu'après désinfection.

Avant de reprendre contact avec le personnel en santé, les infirmiers qui auront approché les contagieux devront se savonner soigneusement les mains, se brosser les ongles, se laver les cheveux, la figure et la barbe au moyen d'une solution de thymo-formol.

Ils ne devront jamais prendre leur repas dans les locaux affectés aux malades.

Les objets, ustensiles de plat, linge, etc., souillés de produits morbides doivent être l'objet d'une désinfection rigoureuse avant d'être remis en service.

La literie sera passée à l'étuve et le linge sera lessivé.

Maladies contagieuses, en cours de traversée. — Les malades atteints de maladies infectieuses déclarées en cours de route (choléra, fièvre jaune, peste, etc.) sont immédiatement isolés du reste des malades dans des locaux particuliers ou dans des postes en toile, spécialement aménagés et situés en dehors de l'infirmerie. Ces locaux devront être bien aérés, désignés par le commandant, sur la proposition du médecin-major.

Les postes d'isolement de malades contagieux sont consignés à tout l'équipage, afin d'éviter la propagation de la maladie parmi le personnel embarqué et sa dissémination dans les escales.

Des infirmiers spéciaux sont attachés aux isolés.

II. Mesures à prendre pour empêcher la diffusion des microbes.

Les microbes se transmettent :

Soit par l'intermédiaire des sujets sains ayant été en contact avec les malades (mains ou vêtements souillés de déjections cholériques);

Soit par les porteurs de germes (convalescents de fièvre typhoïde, de diphtérie, de méningite cérébro-spinale);

Soit par les objets contaminés chargés de produits virulents tels que verres, gobelets communs, robinets de fontaines, etc., imbibés de salive provenant de sujets atteints de scarlatine, d'oreillons, de méningite cérébro-spinale, de diphtérie, etc.;

Soit par les insectes piqueurs et suceurs tels que les poux qui transmettent le typhus exanthématique, les moustiques qui inoculent la fièvre jaune, etc., les puces qui donnent la peste, etc.;

Soit par les mouches qui peuvent transporter les produits contagieux provenant de malades sur les aliments et principalement dans le lait (choléra, fièvre typhoïde);

Soit par les poussières ou par les objets chargés de crachats desséchés (tuberculose).

Dans le but de s'opposer à la diffusion des germes ainsi transportés, on prendra, dans chaque cas particulier, les mesures utiles et prescrites par le médecin-major.

III. Mesures relatives à la destruction des germes.

La destruction des microbes ou des germes constitue la désinfection. Cependant, ces microbes étant souvent transportés par les insectes, il est nécessaire de procéder également à la destruction de ces agents qui disséminent la maladie.

Les insectes eux-mêmes porteurs des germes infectieux s'abritent quelquefois dans la fourrure des rongeurs; les rats contribuent à répandre la peste par les puces dont ils sont porteurs.

Les mêmes moyens ne sont pas également efficaces pour détruire les microbes et les insectes.

C'est ainsi que le formol et les vapeurs de formaldéhyde qui agissent d'une façon très nette sur les microbes, sont sans action sur les insectes.

Par contre, les vapeurs sulfureuses qui tuent tous les insectes n'ont que peu d'influence sur certaines catégories de microbes.

La chaleur sèche et surtout la chaleur humide ont une action très active sur les microbes et les insectes, mais l'emploi de ces moyens est limité au traitement des objets non susceptibles d'être détériorés par une haute température.

De ces indications résultent trois opérations sanitaires bien distinctes :

A. La désinfection.

B. La destruction des insectes.

C. La dératisation (destruction des rongeurs).

A. Désinfection.

La désinfection peut avoir deux objets distincts :

1° La destruction des germes déposés à la surface des objets (sur les murs, planchers des locaux, sur les meubles et objets de toute nature non susceptibles d'être contaminés en épaisseur). Cette opération est la *désinfection en surface;*

1° La destruction des germes ayant pénétré dans l'intérieur des objets offrant une certaine épaisseur (objets de literie, vêtements épais, linge, etc.). Cette opération constitue la *désinfection en profondeur.*

1° Désinfection en surface.

Celle-ci s'applique aux locaux, qu'ils soient vides ou garnis. Elle peut être totale et embrasser tout un corps de bâtiment, un navire entier, ou partielle et être limitée à une pièce, une cabine, un réduit quelconque.

La *désinfection* radicale des locaux, c'est-à-dire l'opération donnant toute garantie que les germes pathogènes seront anéantis à coup sûr, est obtenue par production d'aldéhyde formique gazeuse, en employant soit la combustion du trioxyméthylène, soit l'évaporation d'une solution commerciale d'aldéhyde formique à 40 p. 100 dite *formol.*

L'action de l'aldéhyde formique est notablement accrue par l'augmentation de la température du milieu où s'exerce cette action. Il est admis qu'au-dessous de 10 degrés centigrades la formaldéhyde gazeuse agit beaucoup moins. On fera donc en sorte de ne désinfecter qu'au-dessus de cette température ou d'élever artificiellement la température des locaux à désinfecter pendant la durée du contact.

Préparation des locaux à désinfecter. — Pour conserver dans le lieu que l'on désinfecte, le gaz désinfectant à la concentration voulue après sa production, il est indispensable de supprimer toutes les causes de communications avec l'extérieur.

On obtient ce résultat en obturant tous les orifices communiquant avec l'extérieur, notamment en collant du papier sur les interstices des portes, fenêtres, cheminées, bouches d'air ou de chaleur, etc.

Le plus souvent des bandes de journaux ou d'autre papier, appliquées avec une colle de pâte *très légère*, conviennent parfaitement; dans d'autres cas, les services auront à se munir de bandes gommées en rouleaux de 5o mètres adhérant par simple mouillage et se décollant ensuite facilement sans exiger de grattage.

On fera le cubage du local à désinfecter, on étendra les objets sur des chaises ou des chevalets de façon à présenter le plus possible leurs surfaces à l'action du gaz désinfectant.

On ouvrira les tiroirs des meubles. On laissera les tableaux et glaces en place; on écartera les tentures des murs pour faciliter la pénétration des vapeurs.

La durée de contact écoulée, — et il n'y a aucun inconvénient à prolonger cette durée, quand on le peut, — on aère largement et on procède au besoin à la neutralisation de l'aldéhyde formique au moyen de l'ammoniaque.

Des instructions suivent en fin du présent chapitre en ce qui concerne la désinfection des locaux dont il est impossible d'obtenir une fermeture même approximative.

Fumigators Gonin. — Les fumigators Gonin sont des cartouches formées d'une mince enveloppe de cuivre contenant du trioxyméthylène et entourées d'une pâte combustible qui, une fois allumée, brûle lentement, sans flamme, et porte le trioxyméthylène à la température nécessaire pour la volatilisation.

Les cartouches n° 3 renferment 56 grammes de trioxyméthylène et correspondent à un espace de 15 mètres cubes.

Les cartouches n° 4 renferment 75 grammes et correspondent à un cubage de 20 mètres cubes.

Mode d'emploi. — On calcule le cubage de la pièce à désinfecter et on utilise autant de fumigators qu'il y a de fois 20 mètres cubes; pour les fractions supplémentaires on prend des fumigators n° 3.

Pour préparer le local à désinfecter, on ferme toutes les issues, on ouvre tous les placards, armoires, tiroirs, etc. et on dispose tous les objets de façon qu'ils offrent le plus de surface possible à l'action des vapeurs bactéricides. Rien de ce qui a pu être contaminé ne doit être retiré de la pièce (meubles, tentures, linge, etc.).

Le fumigator est placé sur une surface métallique et on l'allume en maintenant la couronne teintée en rouge qui limite le bord supérieur de la pâte, au-dessus d'une flamme quelconque. (Cette partie teintée doit être placée en haut.)

On pose enfin le fumigator allumé sur une plaque de métal.

Il est nécessaire de disperser le plus possible les fumigators dans le local à désinfecter.

Une surveillance est nécessaire en raison des chances d'incendie.

Après avoir soigneusement fermé la porte du local à désinfecter, on maintient le contact pendant une durée minima de *sept heures* après lesquelles on peut pénétrer et aérer.

Si l'odeur de formol persistait et devenait gênante, il suffirait de porter à l'ébullition, dans le local en question 1/3 de litre d'ammoniaque à 22 degrés, en ayant soin de tenir les fenêtres et les portes fermées.

Il est nécessaire que la température du local à désinfecter soit d'au moins 10 degrés, les vapeurs de formaldéhyde étant sans action au-dessous de cette température.

Los fumigators doivent être tenus à l'abri de l'humidité qui en empêcherait la combustion ; la non-combustion d'un seul fumigator rendrait la désinfection incertaine.

Volatilisateur Guasco, série IV. — Cet appareil opère d'un point extérieur au local à désinfecter. Il comprend une pompe à air, un récipient à liquide et un jet spécial permettant le mélange intime du liquide antiseptique et de l'air sous pression de trois atmosphères.

Le local une fois clos et l'appareil chargé, on introduit par le trou de la serrure le bec métallique qui termine le jet, en tournant vers le plafond la fine ouverture ménagée dans ce bec, et on manœuvre la pompe.

Il se produit alors un brouillard qui, véhiculé par l'air sous pression, se répand dans le local. Pour cet appareil, comme pour le précédent, si la pièce à désinfecter a de très grandes dimensions et plus de 10 à 12 mètres de longueur, il est recommandable d'opérer de deux ouvertures différentes, opposées si possible.

On volatilise la solution commerciale d'aldéhyde formique 40 p. 100 à raison de 12 centimètres cubes par mètre cube.

Durée de contact : huit heures.

Cet appareil est utile pour la désinfection des locaux encombrés. Il exclut tous risques d'incendie. Il est délivré aux bâtiments faisant campagne ainsi qu'aux navires amiraux qui auront la faculté d'en disposer dans chaque division pour les mesures partielles de désinfection exigées par les circonstances.

DÉSINFECTION EN SURFACE DE CERTAINS LOCAUX OUVERTS.

Pour les locaux ouverts, tels que certains magasins, hangars, etc., dont il n'est pas possible d'assurer une fermeture suffisante pour permettre la désinfection par la production d'aldéhyde formique gazeuse, suivant un des procédés décrits précédemment, on aura recours à la pulvérisation.

On emploiera la pulvérisation non seulement pour les murs et les plafonds, mais aussi pour les meubles, en ayant soin de se servir d'appareils à pompe d'une puissance suffisante (Geneste-Herscher, Le Blanc, Dehaître).

Le jet doit être promené méthodiquemant de haut en bas sur les murs et d'assez près, en passant deux fois à deux minutes d'intervalle. Se bien rappeler que la partie inférieure des murs est toujours la plus souillée.

Le liquide à pulvériser mérite une attention toute spéciale. Il paraît en effet établi que la pulvérisation de sublimé acide à 1 p. 1000 est peu efficace à l'égard des germes pathogènes. Ce produit n'est d'ailleurs pas sans danger pour l'opérateur et altère les objets en métal.

Les pulvérisations de solutions phéniquées à 5 p. 100 ne permettent pas de compter sur un meilleur résultat.

Par contre, les pulvérisations de solution de formol contenant 976 centimètres cubes d'eau et 24 centimètres cubes de formol à 4 p. 100 du commerce fournit une stérilisation offrant toute garantie, sauf en ce qui concerne les germes sporulés.

Il est important de bien mouiller les parois à désinfecter, d'opérer de très près et de clore ensuite, autant que possible, pendant vingt-quatre heures. On pratiquera le lendemain une large aération et pour désodoriser on pourra utiliser des pulvérisations d'une solution d'ammoniaque.

La solution de formol pulvérisée sur les murs et objets assure, en somme, la désinfection sans occasionner de sérieux inconvénients, mais ce moyen est évidemment limité aux locaux qu'on ne pourra pas fermer pour une cause quelconque.

Il est à retenir que le fer, l'acier et le cuivre, qui ne souffrent pas de l'exposition à l'aldéhyde formique gazeuse, sont influencés par la solution de formol, surtout quand elle n'est pas neutralisée; le bronze, le nickel et le zinc ne sont pas attaqués.

Cet antiseptique irrite les muqueuses oculaires et nasales, et nécessite pendant la durée de l'opération l'ouverture des portes et fenêtres; on veillera à ce que les gouttelettes n'atteignent pas les yeux pendant la désinfection du plafond.

Désodorisation. — La désodorisation des locaux envahis par les vapeurs d'aldéhyde formique peut se faire au moyen de l'évaporation ou de la volatilisation d'une solution d'ammoniaque à 25 p. 100.

Lavage. — Les lavages conviennent surtout aux surfaces dallées ou cimentées, aux planchers, aux murs peints et aux boiseries. On utilisera avec avantage le formol du commerce à 40 p. 100 d'aldéhyde formique à raison de 40 centimètres cubes pour un litre d'eau, le crésylol sodique à 4 p. 100, le chlorure de chaux fraîchement préparé à 2 p. 100, c'est-à-dire 20 grammes pour un litre d'eau, l'eau de Javel étendue au trentième.

La solution de sublimé au millième ne devra pas être mise en contact avec les métaux.

L'acide phénique à 25 p. 1000 sera employé à défaut d'autres produits plus actifs.

L'eau de mer électrolysée est employée à bord pour la désinfection des poulaines de l'équipage.

Enfin la solution de sulfate de fer à 50 p. 1000 est plutôt un désodorisant des bas-fonds et des locaux comprenant de la matière organique en putréfaction, qu'un germicide efficace.

L'huile de schiste sera réservée à l'aspersion des parois des fosses d'aisance dans le but de faire disparaître les larves et les mouches; on l'emploie à raison de 1 kilogramme par mètre carré de surface.

Badigeonnage. — Certains murs, parois, bas-fonds seront assainis par des badigeonnages au lait de chaux dans la proportion de 2 kilogrammes ds chaux fraîchement éteinte dans 5 litres d'eau.

Lessivage et savonnage. — Les alcalis caustiques comme la lessive ont un pouvoir germicide marqué, surtout quand ils sont employés chauds. Par ailleurs, les savons permettent de déterger les surfaces imprégnées de matières grasses ou d'huiles adhérentes.

Flambage. — Le flambage constitue un procédé peu pratique en raison des difficultés d'exécution et des détériorations; il sera réservé aux surfaces métalliques et particulièrement aux parois des citernes et caisses à eau. Il s'exécute au moyen de la lampe d'émailleur.

Chaleur sèche. — La chaleur sèche agit efficacement sur les surfaces contaminées. L'utilisation du four à bord peut à cet égard rendre de réels services.

2° Désinfection en profondeur.

Celle-ci s'applique aux objets de toute nature présentant une épaisseur suffisante pour que les germes pathogènes puissent les avoir pénétrés et y séjourner.

La désinfection en surface n'offre pas, quel que soit le procédé employé, une action en profondeur suffisante pour garantir la stérilisation complète des germes ainsi disséminés dans l'épaisseur des tissus, matelas, tentures, etc.

On notera cependant que, dans le cas où des vêtements, objets de toilette, d'habillement, etc., n'auront pas été souillés par des excréta liquides (pus, fèces, urines, crachats, etc.), il suffira de les étendre dans le local désinfecté en surface pour que leur désinfection soit effectuée du même coup. On a reconnu, en effet, que des tests bactériologiques et des crachats tuberculeux secs déposés dans des poches de vêtements exposés aux gaz de formaldéhyde d'un procédé en surface étaient parfaitement stérilisés. Toutefois, lorsqu'il y a doute sur les souillures qu'auraient pu subir les vêtements d'un malade contagieux, il ne faudra pas hésiter à les faire passer à l'étuve.

La désinfection en profondeur ne peut se faire qu'à l'étuve, soit par le procédé ancien de vapeur sous pression, soit par le nouveau procédé mixte de chaleur sèche ou humide avec dégagement simultané d'aldéhyde formique gazeuse.

Il y a lieu de considérer les cas où la désinfection en profondeur devra être pratiquée :

A bord ;

A terre, soit dans les lieux mêmes où est établi le poste sanitaire, soit dans les services éloignés de celui-ci.

Désinfection en profondeur à bord. — A bord des bâtiments il existe deux sortes d'étuves permettant d'assurer la désinfection en profondeur :

1° Les étuves à vapeur sous pression réservées aux bâtiments mis en chantier avant 1910 ;

2° Les étuves à formol à chauffage électrique à bord des bâtiments mis en chantier après le 1er janvier 1910.

Les étuves à vapeur ne permettent de traiter que les objets non susceptibles d'être détériorés par la chaleur tels que les cuirs, les fourrures, les caoutchoucs, les objets collés, vernis, etc.

Les étuves à formol, au contraire, peuvent recevoir toutes les catégories d'objets.

Étuve-autoclave. — Elle est réglementaire, à bord des bâtiments de la flotte mis en chantier avant le 1er janvier 1910 et se compose des organes suivants :

1° L'étuve proprement dite, constituée par un cylindre vertical d'acier ;

2° Un couvercle en tôle d'acier ;

3° Une crépine en tôle d'acier fixée sur quatre équerres à 20 centimètres au-dessus du fond de l'étuve ;

4° Un serpentin destiné à recevoir la vapeur, avec robinet d'arrivée (a) et robinet de retour (r).

5° Une soupape de sûreté (p) ;

6° Un manomètre (*m*), un tuyau de dégagement d'air (*e*) et un robinet de vidange de l'étuve à la mer (*v*).

Pour la faire fonctionner :

1° Ouvrir l'étuve et mettre de l'eau distillée jusqu'à 3 centimètres au-dessous de la crépine ;

2° Placer au-dessus de la crépine les objets à désinfecter ;

3° Fermer l'étuve ;

4° Ouvrir le robinet de dégagement d'air, ouvrir en grand le robinet d'arrivée de vapeur et graduellement le robinet de retour d'eau jusqu'à ce qu'elle soit à une température de 70 à 80 degrés ;

5° Dès que la vapeur s'est échappée pendant cinq minutes par le robinet d'air, le fermer. La pression monte lentement jusqu'à 1 kilogramme, puis rapidement jusqu'à 3 kilogrammes ;

6° Lorsque la pression a atteint 2 kilogrammes, fermer complètement les robinets d'arrivée de vapeur et de retour d'eau :

7° La désinfection commence au moment où le manomètre indique une pression de 0 kilogr. 500 ; on la prolonge pendant 20 minutes en maintenant la pression à 2 kilogrammes, c'est-à-dire 120 degrés. Puis, pour ramener la pression intérieure de l'étuve à la pression normale, on ouvre lentement le robinet de dégagement d'air (*e*). La vapeur s'en échappe directement au dehors. Il est de toute nécessité que ce robinet soit ouvert lentement afin d'éviter une détente brusque qui amènerait une condensation de vapeur et mouillerait les objets. Ce mouillage peut encore être évité si l'on met les objets à désinfecter dans un panier en treillis.

L'étuve peut elle-même assécher les objets. Il suffit, une fois la vapeur évacuée, d'ouvrir le robinet de vidange, de laisser écouler l'eau contenue dans l'étuve et de continuer à chauffer le serpentin. Elle peut, à la rigueur, servir d'étuve sèche. En effet, la vapeur qui circule dans le serpentin peut atteindre une pression de 3 kilogr. 600, c'est-à-dire 140 degrés.

Lorsque les objets sortent des étuves, ils sont dits désinfectés, stérilisés ou aseptisés, c'est-à-dire privés de tout germe. On évite soigneusement de les mettre en contact avec des objets contaminés, ou de les toucher avec les mains non désinfectées.

Étuve à formol à chauffage électrique. — L'étuve est constituée par une caisse métallique du poids de 350 kilogrammes mesurant 1ᵐ95 × 1ᵐ06 × 0ᵐ66, en forme d'armoire à doubles parois constituées par des panneaux en tôle d'acier.

L'intérieur de l'étuve est muni de deux crémaillères horizontales fixes destinées à recevoir les rouleaux de fer destinés à la suspension des objets et d'une claie d'isolement destinée à protéger les objets à désinfecter du contact du radiateur.

L'étanchéité est assurée par des lames de caoutchouc placées de champ dans les rainures et instantanément remplaçables.

Les vapeurs de formaldéhyde nécessaires à la désinfection peuvent être fournies soit par évaporation d'une solution de formol du commerce contenue dans une cuve de vaporisation, soit par la combustion d'un fumigator.

Fonctionnement. — On charge l'étuve du matériel à désinfecter, soit qu'on place la literie à cheval sur des tringles transversales, soit qu'on place du matériel sur la claie montée à hauteur voulue.

On procède ensuite différemment selon que l'on emploie la solution de formol ou le fumigator :

1° Fonctionnement de l'étuve au moyen de la solution de formol.

On verse un litre d'eau dans le saturateur, on visse le bouchon qui ferme l'ouverture du raccord à fumigator, puis la porte est hermétiquement close au moyen des boutons serrés.

On manœuvre le commutateur de façon à produire le chauffage. Dès que le thermomètre accuse 85 degrés, on

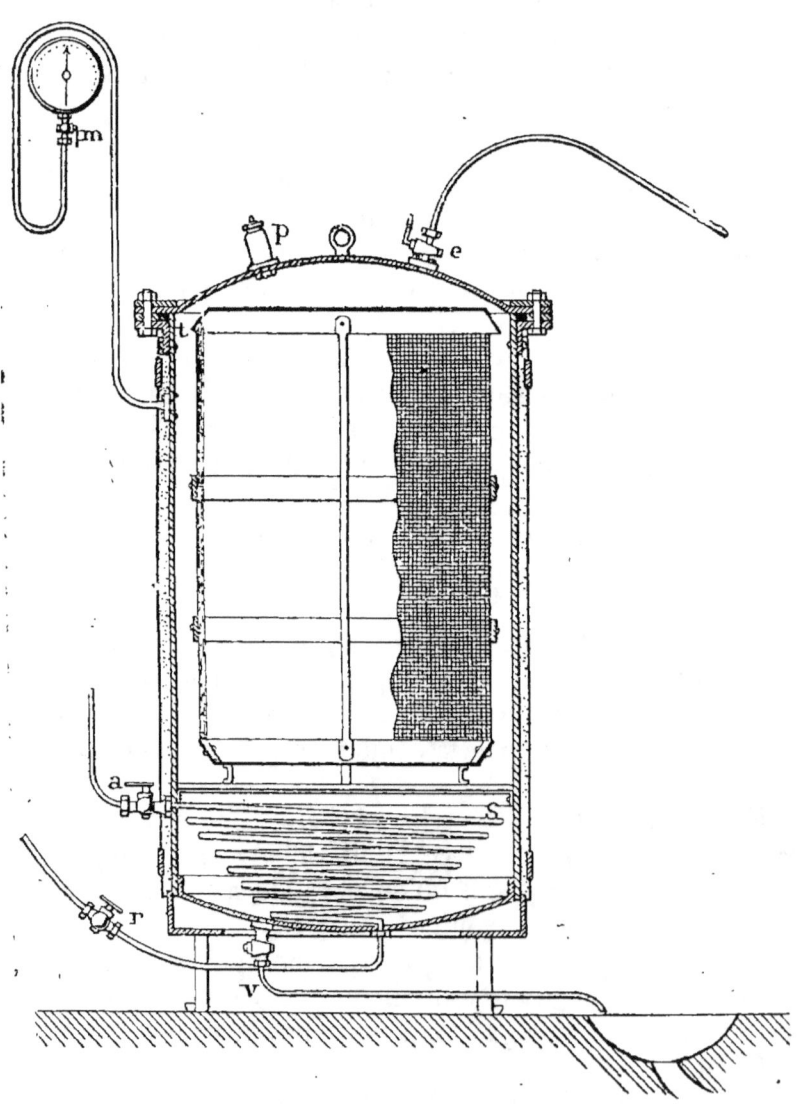

Étuve autoclave. (Coupe longitudinale.)

verse dans le saturateur 250 centimètres cubes de solution commerciale de formol à 40 p. 100, diluée dans 750 centimètres cubes d'eau ; la température est maintenue aux environs de 84 degrés pendant toute la durée de l'opération, qui est de deux heures.

2° Lorsqu'on opère au moyen du fumigator, après chargement de l'étuve, on verse deux litres d'eau dans le saturateur, on fixe un fumigator n° 4 et on ferme la porte de l'étuve. On manœuvre ensuite les commutateurs de façon à produire le chauffage.

Lorsque la température atteint 85 degrés, on allume le fumigator, on maintient la température pendant toute la durée de l'opération, qui est de deux heures.

Nota. — Le linge et les tissus souillés de sang, de pus, de déjections, etc., doivent, avant le passage à l'étuve, subir un trempage et un savonnage pour éviter que les taches ne soient fixées et rendues indélébiles. La même observation s'applique également aux étuves à vapeur et aux étuves à formol.

A défaut d'étuve, on peut stériliser les tissus par un trempage dans l'eau bouillante tenue à l'ébullition pendant vingt minutes.

Le lessivage constitue également un excellent moyen de désinfection.

Désinfection en profondeur à terre. — Dans les organisations sanitaires prévues pour les arrondissements maritimes existent des étuves plus importantes que celles utilisées à bord des bâtiments de la flotte.

Les infirmiers auront à se familiariser avec le fonctionnement des grandes étuves à vapeur et à formol comprenant deux parties bien séparées et communiquant avec le côté «infecté» et le côté «désinfecté» du local où s'opèrent les mesures d'assainissement.

Les étuves à formol présentent sur les étuves à vapeur des avantages marqués. Elles permettent de traiter tous les objets et tissus sans crainte de détérioration.

DÉSINFECTANTS.

On désigne sous le nom de désinfectants des produits chimiques qui ont la propriété de détruire les microbes.

Les principaux désinfectants adoptés dans la Marine sont :

Le Formol ou solution commerciale de formol à 40 p. 100.

Pour les lavages et trempages, on emploiera la solution de formol à raison de 2 à 5 p. 100 de la quantité d'eau nécessaire à l'opération. On utilise également cette solution pour les pulvérisations et vaporisations.

Le trioxyméthylène est une poudre qui, portée à une haute température, dégage des vapeurs d'aldéhyde formique. On l'utilise surtout sous forme de comprimés ou de pastilles de 1 gramme pour la désinfection des menus objets dans le *formolateur*.

Le chlorure de chaux est délayé peu à peu à raison de 100 grammes pour 1,200 grammes d'eau; la bouillie blanche résultant de ce mélange est filtrée au bout d'une heure et fournit un liquide verdâtre. Cette solution, étendue même de dix fois son poids d'eau, est très efficace pour la désinfection des matières fécales, des urinoirs et le lavage des surfaces.

Eau de Javel. — La solution d'eau de Javel diluée au 1/30ᵉ pourra être employée pour la désinfection des objets souillés et crachats des tuberculeux, en tenant compte de ce fait que le produit altère le linge et les couleurs.

Crésylol sodique. — C'est un composé à parties égales de crésylol officinal et de soude caustique liquide. Le mélange se fait dans un récipient en grès ou de métal, la réaction dégage beaucoup de chaleur et pourrait déterminer la rupture des récipients en verre. Ne s'emploie qu'à

l'état de solution à 1 p. 100 (faible) ou 4 p. 100 (forte).
Désinfecte et déterge les linges fortement souillés.

Acide phénique à solution faible à 25 p. 1000 ou forte
à 50 p. 1000, colorées, la première en jaune safran, la
seconde en rose.

Sublimé au millième, coloré en bleu.

Sulfate de cuivre, en solution à raison de 50 grammes
par litre.

Sulfate de fer, à raison de 50 p. 1000. Est plutôt un
désodorisant des bas-fonds qu'un désinfectant efficace. A
utiliser dans les grands lavages des locaux contenant des
matières en putréfaction.

Lait de chaux. — Fraîchement préparé avec un volume
de chaux éteinte et 4 volumes d'eau. On fait déliter de
la chaux de bonne qualité en l'arrosant petit à petit avec
la moitié de son poids d'eau. Quand la délitescence est
faite, on met la poudre dans un récipient soigneusement
bouché et placé dans un endroit sec.

Comme un kilogramme de chaux qui a absorbé
500 grammes d'eau pour se déliter a acquis un volume
de 2 litres 200, il suffit de le délayer dans le double de
son volume d'eau, soit 4 litres 400, pour avoir un lait de
chaux qui soit à environ 20 p. 100.

Lessive de soude. — En solution à 10 p. 100, teintée
à la teinture de tournesol; employée à la désinfection des
crachoirs pour dissoudre les produits d'expectoration, les
fluidifier et les stériliser.

Permanganate de potasse. — En solution à 1 p. 1000
pour le lavage des caisses à eau et à 40 p. 1000 pour la
désinfection des mains qui seront passées ensuite au bisulfite de soude.

Bisulfite de soude — En solution à 50 p. 1000 pour le
lavage des mains teintées de permanganate.

Thymo-formol composé comme suit :

> Teinture de quillaya...... 5o grammes.
> Essence de thym .... 5o grammes.
> Formol à 4o p. 1oo....... q. s. pour un litre.

Ce produit est destiné à être employé en solution à 5 ou 1o p. 1oo pour arrosages, pour mettre dans les crachoirs, les vases, etc., peut être également employé en volatilisations, avec l'appareil Guasco pour la désodorisation et l'assainissement de certains locaux, bureaux, etc.

Peut également servir à la toilette des agents désinfecteurs pour lotionner le visage et les mains à raison d'une cuillerée à café environ pour une cuvette d'eau.

Les divers composants de ce produit n'étant pas tous miscibles, il est bon de ne l'avoir qu'en flacons de 15o grammes environ, faciles à agiter avant l'emploi.

Eau oxygénée. — Sera employée pour dissoudre les taches de sang et les produits organiques adhérents à la peau.

MOYENS D'APPROPRIATION.

Une bonne appropriation des locaux constitue la meilleure condition d'une désinfection efficace. L'encombrement, l'amoncellement des matériaux ou des poussières permettent, en effet, difficilement la pénétration des vapeurs désinfectantes, et aussi de l'air et de la lumière qui contribuent pour une large part à l'atténuation de la virulence des germes.

Le soleil possède un pouvoir bactéricide qu'il est nécessaire d'utiliser en plaçant les locaux et le matériel dans de bonnes conditions d'exposition.

L'expulsion mécanique des poussières par les appareils aspirateurs s'impose de préférence à l'époussetage et au balayage, qui ne font que déplacer les poussières. Il existe toute une série d'appareils aspirateurs fixes ou mobiles employant comme force motrice l'électricité, l'eau sous pression, la vapeur ou l'air comprimé, convenant à tous les services et indispensables au nettoyage des différents locaux.

Des procédés plus puissants sont applicables aux chantiers de construction des arsenaux et permettent le nettoyage effectif et complet par aspiration des détritus, sables, ordures, dont le balayage occasionne une dissémination des germes. Sous aucun prétexte, le balayage à sec ne devra être pratiqué.

Les ventilateurs électriques des bureaux devront être interdits comme occasionnant un brassage dangereux des poussières. Il est, en effet, établi que l'air des locaux pourvus de ces appareils accusent une teneur très élevée en germes nocifs.

Le lessivage des cloisons et la réfection des peintures s'impose en cas de renouvellement du personnel à terre et dans les chambres à bord.

INSTRUCTIONS PORTANT PLUS PARTICULIÈREMENT SUR LA DÉSINFECTION DE CERTAINES CATÉGORIES DE MATÉRIEL.

Lits et literie. — Les lits du nouveau modèle, à sommiers métalliques, faciles à étuver, seront soumis à l'action des vapeurs de formaldéhyde ainsi que la literie qu'ils comportent. Les lits non démontables seront désinfectés par série dans un local soumis à l'action des vapeurs de formaldéhyde par combustion du trioxyméthylène ou par réaction de ce produit sur le chlorure de chaux. La literie devra toujours être soumise à la désinfection en profondeur.

Linge et vêtements contaminés. — Le linge (draps de lits, taies d'oreillers, essuie-mains, mouchoirs, etc.) sera désinfecté soit par trempage dans une solution forte (4 p. 100) de crésylol sodique, ou dans une solution de formol du commerce à raison de 20 grammes par litre d'eau, soit

par passage à l'étuve ou exposition d'une façon quelconque
à l'action d'un désinfectant. Avant cette désinfection, le
linge sera passé dans une lessive chaude de carbonate de
soude. Après le lessivage préalable et la désinfection, le
linge sera envoyé à la buanderie.

Dans les hôpitaux, le linge contaminé doit être immédiatement transporté au moyen de coffres métalliques clos,
affectés à cet usage.

Les appareils affectés au transport de ce linge seront
désinfectés avant d'être remis en service.

Dans la catégorie des vêtements doivent être compris
les tissus en drap, laine, soie, velours; les cuirs, les galons, les broderies, etc.. tous éléments pour lesquels l'action des vapeurs de formaldhéhyde est recommandée si
l'on veut éviter les détériorations résultant de l'emploi des
autres procédés.

Les vêtements en toile ou assimilables pourront être
traités par le lessivage préalable et le passage à l'étuve.

Objets personnels. — Comprenant le matériel de toilette
des malades, les fournitures de bureaux, les jeux, etc.,
devront subir les vapeurs de formaldéhyde; ceux qui ne
comportent aucune valeur pourront être incinérés (jeux
de cartes, etc.).

Matériel de table. — Les ustensiles de table, les gobelets
des fontaines, etc., devront être soumis à l'ébullition; la
vaisselle sera passée à l'eau bouillante additionnée de carbonate de soude.

Livres, dossiers, registres. — Ces éléments sont assez
difficiles à désinfecter. Une bonne appropriation préalable
par aspiration mécanique des poussières sera souvent indispensable avant de faire agir les vapeurs de formaldéhyde. Pendant le passage à l'étuve à formol, il sera nécessaire de procéder, à l'égard des livres, d'une façon toute
particulière, en écartant les couvertures et les pages pour
permettre la pénétration des vapeurs antiseptiques. Cepen-

dant, on peut obtenir une désinfection très complète des livres même fermés, si l'on a soin d'augmenter :

1° La durée habituelle du séjour à l'étuve (par exemple quatre heures au lieu de deux heures);

2° De chauffer à une température supérieure à celle habituellement réclamée, au minimum 100 degrés en surface.

Instruments de perruquier. — Les brosses, peignes, tondeuses et rasoirs seront passés aux vapeurs de formaldéhyde dans une petite étuve utilisant la gazéification de comprimés de trioxyméthylène (stérilisateur « Helios »).

Instruments de musique. — Les instruments de musique et les clairons doivent être désinfectés toutes les fois qu'ils changent de détenteurs ou qu'ils sont réintégrés en magasin. Ils seront nettoyés dans les conditions prévues par la décision ministérielle (Guerre) du 13 juillet 1890 (*B. O.*, p. 109) et rendue applicable à la Marine. (Instruction du 22 mai 1902, p. 8.)

Les *masques d'escrime* seront soumis à l'action des vapeurs de formaldéhyde.

Les *vases, cuvettes* et ustensiles nécessitant une désodorisation seront traités par le thymo-formol.

Fioles de pharmacie. — L'attention a déjà été attirée sur l'importance d'une désinfection sérieuse des fioles de pharmacie. On conçoit que les goulots de courtine puissent constituer un moyen de contamination grave par suite de l'adhérence des produits morbides accolés au verre par la nature gommeuse des potions.

Il est donc nécessaire de prendre à l'égard des contagieux des mesures spéciales en affectant à ce service des fioles d'une forme toute particulière qui ne doivent, sous aucun prétexte, être utilisées dans les services de blessés ou dans les salles de fiévreux ordinaires.

La forme adoptée est celle des flacons à arête pour les contagieux, la forme ronde continuant à être utilisée dans les autres services. Ce matériel sera soumis, dans chaque salle de contagieux, à l'ébullition avant d'être envoyé à la pharmacie. De plus, les fioles de tous les services ne seront remises en usage qu'après avoir subi les mesures de désinfection suivantes :

Dès leur arrivée à la pharmacie, les courtines seront immédiatement immergées dans une solution de chlorure de chaux à 2 grammes par litre et y séjourneront pendant quatre heures avant d'être lavées. Cette opération devra se faire dans des récipients non métalliques en raison de l'action du chlore. Les fioles ayant contenu des matières grasses seront traitées séparément par l'ébullition dans une solution de carbonate de soude au 1/10e. Afin que l'opération de désinfection n'entraîne aucun retard dans la livraison des médicaments, deux jeux de courtines seront mises en service. La pharmacie disposera ainsi d'une journée entière pour la désinfection et le lavage de la verrerie.

Désinfection des crachoirs. — Les crachoirs collectifs en tôle émaillée montés sur pied ou d'applique comportent un récipient mobile destiné à contenir une solution antiseptique : formol à 2 p. 100 ou thymo-formol à 5 p. 100. Les crachoirs individuels devront être prévus en nombre suffisant dans les hôpitaux et infirmeries pour permettre d'en effectuer la stérilisation journalière.

Un chariot métallique, spécialement aménagé, doit être destiné à leur transport.

Tous les crachoirs subiront chaque jour l'ébullition.

Dans le but d'éviter autant que possible cette besogne répugnante imposée aux infirmiers, on utilisera, pour les crachoirs collectifs, les systèmes incinérables qui remplaceront, au fur et à mesure des besoins, les modèles actuellement en usage.

Cuvettes des cabinets et seaux inodores. — Lorsque la solution de crésylol sodique à 4 p. 100 constitue un inconvénient, en raison de son odeur, il sera fait usage de la solution d'hypochlorite à 2 p. 100 ou du formol commercial à raison de 40 grammes par litre d'eau.

Baignoires. — Avant de vider les baignoires ayant reçu un contagieux, on ajoutera au contenu une solution de crésylol sodique dans la proportion de 1 p. 100.

Urinoirs. — Les urinoirs devront être désinfectés journellement au chlorure de chaux, ou, selon les cas, par badigeonnages à l'huile lourde de houille.

Excreta. — Les déjections, les expectorations et produits de la sécrétion seront traités par le crésylol sodique à 4 p. 100, la solution d'hypochlorite de chaux à 2 p. 100 ou par le sulfate de cuivre à 5 p. 100.

Cabinets d'aisance, latrines, fosses. — Lavages à l'aide d'une solution forte de crésylol sodique à 4 p. 100; projection d'huile de schiste à raison de 1 kilogramme par mètre superficiel de fosse pour la destruction des larves et des mouches.

Incinération des poussières et résidus. — Les produits aspirés par les appareils à nettoyage par le vide seront incinérés. Tout déchet et détritus provenant des salles de malades devront être transportés dans des coffres métalliques fermés, au four crématoire.

B. Destruction des insectes.

La destruction des insectes est relative aux locaux, aux objets et aux personnes.

En ce qui concerne les locaux, et s'il s'agit de poux, puces, punaises, cafards, on utilisera avec avantage le gaz sulfureux.

Plusieurs opérations successives sont nécessaires pour agir avec efficacité à l'égard des œufs qui offrent une résistance toute particulière.

Les rainures des planches seront traitées par le pétrole.

Les coiffures seront, à l'intérieur, imbibées de benzine.

Les sujets utiliseront la pommade mercurielle, les lotions de bichlorure de mercure au 1/1000°.

Mais ces derniers produits étant toxiques, il n'en sera fait usage que par exception.

L'huile camphrée à 10 p. 100 en onctions constitue un bon moyen de préservation contre les poux.

Les mouches seront atteintes par les vaporisations de poudre de pyrèthre.

C. Dératisation (destruction des rongeurs).

Les rats peuvent être détruits au moyen de virus ou d'appâts empoisonnés.

Mais ces moyens sont dangereux à bord des bâtiments ou dans les locaux habités, en raison des odeurs qui se dégagent des rats ainsi tués.

Les pièges sont recommandés.

Cependant, en cas de peste, il est nécessaire de recourir à des moyens énergiques et les règlements sanitaires maritimes exigent la dératisation des navires contaminés, au moyen du gaz sulfureux.

On utilise, dès lors, des appareils condensateurs tels que ceux de Marot, de Clayton, Blanc, ou Geneste-Herscher, qui se trouvent dans les ports.

Pour les locaux de petites dimensions, on utilisera la combustion du soufre de la façon suivante :

La combustion du soufre en canon, à raison de 50 grammes par mètre cube, nécessite une surveillance particulière en raison des chances d'incendie; l'altération des tissus et surtout des métaux exige des précautions spéciales.

Après fermeture hermétique, on disposera dans le local des récipients pouvant contenir de 580 grammes à 1 kilogramme de soufre en canon concassé.

Le plancher devra être protégé par une couche de sable de 25 centimètres d'épaisseur et débordant de 50 centimètres. On arrose le soufre d'alcool, qu'on enflamme en observant de ne jamais ajouter d'alcool dès que le foyer est allumé.

On commence par le foyer le plus éloigné de la sortie, puis on ferme hermétiquement la porte de sortie en collant du papier sur les joints. Un contact de vingt-quatre heures est nécessaire; puis on ouvre le local, qui ne doit être occupé qu'après avoir subi une large ventilation.

Il est bon de noter que le gaz sulfureux a des tendances, en raison de sa densité, à gagner rapidement les couches inférieures et à éteindre les foyers.

Dans ces conditions, la totalité du soufre est rarement consumée.

Ce moyen ne permet pas d'ailleurs d'obtenir une concentration dépassant 5 p. 100. Aussi l'emploi d'appareils spéciaux est-il tout indiqué lorsqu'on veut obtenir une pression de 10 à 12 p. 100.

PRÉCAUTIONS QUE DOIT PRENDRE LE PERSONNEL CHARGÉ DE LA DÉSINFECTION.

Le personnel préposé aux désinfections disposera de vêtements de toile comprenant une blouse serrée à la taille, au col et aux poignets, un pantalon serré aux chevilles, un capulet protégeant la tête et la nuque, enfin des chaussures lavables spéciales.

Des gants de caoutchouc seront utilisés lorsqu'il sera nécessaire de manipuler des produits septiques ou caustiques. Les moindres excoriations seront touchées à la teinture d'iode. Les cheveux seront coupés courts, la barbe, autant que possible rasée, les ongles taillés ras. Il sera bien recommandé de ne pas porter les mains au visage et il sera absolument défendu de fumer et de manger pendant le cours de toute opération de désinfection.

Le travail une fois terminé, les vêtements de toile seront enlevés et passés à la lessiveuse ou immergés dans une solution de formol à 2 p. 100 et mis dans un sac imperméable en attendant la désinfection définitive.

Puis on procédera à une toilette sérieuse des cheveux et

de la barbe, par lotion à l'alcool étendu d'eau ; les mains et le visage seront lotionnés à l'eau savonneuse chaude. Les ongles seront soigneusement brossés, les mains trempées dans une solution de permanganate à 4 p. 100 et, ensuite, dans une solution de bisulfite à 5 p. 100.

Dans les cas où les mains seraient souillées de produits très virulents, elles pourraient être désinfectées à la teinture d'iode plus ou moins étendue d'alcool ou d'eau et décolorées ensuite à l'ammoniaque.

Le lavage à l'eau oxygénée permettra, dans certains cas, de déterger certaines taches adhérentes.

Enfin, un grand bain savonneux devra compléter les mesures à prendre avant de revêtir les vêtements ordinaires.

Le personnel employé du côté «infecté» du service sanitaire ne devra jamais sortir de l'enceinte qui lui est réservée avant d'avoir minutieusement suivi les instructions précédentes.

Les infirmiers affectés au service de la désinfection reçoivent la ration des premiers-maîtres.

TITRE III.

SERVICE À LA MER.

CHAPITRE PREMIER.

NOTIONS SUR LES RECHANGES DES ARTICLES À LA CHARGE DU MÉDECIN-MAJOR.

SECTION 1.

MATÉRIEL EN COFFRE.

Coffres à médicaments ou à pansements. — Les *coffres à médicaments ou pansements* forment avec leur contenu « une unité simple »; ils sont portés comme tels sur la feuille d'armement : Article du médecin, et dans la comptabilité du matériel non consommable du bâtiment tenue par le magasinier.

La comptabilité du contenu des coffres est suivie, en quantités, par le médecin-major.

Chaque coffre est muni de deux inventaires. En cas de remise (définitive ou à charge de remplacement), les quantités consommées sont portées par le médecin-major sur ces inventaires; les deux inventaires accompagnent le coffre remis.

Il est établi pour la remise du coffre :

Un billet de remise (billet rose) :

Un billet de demande en remplacement de remise (billet jaune).

Le billet de remise signé par le médecin-major, le commissaire, l'officier en second et le commandant, et le billet de demande signé par le commissaire sont adressés à la

Direction du Service de santé, autant que possible avant l'envoi des coffres.

Une corvée est mise par l'officier en second, sur la demande du médecin-major, aux ordres de l'infirmier-major pour le transport des coffres remis à la pharmacie et le retour à bord des coffres pleins.

Pour les remplacements de peu d'importance, il est établi une demande de médicaments en remplacement de consommation.

Les articles entrant dans la composition des coffres, qui sont reçus à bord, à part (délivrances en remplacement de consommations, envois, achats), sont, dès leur réception, enregistrés sur la balance du médecin-major. Lorsque le médecin s'en sert pour garnir les coffres, ils sont portés en sortie «en complément de coffres» sur la balance.

Pour la justification des dépenses de matériel non consommable contenu dans les coffres, le médecin-major est tenu, en cas de perte, de délivrance, etc., de faire constater l'opération par un procès-verbal inscrit au registre des procès-verbaux signé par le commissaire, l'officier en second et le commandant. Une copie de ce procès-verbal est jointe à chaque expédition de l'inventaire du coffre.

SECTION II.

MATÉRIEL HORS COFFRE.

De même que le contenu des coffres, il comprend des matières consommables et du matériel non consommable.

A. MATIÈRES CONSOMMABLES.

Désinfectants, huile de foie de morue, alcool à brûler, etc. La comptabilité de ces articles est suivie sur la «balance» du médecin. Lorsque le besoin de rechanges se fait sentir, il est établi un billet de demande en remplacement de consommation (jaune).

Les récipients nettoyés à bord sont envoyés à la pharmacie en même temps que le billet de demande est adressé à la Direction du Service de santé, revêtu de la signature du commissaire. ·

B. Matériel non consommable.

Récipients, attelles, gouttières, etc. Pour ces articles, il est établi au fur et à mesure des besoins des billets de demande (jaune) en remplacement de remise, en y spécifiant «hors d'usage», «cassés», etc., et des billets de remise (rose).

SECTION III.

MATÉRIEL EN SUPPLÉMENT À L'ARMEMENT OU EN COMPLÉMENT D'ARMEMENT.

1° Les demandes *en supplément* à l'armement sont celles qui sont faites en excédent aux fixations réglementaires. Elles doivent être autorisées par le Ministre ou, en cas d'urgence, par le préfet maritime.

2° Les demandes *en complément* peuvent concerner soit des objets qui, ayant été jugés d'abord devoir être inutiles, sont ensuite reconnus nécessaires, soit les quantités et les espèces des objets que le changement de la nature ou de la durée présumée de la campagne rendrait nécessaire d'ajouter aux fixations qui ont servi de base à l'armement.

Dans le premier cas, elles sont autorisées par le préfet maritime; dans le second cas, l'approbation du Ministre est nécessaire.

Les billets de demandes en supplément ou en complément à l'armement doivent être appuyés de notes du médecin-major visées par le commandant, indiquant les motifs qui les ont fait établir.

SECTION IV.

RECHANGES DES ARTICLES MÉDICAUX EN COURS DE CAMPAGNE.

Lorsqu'il ne peut être satisfait à leurs besoins par les magasins des arsenaux des colonies ou par les magasins de prévoyance établis près des stations navales, les bâtiments en campagne adressent leurs demandes de matériel en double expédition, sur l'imprimé réglementaire, au port chargé de leur ravitaillement.

Les demandes en supplément à l'armement font l'objet d'un état spécial qui est adressé au Ministre (Service central de santé).

Cessions par le service colonial, achats à l'extérieur. — En dehors des demandes à la métropole, les bâtiments en cours de campagne peuvent, dans *la limite des besoins immédiats*, se réapprovisionner au moyen de cessions par le service colonial ou d'achats.

CHAPITRE II.

BRANLE-BAS DE COMBAT.

———

SECTION I.

SERVICE DE L'INFIRMIER-MAJOR
PENDANT LE BRANLE-BAS DE COMBAT.

Avant le combat. — L'infirmier-major se conforme en tous points aux indications du tableau schématique affiché dans l'hôpital et relatif au service médical pendant le combat. Sous la direction du médecin-major ou des médecins en sous-ordres, il fait transporter par les brancardiers désignés le matériel dans les postes principaux, les postes secondaires et les emplacements abrités des projectiles.

Les postes principaux sont situés sous le pont cuirassé. L'infirmier-major y fait évacuer les alités, en traitement à l'infirmerie, y fait descendre le matériel nécessaire aux opérations d'urgence à savoir : les caisses d'instruments de chirurgie des médecins, les coffres à médicaments et à pansements prévus pour ces postes, la table à opérations avec les apparaux nécessaires à sa fixation au roulis, les seaux, pour recevoir les objets souillés, des cuvettes pour le chirurgien, etc. Il range sur les étagères les solutions antiseptiques, les paquets de pansements, etc., fait disposer les matelas et hamacs aux emplacements prévus. Il s'assure que l'eau distillée arrive en quantité suffisante au poste des blessés et en emplit les récipients en cas d'avarie du tuyautage. Il fait mettre en place et allumer les lampes électriques, mettre en marche les ventilateurs et dispose des fanaux garnis de bougies pour parer à une rupture de la canalisation électrique.

Les postes secondaires et les postes de secours sont situés dans des endroits moins protégés, mais cependant abrités. Ils reçoivent des matelas et des hamacs en nombre déterminé d'avance ainsi que des pansements préparés d'avance (coffres Pb²). Ces pansements sont de trois dimensions : grands, moyens ou petits; ils sont destinés à être appliqués aussitôt le traumatisme. Pour avoir sous la main avec plus de commodité des pansements de dimensions voulues, il est bon de les trier d'avance en trois lots différents.

Dans le voisinage des postes de secours et des postes secondaires, les brancardiers abritent et remisent les divers moyens de transport : cadres, gouttières Auffret, Bellile, hamac Guézennec, brancard, etc.

Les passages sont dégagés et les échelles enlevées de façon à permettre la communication entre les divers étages du bâtiment.

Pendant le combat. — Pendant l'action, les infirmiers et brancardiers se tiennent aux postes qui leur ont été assignés et ne les quittent que sur les ordres du médecin-major.

La sonnerie de la visite indique la cessation du feu.

A ce moment, les brancardiers prennent rapidement les moyens de transport et recueillent les blessés sur les indications du médecin en sous-ordre. Celui-ci, accompagné d'un infirmier, fait une tournée générale dans le bâtiment et fait diriger les blessés graves sur les postes principaux, les moins atteints et ceux qui peuvent marcher sur les postes secondaires.

La sonnerie de la « marche des zouaves » indique une reprise du combat. A ce moment, brancardiers et infirmiers regagnent leurs postes respectifs et remisent le matériel de transport. Les infirmiers y pansent les blessés.

Après le combat. — Pendant que les brancardiers dirigent les blessés sur les divers postes et parties du navire épargnées par le feu de l'ennemi, les infirmiers assistent les médecins dans l'application des pansements et les diverses opérations urgentes. Il est pris note des noms des blessés, de la nature de leurs traumatismes, des décédés, sur un registre médical d'après les indications du médecin-major.

SECTION II.

PRINCIPAUX APPAREILS DE TRANSPORT.

Les principaux appareils de transport usités à bord des navires sont :

La gouttière Auffret,
La gouttière Bellile,
Le hamac Guézennec,
Le brancard.

I. Gouttière Auffret.

La gouttière Auffret est un berceau, rigide, en métal, résistant et ajouré, modelé sur les formes du corps et permettant de faire subir au blessé des déplacements et transbordements indolores, sans dommage pour les blessures.

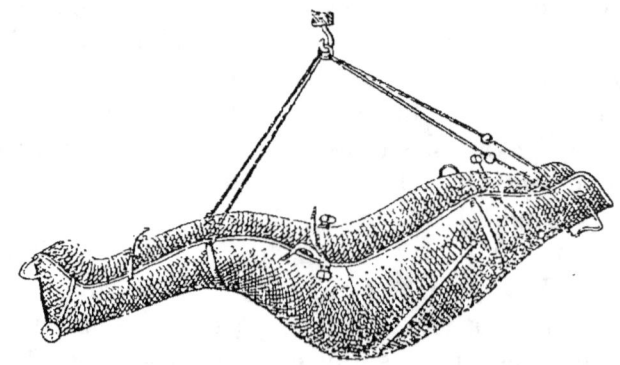

Gouttière Auffret. — Suspension horizontale.

Ses dimensions sont calculées de façon telle qu'elle peut passer par toutes les ouvertures intérieures du navire ; elle est confectionnée de manière à ce que, dans la position

verticale de l'appareil, le blessé se trouve assis commodément, sûrement, «comme dans un fauteuil».

Ses deux extrémités sont munies de deux larges poignées rabattables; la poignée supérieure présente un
œillet pour la suspension verticale. Deux roulettes à l'extrémité inférieure de la gouttière permettent de la pousser
devant soi ou de la traîner comme une brouette.

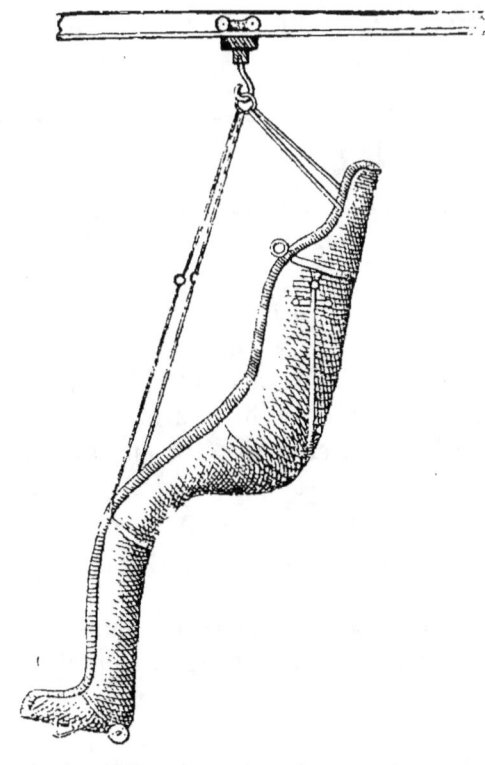

Gouttière Auffret. — Suspension au barrot.

Une tige rabattable, à la hauteur des épaules pour le
repos à terre, empêche l'appareil de basculer.

A hauteur des cuisses et dans l'axe, un anneau fixe donne
attache à deux courroies en cuir formant sangles crurales
et se bouclant sur les bords.

Deux courroies transversales semblables, l'une au niveau des épaules, l'autre à mi-jambes, empêchent un blessé grave ayant perdu connaissance de tomber en avant.

Deux filières métalliques portant chacune deux anneaux, fixés aux bords de la gouttière peuvent se réunir au besoin au-devant du blessé, et permettre à volonté la suspension en position horizontale ou oblique.

Une toile rectangulaire ou fonçure de même dimension qu'elle, munie de quatre poignées aux quatre angles, peut s'appliquer au besoin directement sur le fond de l'appareil. Cette fonçure permet de soulever le blessé et de le déposer sans secousse sur un lit : elle est surtout utile pour le transport des brûlés.

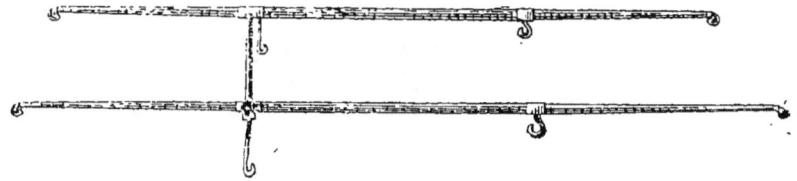

Les hampes.

Deux hampes en bois, armées de crochets, rendent la gouttière transformable en brancard.

La gouttière Auffret peut être employée en transport horizontal, en transport vertical.

a. TRANSPORT HORIZONTAL.

Transport à mains. — Deux porteurs, l'un à la tête, l'autre aux pieds. saisissent chacun la poignée correspondante.

Transport en civière, en brancard. — Mettre en place les hampes, les fixer à la gouttière sur ses bords ou sur ses faces suivant les dispositions et en maintenir l'écartement.

Transport en brouette. — Un porteur saisit la gouttière par la poignée supérieure, la soulève, la pousse ou la traîne.

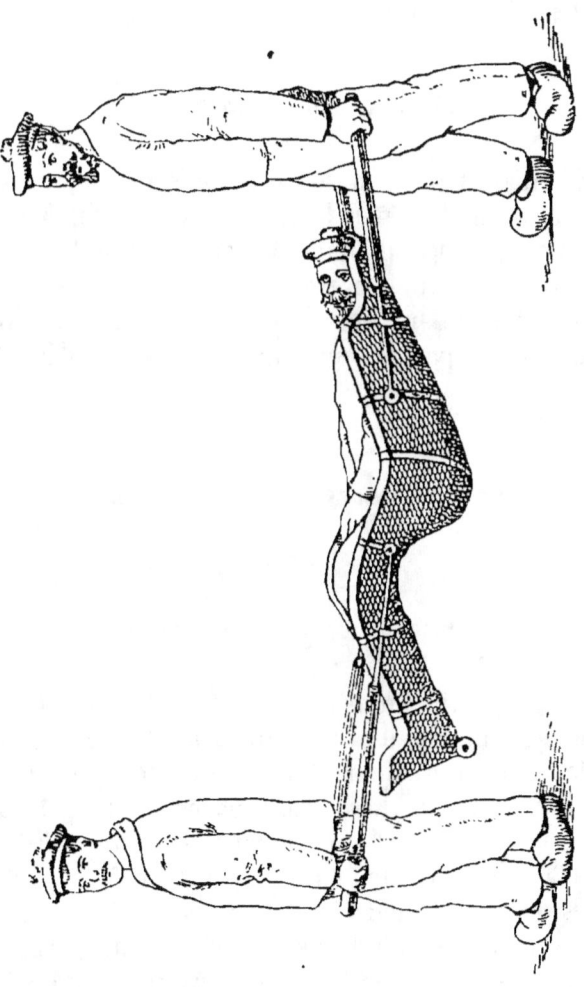

Transport en civière.

Glissement aux barreaux. — Un porteur. Suspendre l'appareil par l'anneau des filières le plus éloigné de la tête au crochet du chariot, glissant sur les rails destinés au trajet des torpilles ou seaux à escarbilles, etc., jusqu'au seuil d'un panneau où au moyen d'un palan s'opère la descente au poste des blessés.

b. TRANSPORT VERTICAL.

Utilisé surtout pour la descente dans un panneau. Suspendre la gouttière par l'œillet de l'anse supérieure au crochet d'un palan et filer doucement le garant.

La gouttière peut encore être suspendue dans une position intermédiaire aux deux précédentes, oblique ; il suffit de la suspendre par les anneaux supérieurs des filières.

II. Gouttière Bellile.

DESCRIPTION DE L'APPAREIL.

Dans l'épaisseur d'une toile pliée en double et formant un plan de 1 m. 80 de long sur o m. 60 de large sont disposées longitudinalement et côte à côte des lattes en orme, d'une largeur de 3 centimètres et d'une épaisseur de 6 millimètres, aussi légères que résistantes. Elles sont fixées et assujetties à demeure par des piqûres parallèles, distantes de 5 centimètres, qui réunissent la double toile dans les intervalles et la transforment en une série de fourreaux renfermant les lattes. (Voir croquis annexé, fig. 1 et 3). L'ensemble rappelle assez bien la disposition d'un store, par sa rigidité dans le sens longitudinal et sa facilité à se laisser rouler au contraire dans le sens transversal. Douze lattes de 1 m. 80 de long ainsi placées forment le

corps principal de l'appareil qui est maintenu légèrement
incurvé en gouttière par deux bandes taillées en demi-lune
et placées aux extrémités. (Voir fig. 4 et 5.) La concavité
de l'extrémité céphalique étant moins prononcée que celle
de l'autre extrémité, il en résulte que la première est plus
large que la seconde et que l'ensemble va en se rétrécis-
sant de la tête aux pieds.

Chaque côté de cette gouttière se prolonge par une aile
également constituée par une double épaisseur de toile et
destinée à recouvrir la moitié correspondante du corps du
blessé, préalablement déposé sur la gouttière. A cet effet,
cette aile, très étroite à l'extrémité céphalique, s'élargit
rapidement pour atteindre 28 centimètres au niveau du
deuxième quart de la longueur de l'appareil; puis elle se
rétrécit régulièrement pour venir mourir à l'autre extrémité (fig. 1). — Dans l'épaisseur de la double toile des
ailes ont été aussi disposées des lattes de la même largeur
et de la même épaisseur que la partie principale, mais
beaucoup moins longues, n'allant pas jusqu'aux extrémités et présentant une solution de continuité vers le milieu de l'appareil. C'est ainsi que quatre petites lattes, de
longueurs progressivement décroissantes en se rapprochant
des bords et aux bouts taillés en biseau, renforcent la zone
la plus large de l'aile, de façon à affecter par leur ensemble
la forme d'un trapèze. En supposant l'aile recouvrant le
corps du blessé, les plus longues lattes correspondent au
côté du thorax, à l'épaule, au bras et, les plus courtes, à
la partie antérieure du thorax et au sternum (fig. 1
et 2 : A). — Au niveau du bassin, des cuisses et de la
moitié supérieure environ des jambes, deux autres lattes,
respectivement de 70 et de 55 centimètres de long, sont
disposées de façon identique de chaque côté (fig. 1 et 2 : B).

Il est facile de concevoir que le but de ces lattes est de
donner à l'appareil une rigidité suffisante dans le sens longitudinal. C'est pour ce motif que, dans toute la zone qui
correspond à la partie postérieure du corps du blessé, les
lattes vont d'une extrémité à l'autre, formant ainsi un plan
résistant ininterrompu. Sur les parties latérales et anté-

rieures du corps, la rigidité n'existe qu'au niveau des parties saillantes du squelette et est assurée par des sortes d'attelles longitudinales, destinées à immobiliser le thorax, le bassin et les membres, ce qui peut n'être que favorable en cas de traumatisme de ces régions. La zone moyenne et antérieure de l'appareil est, au contraire, constituée uniquement par de la toile lâche pour éviter toute compression de l'abdomen. Enfin, la partie correspondant à la tête reste découverte (fig. 2).

Pour le maintien du blessé dans la gouttière en position verticale, une sorte de selle en toile forte est solidement fixée sur le fond de la gouttière, à peu près à égale distance des deux extrémités et se prolonge par deux sous-cuisses qui, relevés sur chaque aine, vont s'accrocher à deux boucles placées un peu plus haut et sur les côtés, approximativement au niveau des reins (fig. 1 : F et G). Deux courroies fixées au milieu de l'extrémité céphalique (fig. 1 : H) vont, en divergeant, passer au-dessous des épaules, contournant les aisselles et se portent en haut vers des boucles situées au même niveau et un peu en dehors des attaches fixes (fig. 1 : I).

MANŒUVRE DE LA GOUTTIÈRE.

Quand le blessé a été immobilisé par les bandes des aines et des aisselles, il suffit de recouvrir le corps avec les deux ailes et de fixer celles-ci, en serrant modérément trois courroies, qui sont disposées l'une au-devant du sternum (fig. 2 : C), une autre au-devant de la naissance des cuisses (D) et la troisième au niveau des genoux (E).

Pour assurer la suspension et le transport de l'appareil, deux demi-ceintures de 12 centimètres de large, en toile doublée d'une lanière en filin et se terminant par de solides poignées, ont été cousues sur la surface convexe du corps principal de la gouttière et correspondent l'une au-dessous des épaules et l'autre au-dessous des fesses (fig. 1 et 2 : K et L). Les extrémités de ces ceintures s'arrêtent et, par conséquent, les poignées sont situées sur la ligne de fixation des ailes latérales.

Le transport à bras peut s'effectuer par quatre hommes saisissant chacun une poignée. La gouttière peut aussi être transformée en brancard par deux hampes passées dans les deux poignées de chaque bord. A celles-ci peuvent également se fixer des bretelles prenant leur point d'appui sur les épaules des porteurs.

Pour la montée ou la descente dans les panneaux, cette gouttière peut circuler soit horizontalement, si la disposition des lieux le permet, soit verticalement, si la faible largeur des ouvertures l'impose. Dans le premier cas, il suffit d'employer une balancine en fil d'acier à quatre branches aboutissant aux quatre poignées. Pour assurer la transmission verticale, une *boucle* métallique (fig. 1, 2 et 4 : M) a été fixée à l'extrémité céphalique de la gouttière au moyen d'une patte d'oie solidement cousue avec la double toile sur une longueur de 60 centimètres environ. A une boucle placée à l'autre extrémité (fig. 1, 2 et 5 : N) peut s'attacher une amarre pour guider l'appareil pendant l'ascension ou la descente. Dans les deux cas, balancine ou boucle de tête sont suspendues au palan servant à la manœuvre.

Enfin, à défaut de camisole de force, l'appareil peut servir pour la contention d'un agité.

Quand il est inutilisé, il se plie très facilement suivant la longueur, de façon à ne présenter qu'un volume réduit. Pour cela, les ailes sont d'abord rabattues sur la partie principale: puis celle-ci est roulée et maintenue ainsi par des liens de fixation. Dans cette position, les poignées des ceintures peuvent encore servir au transport de la gouttière fermée.

La gouttière Bellile est allouée aux bâtiments dans la proportion de 2 p. 100 de l'équipage pour les bâtiments de la première classe.

Chaque torpilleur d'escadre et torpilleur dépourvu de médecin est muni d'une gouttière Bellile.

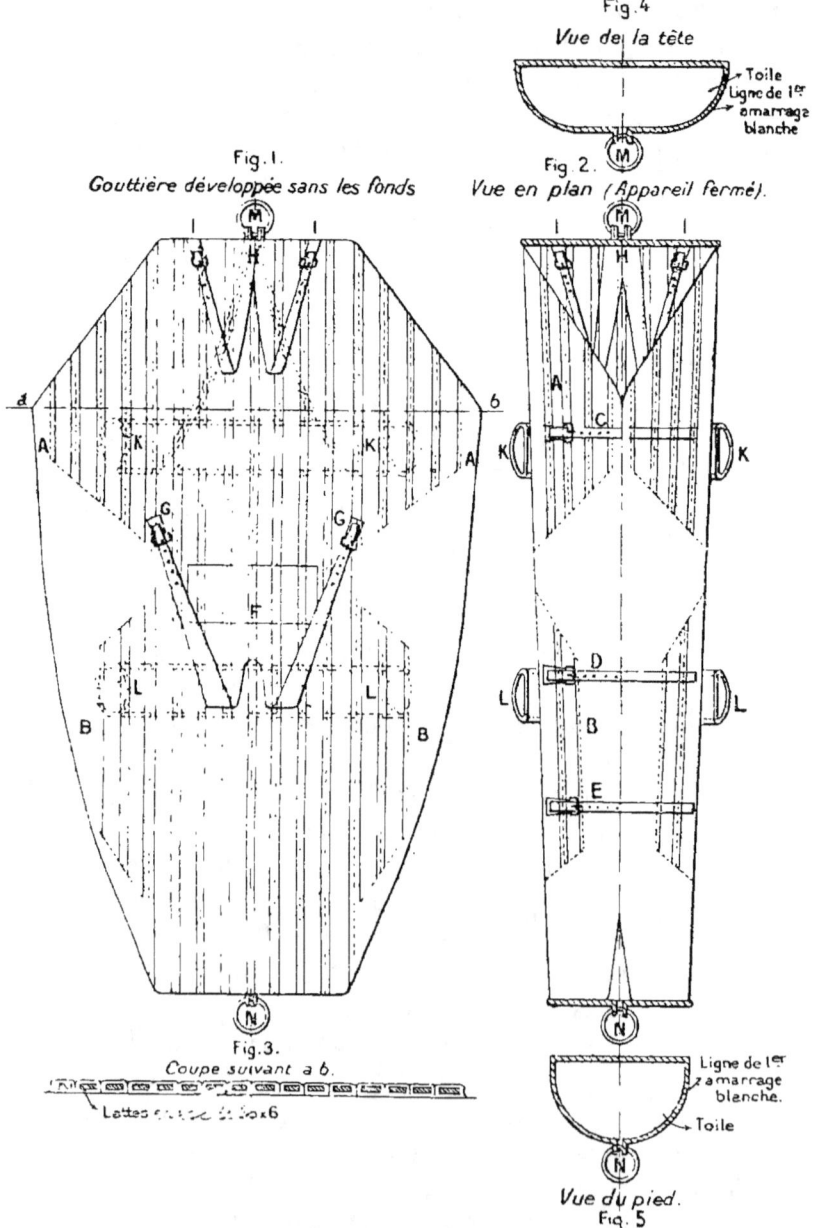

Fig.4
Vue de la tête

Toile
Ligne de 1er
amarrage
blanche

Fig.1.
Gouttière développée sans les fonds

Fig. 2.
Vue en plan (Appareil fermé).

Fig.3.
Coupe suivant a b.

Lattes ...... de 30x6

Ligne de 1er
amarrage
blanche.

Toile

Vue du pied.
Fig. 5

III. Hamac Guézennec.

Le hamac Guézennec est un hamac de matelot doublé en son milieu d'une fonçure en toile résistante sur laquelle sont fixées ses parties essentielles, à savoir :

A peu près en son centre :

Une bande transversale de toile EFGH, se continuant en bas par une partie libre en forme de siège GHIJ, terminée elle-même par deux sangles percées d'œillets CC^1. les sangles crurales. Ces sangles sont reçues dans des boucles cc'.

A sa partie supérieure en O, deux sangles également percées d'œillets AA' pouvant être reçues dans deux boucles aa' placées à l'extrémité supérieure du hamac : ce sont les sangles auxiliaires.

Les bords de la fonçure sont percés d'orifices par lesquels pénètrent des œillets OO' épissés à l'extrémité des hanets HH'.

Les extrémités du hamac sont munies d'araignées. Les branches de ces araignées sont maillées en deux groupes de mailles droite et gauche; du côté de la tête, par une filière transversale de sûreté, chacune des branches est rendue indépendante au point de vue de la fixation au cas où elle viendrait à se rompre.

Quatre œils de pie 1 et quatre aux deux extrémités du hamac, aggrandis et doublés d'anneaux en cuivre, sont libérés de leur branche d'araignées.

Les boucles BB' sont munies d'une cordelette.

Manière de fixer le blessé. — L'étendre de façon que la tête affleure le bord supérieur du hamac, les membres supérieurs étendus le long du corps. Passer les sangles axillaires sous les aisselles, au-devant des épaules, les entre-croiser *derrière la nuque* et les fixer aux boucles du côté opposé. De cette façon, la partie antérieure du cou et de la poitrine reste libre et dégagée de toute compression dan-

HAMAC GUEZENNEC.

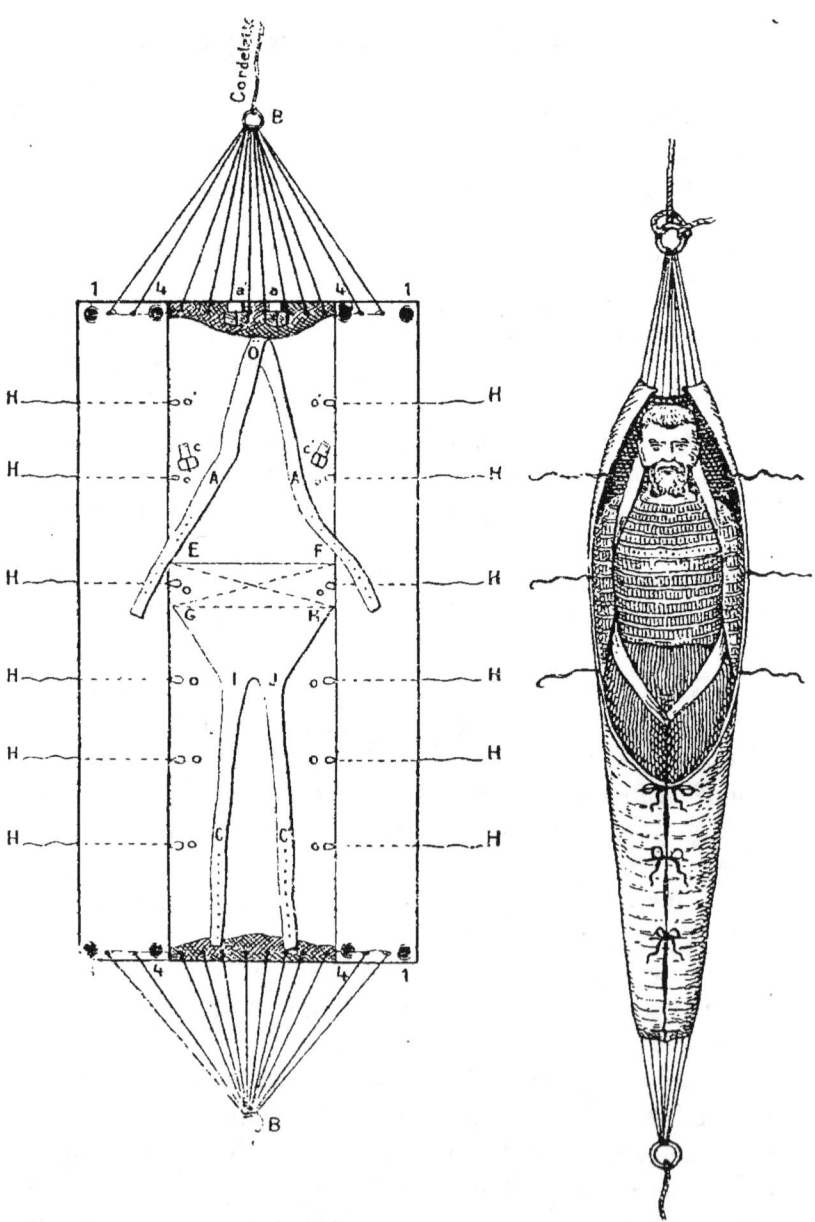

Schéma du hamac.   Suspension verticale.

gereuse des organes de la circulation et de la respiration.

Passer les sangles crurales devant les aines, les fixer aux boucles de leur côté correspondant. S'abstenir de faire passer les sangles sur les régions blessées.

Transport du hamac. — Au hamac sont annexées deux hampes en bois munies de manches et deux tringles en fer de la largeur de la fonçure. Ces tringles sont terminées à leurs extrémités par un anneau dont le diamètre permet le glissement à frottement doux le long des manches jusqu'à la hampe.

Transformations du hamac. — Le hamac peut être transformé en civière et en gouttière.

Confection du hamac-civière. — 1° Glisser les hampes le long des côtés du double-fond du hamac, entre la fonçure et ce double-fond ; 2° mettre en place les tringles ; 3° rouler les côtés du hamac en dedans et les maintenir le

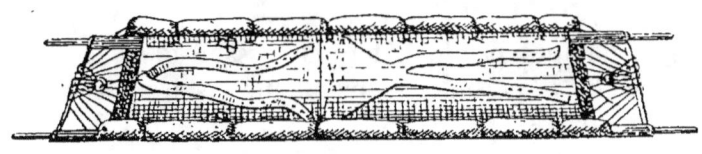

Hamac-civière.

long des hampes en passant les hauets dans leurs œillets et en arrêtant par une demi-clef ; 4° enrouler les araignées autour des tringles et les maintenir par la cordelette en passant celle-ci dans l'anneau des araignées et les deux œils de pie centraux du hamac. Cet enroulement fixe en même temps les tringles, empêche le glissement de la civière le long des hampes, et permet par suite le transport vertical.

Confection du hamac-gouttière. — 1° Former les coulisses au moyen des hanets intermédiaires. Pour cela, rabattre les bords latéraux du hamac de façon à ce que les œils de pie 1 et 4 se correspondent. Les hanets intermédiaires sont alors tendus, passés dans leurs œillets et arrêtés par une demi-clef, sans friser la toile; 2° glisser les hampes dans

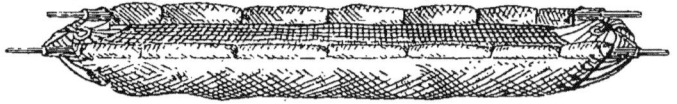

Hamac-gouttière.

les coulisses ainsi formées; 3° mettre en place les tringles; 4° fixer solidement l'appareil aux hampes au moyen des hanets extrêmes H qui doivent embrasser au moins deux

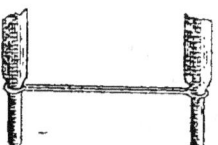

Les hampes.

fois les hampes par leur double passage dans les œils de pie 1 et 4; 5° enrouler et maintenir les araignées comme pour la civière.

IV. Brancard.

Le brancard se compose d'une toile solide latéralement fixée dans toute sa longueur à deux hampes en bois. Du côté de la tête, cette toile forme une poche ou têtière destinée à être remplie de paille ou d'étoupe pour servir de traversin. Les hampes sont réunies aux deux extrémités de la toile par deux compas métalliques d'écartement articulés et pliés dans le sens de la longueur parallèlement aux hampes lorsque le brancard est fermé. A la hauteur des compas, en dedans des hampes et le long d'elles sont repliés à chaque extrémité deux pieds pour le repos à terre. Les pieds correspondant à la tête se prolongent en haut et sont garnis de boutons en métal. Le compas du même bord présente une clavette. La toile est roulée autour des hampes et le tout maintenu par deux sangles munies de boucles qui servent de bretelles aux porteurs.

Montage du brancard. — 1° Monter le brancard : déboucler les bretelles et les dérouler; 2° ouvrir le brancard, passer la bretelle en travers sur le cou, prendre une hampe de chaque main en laissant pendre la toile en dessous. Redresser les pieds, écarter vivement et ensemble les hampes pour ouvrir les compas. Fléchir les jambes et appuyer l'extrémité des hampes sur les cuisses. Fixer la têtière en engageant les pieds dans les angles en cuir et en passant les boutons dans les œillets ; 3° tendre le brancard : les deux porteurs saisissent à pleines mains les compas de la main droite au niveau de l'articulation centrale et les attirent à eux pour tendre la toile; le porteur de tête met la clavette dans le trou de la charnière; 4° poser le brancard : le porteur de tête lâche la hampe qu'il tient de la main gauche, le porteur des pieds celle qu'il tient de la main droite. Tous deux saisissent vivement ces hampes avec l'autre main, et le brancard, retourné dans sa position normale, est placé à terre.

Le porteur du côté des pieds fait demi-tour, les hampes sont engagées dans les anses des bretelles.

Démontage du brancard. — 1° Démonter le brancard, saisir les hampes et se redresser; 2° fermer le brancard, le retourner sens dessus dessous. Le brancardier du côté de la tête retire la goupille. Les deux porteurs appuient le genou droit sur l'articulation, la repoussent, fléchissent sur les jambes et appuient les hampes sur les cuisses. Le brancardier du côté de la tête détache la têtière et la replie à l'intérieur. Rapprocher ensemble vivement les hampes et rabattre les pieds le long d'elles; 3° Rouler. Replier la toile le long des hampes. La poignée de la hampe placée à droite est engagée dans l'anse de la bretelle, et celle-ci est roulée autour du brancard de droite à gauche, de manière à l'envelopper dans toute sa longueur. Les deux bretelles sont bouclées ensemble.

CHAPITRE III.

CORPS DE DÉBARQUEMENT.

Lorsque le corps de débarquement d'une escadre doit être envoyé à terre, les infirmiers qui doivent faire partie du personnel ambulancier préparent le matériel médical du bord.

Ils remplissent d'eau distillée ou d'une boisson tonique les bidons des brancardiers et les leurs. Les quartiers-maîtres et matelots emportent un sac d'ambulance. A l'arrivée des embarcations à terre, les infirmiers se mettent respectivement sous les ordres des médecins du corps de débarquement auxquels ils sont attachés et marchent avec la portion du corps de débarquement à laquelle ils sont affectés.

Les infirmiers sont répartis dans les postes de secours et l'ambulance.

SECTION I.

POSTES DE SECOURS.

Les postes de secours prévus sont :
Infanterie, 2.
Artillerie, 1.
Torpilleurs-mineurs, 1.

Chacun d'eux, à l'exception de celui des torpilleurs-mineurs, comprend 2 infirmiers.

Lorsque la troupe prend la formation du combat, le personnel ambulancier affecté à ces postes (médecins, infirmiers, brancardiers) se place un peu en arrière sur le côté des réserves à environ 500 mètres de la chaine.

Les postes de secours sont placés sous la direction des médecins. Celui des torpilleurs-mineurs, en raison de la rapidité des opérations de cette partie du corps de débarquement, est dirigé par un premier-maître infirmier. Le chef de poste choisit un emplacement à l'abri du soleil, du vent, à proximité d'un cours d'eau et, en tout cas, sur la route qui conduit à l'ambulance; il y fait dresser un fanion de neutralité, ouvrir les sacs et musettes et disposer les bandages et solutions antiseptiques préparées. Il fait monter les brancards à raison de deux brancardiers par équipe et numérote les équipes par ordre de marche. Il recommande aux porteurs de la promptitude, de la régularité et du sang-froid dans le relèvement des blessés. Quand le feu commence, il envoie sur la chaîne, un, deux, etc., brancards, suivant les besoins, reçoit les blessés revenant du combat, panse séance tenante ceux qui sont susceptibles de continuer à se battre et les renvoie à leur poste. Il examine sommairement les blessés apportés sur les brancards, fait décharger les morts et moribonds et évacue les autres sur l'ambulance. Il évite toujours l'encombrement du poste et fait en sorte que les évacuations se fassent rapidement. Si l'ennemi est repoussé, le poste de secours se porte en avant, de manière à maintenir toujours le contact avec la troupe. Le chef de poste fait alors prévenir l'ambulance de son mouvement en avant. Si au contraire l'ennemi gagne du terrain, le poste de secours se replie en emportant son matériel, pendant que les brancardiers ramènent directement les blessés à l'ambulance.

SECTION II.

AMBULANCE.

Le médecin-chef du corps de débarquement a la direction de l'ambulance. Il a sous ses ordres deux médecins de 1re classe et un premier-maître infirmier.

L'ambulance est installée de préférence dans un hangar, une grange, une habitation, défilée du feu de l'ennemi, à proximité d'un puits, d'une source ou d'un cours d'eau; si le pays est aride, s'approvisionner d'eau à bord dans des barils de galère. Un fanion de neutralité indique l'emplacement de l'ambulance. Le premier-maître infirmier fait disposer, d'après les indications qui lui sont données, les tables, matelas, paillasses, vases, etc., qui peuvent être utilisés pour les opérations, fait allumer du feu, bouillir de l'eau, préparer les solutions antiseptiques, les boissons stimulantes pour blessés, et stériliser par l'ébullition ou le flambage les cuvettes, bols et instruments.

Autant que possible, l'ambulance comprend trois pièces :

La première destinée à la réception des blessés, la deuxième aux opérations, la troisième au dépôt des blessés pansés.

À défaut de matelas, le premier-maître infirmier fait disposer de la paille ou du foin pour coucher les blessés.

La pièce la mieux aérée et la plus éclairée est réservée aux opérations.

Le premier-maître infirmier y fait dresser une table à opérations : une solide table de cuisine, une porte, au besoin placée sur des trétaux, recouverte d'un matelas et d'une toile cirée.

Les blessés pansés sont confiés à la surveillance d'un infirmier assisté de deux brancardiers, qui leur donnent à boire.

L'infirmier prévient le médecin de tout accident qui viendrait à se produire chez eux : hémorragie, syncope, délire.

Si l'ennemi bat en retraite, le médecin en chef détache un médecin et un infirmier pour établir un relais d'ambulance à l'emplacement occupé provisoirement par le poste de secours.

Si l'ennemi avance et si l'ordre de rembarquer est donné, les médecins et infirmiers s'appliquent tous à prévenir la panique et la précipitation, évacuent les blessés en commençant par les moins graves. Le matériel est vivement transporté à la plage par les infirmiers et brancardiers disponibles.

En cas de retraite précipitée et d'impossibilité de sau-

ver la totalité de l'ambulance, le médecin en chef quitte la
place et laisse un médecin en sous-ordre et un infirmier
à la garde des blessés non transportables. Ceux-ci, protégés par la Convention de Genève, passent alors sous
l'autorité de l'ennemi et doivent se soumettre aux ordres
donnés par le nouveau médecin-chef.

SECTION III.

CONVENTION DE GENÈVE (1864).

Aux termes des principaux articles de cette convention,
les ambulances, hôpitaux militaires et moyens de transport
sont reconnus neutres et, comme tels, protégés et res-
pectés par les belligérants aussi longtemps qu'il s'y trouve
des malades et blessés.

La neutralité cesse si ces ambulances, hôpitaux ou
moyens de transport sont gardés par une force militaire.
Le personnel des hôpitaux et ambulances participe au
bénéfice de la neutralité lorsqu'il fonctionne et tant qu'il
reste des blessés à relever et à secourir. Il peut continuer
à donner ses soins après l'occupation par l'ennemi, et dans
la mesure des besoins, aux blessés et malades des hôpitaux
et ambulances qu'il dessert.

CHAPITRE IV.

BÂTIMENT-HÔPITAL.

Les fonctions de premier-maître infirmier, infirmier-major à bord d'un bâtiment-hôpital sont des plus importantes. Il a la surveillance générale de l'hôpital, préside à la distribution des aliments aux malades, veille à ce que la propreté la plus grande soit entretenue dans les nombreux locaux qui dépendent du Service de santé.

Avant la visite. — Avant la visite, il fait aérer l'hôpital, s'informe des événements de la nuit, fait ramasser et laver avec soin les pots à tisane et les fioles à médicaments par l'infirmier attaché à la pharmacie. Il surveille les prises de température, fait réparer rapidement le désordre de la nuit et préparer l'appareil. Avant de faire sonner la visite, il fait prévenir l'officier de quart que la visite va commencer.

Pendant la visite. — Pendant la visite, il rend compte au médecin-major de la façon dont les malades ont passé la nuit, l'accompagne à leurs couchettes et tient le cahier de visite.

Après la visite. — Après la visite des malades à l'hôpital, il assiste à celle des hommes de l'équipage et accompagne le médecin-major pendant sa visite dans les diverses cabines des officiers malades.

Après la visite, il dresse en double expédition et apporte au médecin-chef la situation journalière, surveille les distributions des médicaments, établit un extrait de la visite relatif aux denrées alimentaires, assiste aux repas des malades et tient la main à ce que les malades à la diète ne trafiquent pas, avec les malades au régime, des aliments ou des boissons.

Dans la journée, il tient au courant les divers registres de l'hôpital en tous points semblables à ceux des navires armés, fait désinfecter fréquemment les lieux d'aisance de l'hôpital au chlorure de chaux à 5 p. 100 ou au chlorure de zinc à 10 p. 100.

La contre-visite se passe dans les conditions habituelles.

Service de nuit. — Un service de quart est assuré par des infirmiers dans les conditions prescrites par le médecin-chef. Ce service est réglé, avant le branle-bas du soir, par le premier-maître infirmier. Celui-ci remet à l'infirmier du premier quart la note des prescriptions à exécuter pendant la nuit. Cette consigne est transmise aux infirmiers du second quart et à ceux du quart du jour.

Pendant la nuit, le premier-maître infirmier fait des rondes inopinées dans l'hôpital, visite les malades graves et, s'il remarque quelque chose de particulier dans leur état, en informe le médecin de garde.

Si un malade exprime le désir de recevoir les secours de la religion ou de faire son testament, l'infirmier-major prévient l'aumônier ou l'officier d'administration.

Linge sale des malades. — Ce linge conservé, dans des caissons fermés en dehors de l'hôpital, est lavé dans les relâches aussi souvent que possible et passé à l'étuve en cas de besoin.

Embarquement des malades. — A leur arrivée au moment de leur embarquement, l'infirmier-major donne à chacun d'eux le trousseau nécessaire et les conduit à leur lit. Les effets dont ils étaient porteurs sont empaquetés, étiquetés et remis au capitaine d'armes. Si des malades sont atteints d'affections transmissibles (gale, etc.), leurs vêtements sont préalablement désinfectés, à l'étuve. Il est tenu sur un registre spécial un compte des effets appartenant au bord et délivrés à chaque homme, de façon à pouvoir les lui réclamer lors du débarquement.

Débarquement des malades. — Ceux-ci reçoivent les vêtements qui avaient été confiés au capitaine d'armes au moment de leur embarquement et remettent à l'infirmier-major les effets appartenant au bord. Si leur état est trop grave pour opérer le changement avant le débarquement, l'infirmier-major tient compte des effets qu'ils emportent et charge l'infirmier qui doit accompagner le convoi à l'hôpital de les rapporter à bord.

ANNEXE.

NOMENCLATURE GÉNÉRALE DES MALADIES
SUIVIE D'UN INDEX ALPHABÉTIQUE.

PREMIÈRE SECTION.
MALADIES INFECTIEUSES ET PARASITAIRES.

1. Rougeole :
    a. Simple.
    b. Compliquée.
2. Rubéole.
3. Scarlatine :
    a. Simple.
    b. Compliquée.
4. Variole.
5. Varicelle.
6. Dengue.
7. Suette miliaire.
8. Érysipèle :
    a. Médical.
    b. Chirurgical.
9. Érythèmes polymorphes infectieux.
10. Rhumatisme articulaire aigu :
    a. Sans complications.
    b. Avec complications cardiaques.
    c. Autres complications.
11. Grippe :
    a. Simple.
    b. Compliquée.

12. Oreillons :
 a. Simples.
 b. Avec orchite simple.
 c. Avec orchite double.
 d. Autres complications.

13. Diphtérie.

13 *bis.* Porteurs de bacilles diphtériques.

14. Coqueluche.

15. Méningite cérébro-spinale aiguë, dite épidémique
 a. A méningocoques.
 b. A paraméningocoques.
 c. Autres germes.

15 *bis.* Porteurs de germes de la méningite cérébro-spinale.

16. Paralysie spinale aiguë de l'adulte (poliomyélite infectieuse aiguë).

17. Embarras gastrique fébrile.

18. Fièvres paratyphoïdes.

19. Fièvre typhoïde :
 a. Sujets non vaccinés.
 b. Sujets vaccinés [1].

19 *bis.* Porteur de bacilles typhiques ou paratyphiques.

20. Fièvre à phlébotomus.

21. Mélitococcie (fièvre ondulante, fièvre de Malte ou méditerranéenne).

22. Typhus exanthématique.

23. Choléra :
 a. Sporadique, nostras.
 b. Épidémique, asiatique.

24. Peste.

25. Fièvre jaune et fièvre inflammatoire [2].

26. Dysenterie bacillaire.

---

[1] Ne comprendre dans ce numéro que les malades qui ont reçu le nombre règlementaire d'injections vaccinantes et dont la fièvre typhoïde aura débuté quinze jours au moins après la dernière de ces injections.

[2] Spécifier.

27. Dysenterie amibienne :
    a. Aiguë.
    b. Chronique.
    c. Avec hépatite suppurée.
    d. Autres complications.

28. Diarrhée chronique des pays chauds.

29. Paludisme de première invasion :
    a. Fièvre intermittente, rémittente ou continue.
    b. Accès pernicieux.
    c. Anémie ou cachexie.
    d. Autres manifestations (formes larvées).

29 *bis*. Paludisme de deuxième invasion et récidives :
    a. Fièvre intermittente, rémittente ou continue.
    b. Accès pernicieux.
    c. Anémie ou cachexie.
    d. Autres manifestations (formes larvées).

30. Fièvre bilieuse hémoglobinurique.

31. Leishmanioses :
    a. Bouton de Biskra.
    b. Kala-Azar.

32. Trypanosomiase (maladie du sommeil).

33. Spirilloses :
    a. Fièvre récurrente.
    b. Tick-fever.
    c. Framboesia. Pian.

34. Phagédénisme et ulcères phagédéniques des pays chauds.

35. Pourriture d'hôpital.

36. Septicémie et pyohémie.

37. Gangrène gazeuse.

38. Tétanos.

39. Charbon.

40. Rage.

41. Morve. Farcin.

42. Lèpre.

Marin infirmier.

43. Tuberculose :
  - *a.* Tuberculose pulmonaire fermée.
  - *b.* Tuberculose pulmonaire ouverte [1].
  - *c.* Tuberculose du larynx.
  - *d.* Tuberculose pleurale.
  - *e.* Tuberculose péritonéale.
  - *f.* Tuberculose méningée.
  - *g.* Tuberculose vertébrale.
  - *h.* Tuberculose osseuse et articulaire.
  - *i.* Tuberculose génito-urinaire.
  - *j.* Tuberculose ganglionnaire.
  - *k.* Autres localisations tuberculeuses.
  - *l.* Tuberculose miliaire aiguë.

44. Blennorrhagie :
  - *a.* Aiguë simple.
  - *b.* Chronique simple.
  - *c.* Complications diverses de la blennorrhagie aiguë ou chronique.

45. Syphilis :
  - *a.* Primaire.
  - *b.* Secondaire.
  - *c.* Tertiaire.

46. Chancre mou :
  - *a.* Simple.
  - *b.* Compliqué (adénite suppurée).

47. Actinomycose.

48. Sporotrichose.

49. Pied de Madura.

50. Tænias.

51. Cysticercose.

52. Kystes hydatiques :
  - *a.* Du foie.
  - *b.* Autres localisations.

53. Ankylostomiase.

54. Trichinose.

[1] Comprendre les hémoptysies dans le n° 43 *b.*

55. Distomatose :
  a. D. hœmatobium (Bilharziose).
  b. Autres variétés.
56. Filarioses :
  a. Du sang [1] (filaires du sang : F. de Bancroft, F. Loa, F. perstans, etc.
  b. Des tissus (filaire de Médine, dracunculose).
57. Autres helminthiases (lombrics, oxyures).

DEUXIÈME SECTION.

MALADIES DIVERSES.

58. Développement physique insuffisant [2].
59. Faiblesse organique et troubles organiques suspects [3] (imminence tuberculeuse).
60. Courbature simple ou fébrile.
61. Faiblesse générale, suite de maladies aiguës.
62. Anémie des pays chauds.
63. Affections du sang :
  a. Anémie pernicieuse progressive.
  b. Purpura.
  c. Hémophilie.
  d. Leucémie.
  e. Autres affections.

[1] Classer dans ce numéro les différentes manifestations pathologiques de la filaire de Bancroft : varices lymphatiques et adénolymphocèle; ascite et pleurésie chyleuses; hydrocèle chyleuse; hématochylurie; éléphantiasis.

[2] Classer dans ce numéro les **réformes prononcées pour insuffisance physique** : taille, poids, périmètre thoracique; développement musculaire.

[3] Classer dans ce numéro tout malade qui, à défaut **de signes** objectifs permettant le diagnostic d'une maladie déterminée, présente un état pathologique caractérisé par les symptômes suivants : anémie, faiblesse générale, instabilité thermique et vaso-motrice, troubles dyspeptiques, amaigrissement avec ou sans modifications des **phénomènes** respiratoires du sommet des poumons.

Toutefois, lorsqu'il sera possible d'affirmer l'existence d'une localisation tuberculeuse, même à son début, le malade sera classé suivant l'organe atteint dans une des divisions du n° 43 «Tuberculose».

64. Affections de la rate.

65. Affections du corps thyroïde :

    a. Goître simple.
    b. Goître exophtalmique.
    c. Autres affections et insuffisance thyroïdienne.

66. Affections des capsules surrénales et insuffisance surrénale.

67. Affections du corps pituitaire et insuffisance hypophysaire.

68. Rhumatismes chroniques [1].

69. Goutte.

70. Glycosuries et diabète sucré.

71. Diabète azoturique.

72. Polyurie essentielle.

73. Phosphaturie.

74. Obésité.

75. Affections dystrophiques [2] :

    a. De la peau et du tissu cellulaire.
    b. Des muscles.
    c. Du squelette.

76. Scorbut.

77. Béribéri.

78. Intoxications alimentaires :

    a. Par conserves.
    b. Par viandes avariées.
    c. Autres causes.

79. Alcoolisme :

    a. Aigu et delirium tremens.
    b. Chronique.

---

[1] Comprendre dans ce numéro l'arthrite chronique déformante.
[2] Comprendre dans ces numéros les affections dystrophiques
d'origines indéterminées, telles que : *a.* sclérodermie, adipose douloureuse de Dercum, etc.; *b.* maladies de Thomsen; paralysie musculaire pseudo-hypertrophique, etc.; *c.* rachitisme, ostéomalacie, etc.

80. Intoxication chronique :
    a. Par l'opium.
    b. Par la morphine.
    c. Par la cocaïne.
    d. Par le plomb (saturnisme).
    e. Autres variétés.
81. Fistules et tumeurs congénitales (kystes **branchiaux** et dermoïdes).
82. Tumeurs bénignes [1].
83. Tumeurs malignes :
    a. Cancer (quel qu'en soit le siège).
    b. Ostéosarcôme (quel qu'en soit le siège).
    c. Autres variétés (quel qu'en soit le siège).

TROISIÈME SECTION.

AFFECTIONS DES FOSSES NASALES, DE LA CAVITÉ BUCCALE, DES GLANDES SALIVAIRES ET DU PHARYNX.

84. Rhinites et rhino-pharyngites :
    a. Aiguës.
    b. Chroniques.
85. Épistaxis.
86. Polypes muqueux des fosses nasales,
87. Ozène.
88. Affections de la cloison et des cornets.
89. Sinusites.
90. Bec-de-lièvre.
91. Affections des dents :
    a. Carie dentaire et denture insuffisante consécutive.
    b. Accidents d'éruption de la dent de sagesse.
    c. Autres affections des dents et complications.

[1] Ne pas comprendre dans ce numéro l'ostéome musculaire et les tumeurs bénignes de certains organes qui se trouvent indiquées dans la nomenclature : polypes des fosses nasales, n° 86: polypes naso-pharyngiens, n° 103 ; polypes du larynx, n° 137 ; polypes du rectum ou de l'anus, n° 130 ; ostéome musculaire, n° 222.

92. Stomatite simple.

93. Stomatite ulcéro-membraneuse.

94. Glossite.

95. Grenouillette.

96. Parotidite non ourlienne.

97. Phlegmon du plancher de la bouche (angine de Ludwig).

98. Angine et amygdalite aiguës.

99. Angine fuso-spirillaire (angine de Vincent).

100. Amygdalite et péri-amygdalite phlegmoneuses.

101. Hypertrophie des amygdales.

102. Végétations adénoïdes.

103. Fibrome naso-pharyngien.

104. Autres affections des fosses nasales, de la cavité buccale, des glandes salivaires et du pharynx.

QUATRIÈME SECTION.

AFFECTIONS DE L'ABDOMEN ET DES ORGANES DIGESTIFS.

105. Corps étrangers de l'œsophage et de l'estomac.

106. Rétrécissement de l'œsophage [2].

107. Embarras gastrique simple.

108. Gastralgie.

109. Dyspepsie.

110. Dilatation de l'estomac.

111. Ulcères de l'œsophage, de l'estomac, du duodenum et leurs complications (hématémèse).

112. Gastrite chronique.

113. Diarrhées aiguës et entérites aiguës.

114. Entérite muco-membraneuse.

[1] Ne pas comprendre dans ce numéro le rétrécissement d'origine cancéreuse.

115. Appendicite :
> *a.* **Aiguë sans complication.**
> *b.* **Aiguë avec complications** (typhlite, pérityphlite, péritonite).
> *c.* **Chronique ou refroidie avec ou sans complications.**

116. Occlusion intestinale et complications (typhlite, pérityphlite, péritonite).

117. Congestion et hypertrophie du foie [1].

118. Cirrhoses du foie :
> *a.* Atrophiques.
> *b.* Hypertrophiques.

119. Ictère :
> *a.* Simple ou catarrhal.
> *b.* Infectieux ou grave.

120. Cholécystites.

121. Lithiase biliaire, coliques hépatiques.

122. Pancréatites.

123. **Éventrations.**

124. Hernie simple :
> *a.* Inguinale.
> *b.* De la ligne blanche et épigastrique.
> *c.* Ombilicale.
> *d.* Crurale.
> *e.* Autres variétés.

124 *bis.* Récidive de hernie après intervention chirurgicale pour cure radicale.

125. Hernie étranglée (quel qu'en soit le siège).

126. Ptose des viscères abdominaux (rein excepté).

127. Prolapsus du rectum.

128. Rétrécissement du rectum [2].

129. Corps étranger du rectum.

130. Polypes de l'anus et du rectum.

---

[1] L'hépatite suppurée amibienne est classée à la section I, n° 27 *c.*

[2] Ne pas comprendre dans ce numéro le rétrécissement d'origine cancéreuse.

131. Fissures à l'anus.

132. Abcès et fistules de la région ano-périnéale.

133. Autres affections de l'abdomen et des organes digestifs.

CINQUIÈME SECTION.

AFFECTIONS DES ORGANES RESPIRATOIRES ET DU MÉDIASTIN.

134. Corps étranger des voies aériennes.

135. Sténose des voies aériennes.

136. Œdème de la glotte.

137. Polypes et autres tumeurs bénignes du larynx.

138. Laryngite [1] :
    a. Aiguë.
    b. Chronique.

139. Trachéite et bronchite aiguës.

140. Broncho-pneumonie et bronchite capillaire.

141. Pneumonie :
    a. Aiguë.
    b. Chronique.

142. Congestions aiguës du poumon [2] et hémoptysie non tuberculeuse.

143. Œdème aigu du poumon.

144. Embolie pulmonaire.

145. Abcès du poumon et gangrène pulmonaire.

146. Catarrhe chronique des bronches et bronchectasie [3].

147. Asthme.

148. Emphysème pulmonaire.

149. Pleurésie sèche, pleurite.

---

[1] Ne pas comprendre dans ce numéro la laryngite tuberculeuse.

[2] Comprendre dans ce numéro : la congestion aiguë à forme pneumonique (maladie de Woilliez), la congestion pleuro-pulmonaire, la fluxion de poitrine, la spléno-pneumonie.

[3] Ne pas comprendre dans ce numéro la bronchite tuberculeuse.

150. Pleurésie :
  a. Aiguë séro-fibrineuse.
  b. Chronique.

151. Pleurésie :
  a, Purulente.
  b. Pneumothorax.

152. Symphyse pleurale.

153. Autres affections des organes respiratoires.

154. Affections du médiastin.

SIXIÈME SECTION.

AFFECTIONS DE L'APPAREIL CIRCULATOIRE [1].

155. Syncope.

156. Péricardite :
  a. Aiguë.
  b. Chronique.

157. Endocardite aiguë.

158. Endocardite chronique, lésions valvulaires du cœur, dégénérescence graisseuse.

159. Maladies du myocarde.

160. Asystolie.

161. Troubles fonctionnels du cœur :
  a. Palpitations.
  b. Autres troubles fonctionnels.

162. Angine de poitrine.

163. Aortite aiguë ou chronique.

164. Artérite :
  a. Aiguë.
  b. Chronique; artério-sclérose.
  c. Gangrène par oblitération artérielle.

165. Anévrismes :
  a. De l'aorte.
  b. Autres localisations.

[1] L'hypertrophie du cœur sera rattachée à sa cause pathologique.

166. Phlébite, thrombose.
167. Varices et ulcères variqueux.
168. Hémorroïdes.
169. Varicocèle.
170. Autres affections de l'appareil circulatoire.

SEPTIÈME SECTION.

AFFECTIONS DE L'APPAREIL GÉNITO-URINAIRE.

171. Albuminuries fonctionnelles [1].
172. Néphroptose.
173. Néphrite aiguë [2].
174. Néphrite chronique.
175. Lithiase urinaire et coliques néphrétiques.
176. Pyélites et pyélo-néphrite.
177. Périnéphrites et phlegmons périnéphritiques.
178. Cystite :
    a. Aiguë.
    b. Chronique.
179. Calculs vésicaux et corps étrangers de la vessie.
180. Prostatites.
181. Hypertrophie de la prostate.
182. Corps étrangers de l'urèthre et complications
183. Rétrécissement de l'urèthre et complications.
184. Balanite, végétations,
185. Phimosis, paraphimosis.
186. Hypospadias, épispadias.
187. Hydrocèle, hématocèle.
188. Kystes de la vaginale, du cordon, de l'épididyme.
189. Ectopie testiculaire (cryptorchidie, etc.).

[1] Comprendre dans ce numéro les albuminuries qui ne sont pas en rapport avec une lésion organique du rein.
[2] Suivant le cas. l'hématurie sera comprise dans le n° 173 ou 174.

190. Atrophie testiculaire et troubles consécutifs.

191. Autres affections de l'appareil génito-urinaire :

    a. Orchite aiguë ou chronique, d'origine non spécifique.

    b. Spermatorrhée.

    c. Urétrhite non blennorrhagique.

HUITIÈME SECTION.

AFFECTIONS DU SYSTÈME NERVEUX.

192. Méningites aiguës (autres que la méningite cérébro-spinale dite épidémique, la méningite tuberculeuse, syphilitique ou d'origine otique).

193. Abcès du cerveau [1] et du cervelet.

194. Congestion cérébrale.

195. Hémorragie cérébrale et accidents consécutifs.

196. Ramollissement cérébral.

197. Tumeurs du cerveau et du cervelet.

198. Atrophie musculaire progressive.

199. Ataxie locomotrice.

200. Sclérose en plaques.

201. Myélites :

    a. Aiguës.

    b. Chroniques.

202. Épilepsie :

    a. Essentielle.

    b. Traumatique.

203. Hystérie.

204. Incontinence nocturne d'urine.

205. Névrose traumatique.

206. Neurasthénie, psychasténie.

207. Chorée.

---

[1] Ne pas comprendre dans ce numéro les abcès consécutifs à l'otite moyenne suppurée (voir n° 263).

208. Paralysie agitante.

209. Tics et tremblements essentiels.

210. Dégénérescence mentale, idiotie, imbécillité.

211. Confusion mentale :
    a. Aiguë.
    b. Chronique (démence précoce).

212. Manie, mélancolie ou psychose maniaque dépressive.

213. Psychoses systématiques essentielles aiguës ou chroniques, délires systématisés.

214. Paralysie générale progressive.

215. Névrites :
    a. Névrite traumatique.
    b, Névrites et polynévrites non traumatiques.

216. Névralgie :
    a. Faciale.
    b. Intercostale.
    c, Sciatique.
    d. Autres localisations.

217. Paralysie :
    a. Radiculaire.
    b. Faciale.
    c. Radiale.
    d. Autres localisations.

218. Troubles trophiques :
    a. Mal perforant.
    b. Asphyxie locale et gangrène symétrique des extrémités.

219. Autres affections du système nerveux :
    a. Système nerveux central (syringomyélie, etc.)
    b. Système nerveux périphérique,

NEUVIÈME SECTION.

AFFECTIONS DE L'APPAREIL LOCOMOTEUR.

220. Myalgies (lumbago), etc.

221. Myosites.

222. Ostéome musculaire.

223. Rétraction des aponévroses, des tendons ou des muscles.

224. Ténosite et synovite aiguë, sèche ou séreuse.

225. Synovite suppurée.

226. Hygromas, kystes synoviaux.

227. Exostose et hyperostose.

228. Périostite aiguë ou chronique [1].

229. Ostéo-myélite [2] :

    a. Aiguë.
    b. Chronique.

230. Anomalies et malformations du squelette (tronc et membres [3] :

    a. Hallus valgus.
    b. Orteil en marteau ou chevauchement d'orteil.
    c. Autres variétés.

231. Complications tardives des traumatismes, des articulations ou du squelette :

    a. Arthrite, hydartrose ou périarthrite chroniques.
    b. Ankylose.
    c. Périostite et ostéite.
    d. Cals douloureux ou exubérants.
    e. Cals vicieux avec déformation ou raccourcissement du membre.
    f. Pseudarthrose,
    g. Troubles trophiques et autres accidents.

232. Corps étranger articulaire.

233. Hydarthrose d'origine non traumatique.

234. Arthrite d'origine non traumatique.

235. Ankylose d'origine non traumatique.

236. Panaris :

    a. Superficiels.
    b. Profonds.

237. Pieds plats et tarsalgie.

[1] Ne pas comprendre dans ce numéro les périostites ou ostéites suite de traumatismes.
[2] Indiquer le siège et la nature.

238. Pied forcé, fracture et périostite des métatarsiens con-
sécutives à la marche.

239. Autres affections de l'appareil locomoteur.

DIXIÈME SECTION.

AFFECTIONS DES YEUX.

240. Affections des paupières :
    a. Blépharites.
    b. Entropion, ectropion.

241. Affections des voies lacrymales :

242. Trachôme, conjonctivite granuleuse :
    a. Aiguë.
    b. Chronique.

243. Conjonctivite :
    a. Aiguë.
    b. Chronique.

244. Kératites.

245. Taie de la cornée.

246. Iritis :
    a. Iritis.
    b. Irido-choroïdite.

247. Cataracte :
    a. Spontanée.
    b. Traumatique.

248. Glaucome.

249. Affections du corps vitré.

250. Affections de la choroïde et de la rétine :
    a. Choroïdites.
    b. Rétinites.

251. Affections du nerf optique.

252. Ophtalmie sympathique.

253. Amblyopie, amaurose.

254. Vices de réfraction :
    a. Myopie.
    b. Hypermétropie.
    c. Astigmatisme.

255. Héméralopie.
256. Daltonisme.
257. Strabisme.
258. Autres affections des yeux :
    a. Ophtalmie purulente non blennorrhagique.
    b. Atrophie de la papille.
    c. Mystagmus.

ONZIÈME SECTION.

AFFECTIONS DES OREILLES.

259. Affections du conduit auditif externe et du pavillon de l'oreille.
260. Corps étranger du conduit auditif.
261. Otite moyenne catarrhale aiguë.
262. Otite moyenne suppurée :
    a. Aiguë.
    b. Chronique.
263. Complications des otites moyennes suppurées :
    a. Mastoïdite,
    b. Thrombo-phlébite.
    c. Suppuration intra-cranienne, méningite.
264. Otite scléreuse.
265. Otite interne et labyrinthite.
266. Surdité.
267. Affections de la trompe d'Eustache.
268. Autres affections des oreilles.

DOUZIÈME SECTION.

MALADIES DE LA PEAU ET DES ANNEXES (GLANDES ET POILS), DU TISSU CELLULAIRE, DES VOIES LYMPHATIQUES.

269. Érythème simple (y compris l'érythème solaire).
270. Urticaire.
271. Herpès.

272. Zona.

273. Prurigo.

274. Impétigo.

275. Eczéma :
   a. Aigu.
   b. Chronique.

276. Psoriasis.

277. Ichtyose.

278. Hyperhydrose.

279. Alopécie.

280. Pelade.

281. Érythrasma.

282. Pityriasis.

283. Tricophytie.

284. Favus. -

285. Mycoses exotiques : Tokelau, Caratès Piédra, Khi-Kuen, etc. [1].

286. Dermites et autres accidents produits par des parasites animaux :
   a. Gale.
   b. Myases.
   c. Puce chique.
   d. Autres parasites.

287. Cicatrices et maladies des cicatrices.

288. Kystes sébacés.

289. Furoncle et abcès tubéreux.

290. Anthrax.

291. Ongle incarné, onyxis.

292. Excoriations, abcès et autres accidents locaux légers consécutifs à la marche.

293. Excoriations, ecthyma, abcès et autres accidents locaux légers du cavalier.

294. Abcès et phlegmon circonscrits du tissu cellulaire sous-cutané des diverses régions.

---

[1] Ne pas comprendre dans ce numéro le Pied de Madura, classé au n° 49.

295. Adéno-phlegmon et phlegmon du tissu cellulaire sous-aponévrotique et du tissu cellulaire profond des diverses régions [1].

296. Lymphangite et adénite aiguës.

297. Adénite chronique [2].

298. Affections des glandes mammaires.

299. Autres affections (les spécifier) :

    a. De la peau et de ses annexes (acné, lupus, lichen, rupia, pemphigus, etc., non spécifiques).

    b. Des organes lymphatiques.

TREIZIÈME SECTION.

LÉSIONS TRAUMATIQUES.

§ 1er. LÉSIONS TRAUMATIQUES DES PARTIES MOLLES (NON COMPRIS LES RUPTURES MUSCULAIRES OU TENDINEUSES, LES ENTORSES ET LES LUXATIONS).

300. Lésions des régions du crâne :

    a. Lésions du cuir chevelu.

    b. Lésions de l'encéphale et de ses enveloppes (commotion cérébrale sans fracture).

    c. Lésions de l'oreille et de ses cavités.

301. Lésions des régions du rachis :

    a. Lésions des parties molles superficielles.

    b. Lésions de la moelle épinière et de ses enveloppes (hématorachis et commotion de la moelle sans fracture).

302. Lésions de la face (globes oculaires exceptés) :

    a. Lésions des parties molles superficielles.

    b. Lésions de la cavité orbitaire et de son contenu (à l'exclusion de l'œil).

    c. Lésions des fosses nasales et de leurs annexes.

    d. Lésions de la cavité buccale et de ses organes.

---

[1] Ne pas comprendre dans ce numéro le phlegmon du plancher de la bouche et la périnéphrite suppurée, classés aux nos 97 et 177.

[2] Ne pas comprendre dans ce numéro les adénites tuberculeuses, syphilitiques, cancéreuses ou chancrelleuses.

303. Lésions des globes oculaires :
   a. Sans altération de l'acuité visuelle.
   b. Avec diminution partielle de l'acuité visuelle.
   c. Avec perte totale de la vision d'un œil.
   d. Avec perte totale de la vision des deux yeux (cécité absolue).

304. Lésions du cou :
   a. Lésions des téguments, muscles et tendons [1].
   b. Lésions des principaux vaisseaux et nerfs.
   c. Lésions des organes.

305. Lésions du thorax :
   a. Lésions des parois.
   b. Lésions de la cavité thoracique et de ses organes.

306. Lésions de l'abdomen :
   a. Lésions des parois.
   b. Lésions de la cavité abdominale et de ses organes.

307. Lésions de la région lombaire :
   a. Lésions des parois.
   b. Lésions des organes profonds (reins, bassinet, vaisseaux et nerfs).

308. Lésions du bassin :
   a. Lésions des parois.
   b. Lésions de la cavité pelvienne et de ses organes.

309. Lésions du périnée, du scrotum et du pénis :
   a. Lésions des téguments et des parties molles superficielles.
   b. Lésions des organes (urètre, cordon, testicule).

310. Lésions de l'épaule et de la région claviculaire :
   a. Lésions des téguments, des muscles et tendons [2].
   b. Lesions des principaux vaisseaux et nerfs.
   c. Lésions articulaires autres que les entorses et les luxations.

---

[1] Comprendre dans ce numéro tout traumatisme des parties molles n'intéressant ni les principaux vaisseaux ou nerfs, ni les organes de la face ou du cou.

[2] Comprendre dans ce numéro tout traumatisme des parties molles n'intéressant ni les principaux vaisseaux ou nerfs, ni les articulations.

311. Lésions du bras :

    a. Lésions des téguments, des muscles et tendons [1].
    b. Lésions des principaux vaisseaux et nerfs.

312. Lésions du coude :

    a. Lésions des téguments, des muscles et tendons [1].
    b. Lésions des principaux vaisseaux et nerfs.
    c. Lésions articulaires autres que les entorses et les luxations.

313. Lésions de l'avant-bras :

    a. Lésions des téguments, des muscles et tendons [1].
    b. Lésions des principaux vaisseaux et nerfs.

314. Lésions du poignet :

    a, Lésions des téguments, des muscles et tendons [1].
    b. Lésions des principaux vaisseaux et nerfs.
    c. Lésions articulaires autres que les entorses et les luxations.

315. Lésions de la main et des **doigts** :

    a. Lésions des téguments, des muscles et tendons [1].
    b. Lésions des principaux vaisseaux et nerfs.
    c. Lésions articulaires autres que les entorses et les luxations.

316. Lésions de la hanche :

    a. Lésions des téguments, des muscles et tendons [1].
    b. Lésions des principaux vaisseaux et nerfs.
    c. Lésions articulaires autres que les entorses et les luxations.

317. Lésions de la cuisse :

    a. Lésions des téguments, des muscles et tendons [1].
    b. Lésions des principaux vaisseaux et nerfs.

318. Lésions du genou :

    a. Lésions des téguments, des muscles et tendons [1].
    b. Lésions des principaux vaisseaux et nerfs.
    c. Lésions articulaires autres que les entorses et les luxations.

---

[1] Comprendre dans ce numéro tout traumatisme des parties molles n'intéressant ni les principaux vaisseaux ou nerfs, ni les articulations.

319. Lésions de la jambe :
> *a.* Lésions des téguments, des muscles et tendons [1].
> *b.* Lésions des principaux vaisseaux et nerfs.

320. Lésions du cou-de-pied :
> *a.* Lésions des téguments, des muscles et tendons [1].
> *b.* Lésions des principaux vaisseaux et nerfs.
> *c.* Lésions articulaires autres que les entorses et les luxations.

321. Lésions du pied et des orteils :
> *a.* Lésions des téguments, des muscles et tendons [1].
> *b.* Lésions des principaux vaisseaux et nerfs.
> *c.* Lésions articulaires autres que les entorses et les luxations,

§ 2. RUPTURES MUSCULAIRES OU TENDINEUSES ET ENTORSES.

322. Rupture musculaire ou aponévrotique, hernie musculaire, hématome.

323. Rupture de tendons.

324. Entorse du genou avec ou sans hémo-hydarthrose.

325. Entorse tibio et médiotarsienne.

326. Autres entorses.

§ 3. LUXATIONS.

327. Luxation de la colonne vertébrale.

328. Luxation du maxillaire inférieur.

329. Luxation de l'épaule.

330. Luxation de la clavicule.

331. Luxation du coude.

332. Luxation du poignet et des os du carpe.

333. Luxation du pouce.

334. Luxation de la hanche.

335. Luxation de la rotule.

---

[1] Comprendre dans ce numéro tout traumatisme des parties molles n'intéressant ni les principaux vaisseaux ou nerfs, ni les articulations.

336. Luxation du genou.

337. Luxation du cou-de-pied.

338. Autres luxations.

§ 4. FRACTURES.

339. Fractures du crâne :
  a. De la voûte.
  b. De la base.

340. Fracture de la colonne vertébrale.

341. Fracture des os de la face, non compris le maxillaire inférieur.

342. Fracture du maxillaire inférieur.

343. Fracture des côtes et du sternum.

344. Fracture du bassin.

345. Fracture de la clavicule.

346. Fracture articulaire de l'épaule.

347. Fracture du bras.

348. Fracture articulaire du coude.

349. Fracture de l'avant-bras.

350. Fracture de l'extrémité inférieure du radius.

351. Fracture du carpe, du métacarpe et des doigts.

352. Fracture articulaire de la hanche.

353. Fracture de la cuisse.

354. Fracture de la rotule.

355. Autres fractures articulaires du genou.

356. Fracture de la jambe.

357. Fracture maliéolaire du cou-de-pied.

358. Fracture de l'astragale et du calcanéum.

359. Fracture du tarse antérieur, du métatarse et des orteils.

§ 5. MUTILATION PAR ACCIDENT OU BLESSURE DE GUERRE.

360. Mutilation par accident ou blessure de guerre du membre supérieur :

    a. Perte partielle ou totale d'un ou plusieurs doigts.
    b. Perte partielle ou totale de la main.
    c. Perte partielle ou totale de l'avant-bras.
    d. Perte partielle du bras.
    e. Perte totale du membre supérieur.

361. Mutilation par accident ou blessure de guerre du membre inférieur :

    a. Perte partielle ou totale d'un ou plusieurs orteils.
    b. Perte partielle ou totale du pied.
    c. Perte partielle ou totale de la jambe.
    d. Perte partielle de la cuisse.
    e. Perte totale du membre inférieur.

§ 6. TRAUMATISMES IMMÉDIATEMENT MORTELS.

362. Tué à l'ennemi [1].

363. Mort par accident [2].

§ 7. CORPS ÉTRANGERS D'ORIGINE TRAUMATIQUE ET ACCIDENTS CONSÉCUTIFS.

364. Corps étrangers d'origine traumatique et accidents consécutifs [3].

    a. Corps étranger des parties molles superficielles.
    b. Corps étranger des tissus et des organes profonds.
    c. Corps étranger du squelette.

[1] Comprendre dans ce numéro les blessures de guerre immédiatement ou très rapidement mortelles, lorsque la nature des lésions produites n'a pu être déterminée.

[2] Comprendre dans ce numéro tout traumatisme autre que les blessures de guerre immédiatement et très rapidement mortelles, lorsque la nature des lésions produites n'a pu être déterminée.

[3] Ne comprendre dans ce numéro que les accidents éloignés qui résultent de la persistance d'un corps étranger dans les tissus ou les organes.

QUATORZIÈME SECTION.

ACCIDENTS DIVERS.

365. Coup de chaleur atmosphérique, insolation.

366. Brûlures :

    a. Par agents thermiques.

    b. Par agents caustiques ou chimiques.

367. Accidents d'incendie (brûlures ou asphyxie).

368. Autres accidents dus à la chaleur [1].

369. Accidents produits par le froid :

    a. Accidents locaux (engelures, gelures).

    b. Accidents généraux.

370. Accidents produits par la foudre.

371. Accidents produits par l'électricité.

372. Accidents produits par les rayons X et le radium.

373. Submersion accidentelle, noyés.

374. Asphyxie accidentelle et intoxication par des gaz toxiques :

    a. Au cours de la manipulation ou de la combustion des poudres et explosifs.

    b. Appareils de chauffage ou d'éclairage.

    c. Autres variétés.

375. Morsures par des animaux suspects de rage [2].

376. Morsures et piqûres venimeuses [3] (scorpions, vipères, etc.) à spécifier.

377. Blessures par des armes empoisonnées.

378. Piqûres anatomiques et accidents consécutifs.

---

[1] Comprendre dans ce numéro les coups de chaleur survenus dans les chaufferies.

[2] Comprendre exclusivement dans ce numéro les cas traités par la vaccination antirabique.

[3] Les morsures et piqûres non venimeuses seront portées au numéro des lésions produites (13e section).

379. Accidents de vaccination :

    a. Vaccination antivariolique.
    b. Vaccination antityphoïdique.
    c. Autres vaccinations.

380. Accidents de sérothérapie, anaphylaxie.

381. Empoisonnements accidentels, quelle qu'en soit la cause.

382. Mort subite de cause inconnue.

383. Disparus et disparus en mer.

384. Assassinés.

385. Exécutés.

386. Suicides et tentatives de suicide :

    a. Par coup de feu.
    b. Par arme blanche.
    c. Par asphyxie.
    d. Par submersion.
    e. Par pendaison.
    f. Par empoisonnement.
    g. Par précipitation.
    h. Par écrasement.
    i. Autres causes,

QUINZIÈME SECTION.

387. Maladies simulées (indiquer la maladie simulée).

388. Maladies provoquées (indiquer la maladie provoquée).

389. Mutilations volontaires (indiquer la nature des lésions).

390. Malades en observation :

    a. Pour expertise médico-légale.
    b. Pour autres causes (indiquer les causes).

391. Évacués.

SEIZIÈME SECTION.

392. Maladies des femmes :

    a. Ovaires.
    b. Trompes.
    c. Utérus.
    d. Vagin et vulve.
    e. Seins.

393. Accouchement normal et ses suites :
    a. Accouchement simple.
    b. Gémellité.
    c. Accidents de l'allaitement.

394. Complications de grossesse :

    a. Complications médicales intéressant les divers appareils.
    b. Complications chirurgicales, traumatismes et interruptions accidentelles de la grossesse.
    c. Mort du fœtus.
    d. Avortement.
    e. Accouchement prématuré.
    f. Infection puerpérale.

INDEX ALPHABÉTIQUE

DE

LA NOMENCLATURE GÉNÉRALE DES MALADIES

AVEC LES NUMÉROS CORRESPONDANTS.

————

NOTA. — Toute maladie qui n'est pas mentionnée dans l'index est classée au numéro «Autres affections» de l'organe ou de l'appareil intéressé; s'il s'agit d'une affection symptomatique, elle est rattachée à sa cause pathologique.

————

A

Abcès du cerveau et du cervelet :
    Suite d'otite suppurée, n° 263 c.
    Autres variétés, n° 193.
Abcès du foie d'origine amibienne, n° 27 c.
Abcès du poumon, n° 145.
Abcès et fistule de la région ano-périnéale, n° 132.
Abcès et phlegmon circonscrit du tissu cellulaire sous-cutané des diverses régions, n° 294.
Abcès tubéreux, n° 289.
Abdomen (Autres affections de l'), n° 133.
Accès pernicieux :
    Paludisme de première invasion, n° 29 b.
    Paludisme de deuxième invasion, n° 29 bis b.
Accidents de l'allaitement, n° 393 c.
Accidents d'éruption de la dent de sagesse, n° 91 b.
Accidents produits par des parasites animaux (Puce chique, Myases, Phtiriase, etc.), n° 286.
Accidents (mort par accident), n° 363.
Accidents divers. (Voir : sections XIII et XIV.)
Accouchement et ses suites, n° 393.
Accouchement prématuré, n° 394 e.

Acné, n° 299 a.

Actinomycose, n° 47.

Adénite aiguë, n° 296.

Adénite chancrelleuse, n° 46 b.

Adénite chronique non tuberculeuse, n° 297.

Adénite syphilitique. (Voir : Syphilis.)

Adénite tuberculeuse, n° 43 l.

Adéno-phlegmon et phlegmon du tissu cellulaire sous-aponévrotique et du tissu cellulaire profond des diverses régions :

    Phlegmon du plancher de la bouche, n° 97.

    Périnéphrite suppurée, n° 177.

    Autres phlegmons profonds des diverses régions, n° 295.

Affections (Autres) (affections non classées dans la nomenclature :

    Du sang, n° 63 c.

    Du corps thyroïde et insuffisance thyroïdienne, n° 65 c.

    Des fosses nasales, de la cavité buccale, des glandes salivaires et du pharynx, n° 104.

    Des dents et complications, n° 91 c.

    De l'abdomen et des organes digestifs, n° 133.

    De l'appareil circulatoire, n° 170.

    Des organes respiratoires, n° 153.

    De l'appareil génito-urinaire, n° 191.

    Du système nerveux central, n° 219 a.

    Du système nerveux périphérique, n° 219 b.

    De l'appareil locomoteur, n° 239.

    Des yeux, n° 258.

    Des oreilles, n° 268.

    De la peau, n° 299 a.

    Des voies lymphatiques, n° 299 b.

Affections distrophiques de nature indéterminée :

    De la peau et du tissu cellulaire, n° 75 a.

    Des muscles, n° 75 b.

    Du squelette. n° 75 c.

Albumineries fonctionnelles, n° 171.

Alcoolisme :

    Aigu, delirium tremens, n° 79 a.

    Chronique, n° 79 b.

Alopécie, n° 279.

B

C

    Marin infirmier.

D

Dystrophies. Affections distrophiques, de nature indéterminée :
De la peau et du tissu cellulaire, n° 75 a.
Des muscles, n° 75 b.
Du squelette, n° 75 c.

E

Ecthyma des cavaliers, n° 293.
Ectopie testiculaire, n° 189.
Ectropia, n° 240 b.
Eczéma :
Aigu, n° 275 a.
Chronique, n° 275 b.
Électricité (Accidents produits par l'), n° 371.
Elephantiasis de la filariose, n° 56 a.
Embarras gastrique fébrile, n° 17.
Embarras gastrique simple, n° 107.
Embolie pulmonaire, n° 144.
Emphysème pulmonaire, n° 148.
Empoisonnements accidentels, n° 381.
Endocardite aiguë, n° 157.
Endocardite chronique. Lésions valvulaires du cœur, n° 158.
Engelures, n° 369 a.
Entérites aiguës, n° 113.
Entérite muco-membraneuse, n° 114.
Entéroptose, n° 126.
Entorse du genou et hémo-hydarthrose traumatique, n° 324.
Entorse du cou-de-pied, n° 325.
Entorses (Autres), n° 326.
Entropion, n° 240 b.
Epilepsie :
Essentielle, n° 202 a.
Traumatique, n° 202 b.
Epispadias, n° 186.
Epistaxis, n° 85.
Erysipèle :
Médical, n° 8 a.
Chirurgical, n° 8 b.

G

Goutte, n° 69.

Gravelle urique, oxalique (voir Lithiase rénale).

Grenouillette, n° 95.

Grippe :

    Simple, n° 11 *a*.

    Compliquée, n° 11 *b*.

H

Hallux valgus, n° 230 *a*.

Helminthiases intestinales :

    Tœnias, n° 50.

    Ankylostomiase, n° 53.

    Autres variétés, n° 57.

Helminthiases générales :

    Cysticercose, n° 51.

    Kystes hydatiques : Du foie, n° 52 *a*.

        Autres localisations, n° 52 *b*.

    Trichinose, n° 54.

    Distomatose : *D hæmatobium*. Bilharziose, n° 55 *a*.

        Autres variétés, n° 55 *b*.

    Filariose : Du sang, n° 56 *a*.

        Des tissus, n° 56 *b*.

    Autres helminthiases, n° 57,

Hémarthrose ou hémohydarthrose traumatique du genou (suivant la cause : entorse, n° 324 ; contusion ou plaie articulaires, n° 318 *b* ; luxations, n° 335 ou 336 ; fractures, n° 354 ou 355.

Hématocèle, n° 187.

Hémathochylurie de la filariose, n° 56 *a*.

Héméralopie, n° 255.

Hématémése, n° 111.

Hématome, n° 322.

Hémophilie, n° 63 *c*.

Hémoptysie tuberculeuse, n° 43 *b*.

Hémoptysie non tuberculeuse, n° 142.

Hémorragie cérébrale et accidents consécutifs, n° 195.

Hémorroïdes, n° 168.

Hépatite suppurée amibienne, n° 27 *c*.

Hépatoptose, n° 126.

Hernie étranglée, n° 125.

Hernie simple :

    Inguinale, n° 124 a.

    De la ligne blanche ou épigastrique, n° 124 b.

    Ombilicale, n° 124 c.

    Crurale, n° 124 d.

    Autres variétés, n° 124 e.

Hernie. Récidive après cure radicale, n° 124 bis.

Hernie musculaire, n° 322.

Herpès n° 271.

Hydarthrose chronique suite de traumatisme, n° 231 a.

Hydarthrose d'origine non traumatique, n° 233.

Hydro-hémarthrose traumatique du genou. (Voir : Hémartrose.)

Hydrocèle, Hématocèle, n° 187.

Hygroma, n° 226.

Hyperhidrose, n° 278.

Hypermétropie, n° 254 b.

Hypérostose, n° 227.

Hypertrophie du cœur (sera rattachée à sa cause pathologique).

Hypospadias, Epispadias, n° 186.

Hypothyroïdisme, n° 65 c.

Hystérie, n° 203.

I

Ictère :

    Simple ou catarrhal, n° 119 a.

    Infectieux ou grave, n° 119 b.

Ichtyose, n° 277.

Idiotie, n° 210.

Imbécillité, n° 210.

Imminence tuberculeuse, n° 59.

Impétigo, n° 274.

Incontinence nocturne d'urine, n° 204.

Insuffisance hypophysaire, n° 67.

Insuffisance surrénale, n° 66.

Insuffisance thyroïdienne, n° 65 c.

Insuffisance spermatique ou diastématique, n° 190.

Insolation, n° 365.

M

N

O

P

R

S

T

TROISIÈME PARTIE

NOTIONS PHARMACEUTIQUES

QUE DOIT POSSÉDER L'INFIRMIER GRADÉ

CHAPITRE PREMIER.

GÉNÉRALITÉS.

La pharmacie extemporanée est l'art de préparer les médicaments magistraux.

Les médicaments se divisent en deux grands groupes :

1° Les médicaments *officinaux*, préparés à l'avance au laboratoire; tels sont : l'extrait de quinquina, le sirop de Tolu, l'eau de fleurs d'oranger, les sparadraps, etc.;

2° Les médicaments *magistraux*, qui se préparent au moment du besoin sur prescriptions du médecin; ce sont les potions, les pilules, les cachets, les solutions antiseptiques, etc.; toutes ces préparations se font dans les pharmacies de détail; c'est à leur confection que les infirmiers doivent être initiés; quant aux médicaments officinaux, ceux-ci n'ont presque jamais à les préparer.

Poids et mesures. — Tout médicament, quel qu'il soit, doit être *pesé* avec soin. Toutefois certains produits liquides, peu actifs, peuvent être *mesurés;* c'est ainsi qu'en général on mesure les vins médicinaux, les sirops, les hydrolats et hydrolés et tous les médicaments en solution.

Les mesures de longueur, de poids ou de volume employées en pharmacie dérivent toutes du système métrique. Ce sont : le mètre et ses sous-multiples : le décimètre, le centimètre, le millimètre; le gramme et ses multiples et sous-multiples : kilogramme, hectogramme, décagramme, décigramme, centigramme, milligramme; le litre et ses multiples et sous-multiples : hectolitre, décalitre, décilitre, centilitre et millilitre.

En pharmacie, toutes les prescriptions se font en poids, le *gramme* est l'unité adoptée; il faut excepter toutefois les tisanes qui se prescrivent par litres, et certains médicaments liquides très actifs qui se prescrivent par *gouttes;*

on se sert, dans ce cas, de petits flacons particuliers appelés *compte-gouttes*. (En général on admet, bien à tort, pour tous les liquides, que *vingt gouttes* pèsent *un gramme*.) Enfin, quelquefois le médecin prescrit par *cuillerées* certaines solutions (iodure de potassium, van-swiéten) ou sirops (sirop d'iodure de fer, sirop de Boutigny).

DÉSIGNATION.	POIDS DES DIVERSES CUILLERÉES DES MÉDICAMENTS :		
	À SOUPE.	À DESSERT.	À CAFÉ.
	grammes.	grammes.	grammes.
Liquides aqueux et vins........ .	16	12	4
Liquides alcooliques à 60°.......	12	9	3
Potions	18	13	4.5
Sirops	21	16	5
Huiles.	12	9	3

Sur les cahiers de visite ainsi que sur les étiquettes, les prescriptions en grammes doivent être écrites en chiffres arabes suivis de la lettre *g*, et les prescriptions en gouttes en chiffres romains, ou mieux en toutes lettres.

Balance, Pesées. — Pour peser un médicament on se sert d'un instrument appelé *balance*, composé de trois parties principales : le *fléau*, tige horizontale qui se divise en deux bras; le *couteau*, partie centrale triangulaire fixée au fléau et reposant sur un plan dur et poli; les *bassins* ou *plateaux*.

Deux types de balance sont employés dans les pharmacies : les *trébuchets* ou balances à colonnes pour les petites pesées, et les balances dites à la *Roberval* pour les fortes pesées.

Pour faire une pesée, on commence par placer une feuille de papier dans chacun des plateaux de la balance, car il faut éviter de déposer le médicament sur le métal du plateau, et on s'assure que la balance oscille parfaitement et que l'aiguille fixée au fléau finit par s'arrêter au zéro du cadran; dans le cas contraire, on compense la différence en ajoutant des petits morceaux de papier dans le bassin le plus élevé, ou en rognant le papier du bassin opposé. Cela fait, on place dans un des plateaux de la balance des poids titrés dont la somme doit correspondre exactement à la quantité prescrite de la substance, et, dans l'autre plateau, on fait alors tomber ladite substance jusqu'à ce que l'horizontalité du fléau soit parfaite et que l'aiguille de la balance soit au zéro.

Double pesée. — Avec une balance fausse, mais suffisamment sensible, on peut savoir très exactement le poids d'un corps. Il suffit d'avoir recours à la *double pesée* qui se pratique ainsi : on place l'objet dans un des plateaux, on lui fait équilibre dans l'autre plateau à l'aide d'objets quelconques, grenaille de plomb, sable, etc. L'équilibre étant ainsi rigoureusement obtenu, on enlève le corps de la balance, et on le remplace par des poids marqués, grammes ou subdivisions du gramme, jusqu'à nouveau rétablissement d'équilibre. Le poids ainsi obtenu est exactement celui du corps, car, dans cette double pesée, le corps et les grammes agissent tour à tour sur le même bras du fléau pour faire équilibre à la même résistance.

Dans les pesées de précision, on doit toujours faire usage de la double pesée.

Lorsque l'on a de très petites quantités de médicaments à peser, un centigramme de chlorhydrate de morphine, par exemple, avec des trébuchets ordinaires, il est préférable de faire une pesée dix fois plus forte et de diviser la substance en dix parties égales.

Mesures de capacité. — On utilise en pharmacie :
1° Les mesures de capacité officielles en étain fin, graduées en centilitres ;
2° Des mesures spéciales en étain ou fer-blanc, graduées en grammes ;

3° Des éprouvettes cylindriques ou des verres coniques gradués en centimètres cubes ou en grammes d'eau.

Densimètres. Aréomètres. — La *densité* d'un corps est le poids d'un certain volume de ce corps comparé au poids du même volume d'eau distillée. Ainsi, dire que la densité d'un corps est 13.5, cela vient à dire qu'un litre de ce corps pèse 13 kilogr. 5 alors qu'un litre d'eau ne pèse que 1 kilogramme.

Pour prendre la densité des corps liquides, on se sert de petits appareils en verre appelés *densimètres*, portant sur leur tige une graduation qui indique la densité du liquide dans lequel on les plonge.

Pour cela il suffit de lire le chiffre inscrit sur la tige au point où la surface du liquide affleure. Ces instruments gradués à +15 degrés centigrades ne donnent d'indications exactes qu'à cette température ou à des températures voisines. Des tables spéciales permettent de faire les corrections dues à la température; mais, pratiquement, il suffit de plonger l'éprouvette, dans laquelle est le liquide dont on veut savoir la densité, dans de l'eau refroidie ou tiédie suivant que la température est au-dessus ou au-dessous de 15 degrés centigrades, de manière à amener à 15 degrés la température du liquide.

Les *aréomètres de Baumé*, appelés «pèse-sirops, pèse-sels, pèse-acides, pèse-éthers», etc., sont des instruments analogues aux densimètres et qui indiquent, non pas la densité des liquides, mais seulement leur état de concentration, la graduation de ces instruments étant tout à fait arbitraire. Des tables permettent de connaître les densités qui correspondent aux degrés Baumé; ainsi :

DEGRÉS BAUMÉ.	DENSITÉ.
22 = ...	1.17 (acide chlorhydrique).
29 = ...	1.24 (glycérine).
31 = ...	1.26 (sirop bouillant).
36 = ...	1.32 (sirop froid).
66 = ...	1.84 (acide sulfurique).

La connaissance des densités est nécessaire lorsqu'il s'agit du logement des médicaments. C'est ainsi qu'un flacon d'un litre pourra contenir 1,320 grammes de sirop, tandis qu'on n'y logera que 860 grammes d'alcool à 80 degrés ou 720 grammes d'éther sulfurique.

Alcoomètre centésimal de Gay-Lussac. — C'est un aréomètre spécial qui sert à mesurer la force des liquides spiritueux à la température de + 15 degrés, c'est-à-dire qu'il indique le nombre de centièmes d'alcool pur, en volume, que contiennent ces liquides. Ex. : De l'alcool à 90 degrés contient 90 litres d'alcool pur pour 100 litres. La graduation est telle, que, plongé dans l'eau distillée, l'alcoomètre marque 0 degré, et 100 degrés dans l'alcool absolu.

Comme pour les densimètres, la température du liquide à examiner doit être rapprochée de 15 degrés, sinon l'indication de l'alcoomètre est erronée. Des tables permettent de faire les corrections dues aux températures; à défaut de ces tables, on opère comme avec les densimètres.

Thermomètres. — Les *thermomètres* sont des instruments qui servent à mesurer les températures. Le zéro correspond au point de fusion de la glace, et le degré 100 est le point d'ébullition de l'eau pure. Pour se servir d'un thermomètre, on le plonge dans le milieu dont on veut connaître la température et, avant de faire la lecture, on attend que l'équilibre se soit établi, c'est-à-dire que le niveau du liquide dans la tige du thermomètre soit devenu stationnaire. Suivant les usages auxquels on les destine, les thermomètres ne comprennent qu'une partie de l'échelle comprise entre 0 et 100 degrés : ce sont les thermomètres dits *à échelle fractionnée.*

Les thermomètres les plus usuels dans la Marine sont : les thermomètres ordinaires sur planchettes, pour prendre la température des appartements; les thermomètres avec flotteur en liège pour bains, et les thermomètres *médicaux* destinés à prendre la température du corps humain; ceux-ci sont de deux sortes : les thermomètres médicaux *ordinaires* et les thermomètres médicaux à *maxima*. Ces instruments sont divisés en dixièmes de degré centigrade. Avec les premiers il faut faire la lecture lorsque l'instrument est encore appliqué sur le malade, tandis que les seconds permettent de la faire en dehors, en évitant toutefois de tenir l'instrument par la partie inférieure où se trouve le réservoir du mercure. La lecture faite, on ramène la colonne mercurielle en imprimant quelques légères secousses à l'instrument tenu verticalement.

Pour vérifier les thermomètres il faut, les comparer à un thermomètre étalon.

CHAPITRE II.

MANIPULATIONS PHARMACEUTIQUES.

Les principales manipulations auxquelles on a recours pour préparer les médicaments sont les suivantes :

1° **Section. Rasion.** — *Sectionner* un corps, c'est le réduire en petits fragments à l'aide de divers instruments tranchants (couteaux, coupe-racines, ciseaux). Lorsque l'instrument employé est la râpe, l'opération prend le nom de *rasion*.

2° **Pulvérisation.** — On donne le nom de *pulvérisation* à l'opération à l'aide de laquelle on réduit les médicaments en particules plus ou moins ténues, c'est-à-dire en poudre.

Cette division s'opère soit par des procédés mécaniques : *mouture, contusion, trituration, pulvérisation par intermède* et *porphyrisation;* soit par des procédés chimiques : *précipitation, réduction.*

Les procédés mécaniques seuls nous intéressent.

Mouture. — La *mouture* est la pulvérisation obtenue à l'aide d'un instrument appelé moulin.

Ex. : On moud le café torréfié.

Contusion. — On appelle *contusion* la division que l'on effectue en frappant énergiquement avec un pilon une substance placée dans un mortier.

On se sert de mortiers de porcelaine (potions, pilules); de marbre (pommades) et de fer (pulvérisation des racines, des écorces [écorce de quinquina], des feuilles), etc.

Trituration. — La *trituration* consiste à broyer les matières sous le pilon, en imprimant à celui-ci un mouvement circulaire, dans le mortier. En général, pour réduire un corps en poudre on commence par la contusion, qui le réduit en morceaux plus ou moins grossiers, et on termine par la trituration. Toutefois la pulvérisation des résines et des gommes-résines (gomme-ammoniaque), qui s'aggloméreraient en s'échauffant par la contusion, doit s'effectuer par trituration seule.

Pulvérisation par intermède. — On appelle ainsi la pulvérisation dans laquelle on fait intervenir un corps étranger, liquide ou solide, pour faciliter la division des médicaments à pulvériser.

Ex. : Pour pulvériser du camphre, on l'humecte de quelques gouttes d'alcool ou d'éther; le sucre cristallisé sert d'intermédiaire pour pulvériser certaines substances dures et élastiques comme l'ergot de seigle, la gomme ammoniaque, les amandes, le musc, etc. La substance à pulvériser et l'intermédiaire sont introduits dans le mortier, et on opère successivement par contusion et trituration.

Porphyrisation. — Cette opération, qui consiste à broyer les substances au moyen d'une pièce mobile nommée *molette* et d'une table dure et polie nommée *porphyre*, est employée quand on veut obtenir des poudres très fines.

3° **Expression.** — *L'expression* est une opération mécanique ayant pour effet d'expulser les liquides des corps qui en sont imprégnés. On l'exécute en serrant la substance dans les mains ou en l'enfermant dans une toile que l'on tord ensuite, ou mieux à l'aide d'une presse. C'est à l'aide de cet instrument que l'on obtient le jus de viande. La viande, dépouillée des parties graisseuses, est divisée en menus morceaux, après avoir été très légèrement grillée et placée ensuite sous la presse que l'on serre très lentement, graduellement, en laissant largement le temps au jus de viande de s'écouler.

A défaut de presse, la viande est hachée menue et mélangée avec poids égal d'eau tiède ou de bouillon ; on laisse en contact pendant deux heures, puis on passe avec expression à travers un linge peu serré.

4° **Dissolution.** — Toutes les fois qu'un liquide quelconque appelé *dissolvant* ou *véhicule*, mis en contact d'une substance médicamenteuse, se charge de principes médicamenteux, on dit qu'il y a dissolution.

La dissolution peut être obtenue par divers procédés dont les principaux sont : la *solution*, la *macération*, l'*infusion*, la *digestion*, la *décoction* et la *lixiviation*.

Solution. — La *solution* est une opération qui a pour but de faire disparaître un corps solide, liquide ou gazeux dans un liquide approprié, sans en troubler la limpidité. Le produit de l'opération s'appelle *soluté* ; mais, en général, on donne au produit le nom de l'opération (il en est de même pour la macération, l'infusion, la décoction, etc.). C'est un tort. On dit : « la solution d'iodure de potassium », alors que l'on devrait dire : « le soluté d'iodure de potassium ».

La solution est, en général, favorisée par la division mécanique du corps à dissoudre ; de là, la nécessité de le pulvériser au préalable, par l'agitation, par l'élévation de température : sauf quelques exceptions, les corps sont plus solubles à chaud qu'à froid. Le sulfate de soude est moins soluble dans l'eau bouillante que dans l'eau tiède.

On opère, en général, la solution dans le mortier où l'on a pulvérisé le corps à dissoudre ; mais, si l'on a affaire à un corps très soluble (iodure, bromure de potassium, etc.), on dispose un entonnoir en verre sur le flacon destiné à recevoir le soluté, on place un tampon de coton hydrophile dans la douille de l'entonnoir et, par-dessus, on laisse tomber la substance préalablement pesée que l'on arrose au fur et à mesure avec le dissolvant froid ou chaud, suivant le cas et ajouté par petites portions à la fois, quand l'entonnoir est complètement égoutté. Enfin, pour

Marin infirmier. 10

certaines substances telles que le sucre, la gomme arabique, l'iode, les acides picrique, borique, etc., il est
avantageux de placer le corps à dissoudre dans un morceau
de tissu très lâche, tarlatane, mousseline, avec lequel on
fait un nouet que l'on suspend à la partie supérieure d'un
flacon à large ouverture, contenant le dissolvant (eau,
alcool, etc.), de façon que le nouet baigne dans les couches
supérieures du liquide (soluté de gomme, teinture d'iode,
soluté d'acide picrique). D'autres fois, on se contente de
placer le corps à dissoudre dans le flacon contenant le
dissolvant et d'agiter de temps en temps jusqu'à dissolution complète (alcool camphré).

Il faut éviter de chauffer les substances et les dissol-
vants qui s'altèrent par la chaleur ou qui se volatilisent
facilement (iode, camphre, alcool, éther), etc.

On dit qu'un liquide est saturé d'un corps, lorsqu'il
ne peut plus dissoudre de nouvelles quantités de ce
corps; on laisse le plus souvent un peu du produit non
dissous au fond du flacon.

Macération. — La *macération* est une opération qui consiste à laisser, *à froid*, la substance plus ou moins longtemps en contact avec le véhicule dans lequel on veut la
dissoudre ou en dissoudre des principes actifs; on obtient
un « macéré ».

Exemples : tisane de simarouba, quassia amara, *ipéca
à la brésilienne.* — Pour cette dernière préparation, réduire, au moyen du pilon, 4 grammes de racines d'ipéca
en petit fragments; les placer dans un vase et verser
120 grammes d'eau, laisser macérer vingt-quatre heures,
séparer le macéré n° 1 que l'on donne au malade, ajouter
de nouveau 120 grammes d'eau et, après vingt-quatre
heures, séparer le macéré n° 2, et ainsi de suite pour les
macérés n°ˢ 3 et 4.

Infusion. — L'*infusion* est une sorte de macération à
chaud; elle se pratique en mettant la substance à traiter

dans un vase et l'arrosant avec de l'eau *bouillante* en quantité suffisante. On couvre le vase et, lorsque le contact a été suffisamment prolongé, en général lorsque le liquide n'est plus que tiède, on passe à l'étamine. On prépare ainsi le plus grand nombre de tisanes. On se sert de préférence, pour les infusions, de vases en poterie : pots à onguent, à tisanes.

Digestion. — La *digestion* est une infusion *prolongée* faite à une température inférieure à celle de l'ébullition.

Décoction. — Dans la *décoction*, on fait bouillir un corps dans un liquide pendant un temps plus ou moins prolongé. Cette opération est réservée aux substances amylacées (tisanes de riz, d'orge), mucilagineuses (tisane de lin), résineuses (décocté de quinquina).

On ne doit pas traiter par décoction les substances renfermant des essences ou autres principes volatils.

EXEMPLE : *Décoction de quinquina.* — Réduire au moyen du pilon 3o grammes d'écorce de quinquina en petits fragments et faire bouillir avec un litre d'eau jusqu'à la réduction de moitié; retirer du feu et passer le liquide chaud à travers une toile. Cette boisson se trouble par le refroidissement, l'agiter avant de la donner au malade, sans jamais la filtrer.

Lixiviation. — Lorsque, à travers une substance renfermant des principes solubles, on fait passer un liquide quelconque, soit froid, soit chaud, on opère une *lixiviation*.

Pour pratiquer la lixiviation, on tasse suffisamment les substances pulvérulentes dans des cylindres ou dans des vases appropriés, ouverts à la partie inférieure. On a fermé imparfaitement cette ouverture inférieure à l'aide d'un tampon de coton hydrophile. Par l'orifice supérieur, on verse alors successivement et doucement le dissolvant chaud ou froid que l'on recueille à la partie inférieure.

L'appareil qui sert dans les ménages et à bord des navires à préparer le *café* n'est autre chose qu'un appareil à lixiviation.

C'est par lixiviation que l'on prépare certaines teintures.

5° Clarification. — On nomme *clarification* la manipulation à l'aide de laquelle on sépare un liquide des matières solides qu'il tient en suspension.

On clarifie par trois procédés, qui sont : la *décantation*, la *filtration* et la *coagulation*.

DÉCANTATION. — *Décanter,* c'est incliner doucement un vase de façon à séparer les liquides des dépôts qui sont dans le fond. Au lieu d'incliner les vases, on se sert avantageusement d'un *siphon.* Le *siphon* est un tube en verre ou en fer-blanc recourbé en forme de V à branches inégales, la plus courte plongeant dans le liquide à décanter. Un tube en caoutchouc peut servir de siphon. Pour *amorcer* le siphon, il suffit d'aspirer par l'extrémité de la grande branche, si toutefois le liquide n'est pas corrosif ni dangereux à recevoir dans la bouche.

FILTRATION. — Filtrer un liquide, c'est le faire passer à travers des substances poreuses (papier sans colle, coton hydrophile, molleton de laine, terre poreuse) appelées *filtres,* qui retiennent les corps solides tenus en suspension. Les matières susceptibles de servir de filtre sont très nombreuses.

1° *Filtres de papier* sans colle.— On donne au papier à filtrer une forme conique et on le dispose dans un entonnoir en verre, en ayant soin que le filtre ne dépasse jamais les bords de l'entonnoir et en l'enfonçant suffisamment dans la douille de l'entonnoir. On fait des filtres sans plis pour les petites quantités de liquide, et dans ce cas on peut se dispenser d'entonnoir et mettre le filtre sur un petit anneau de verre qui lui sert de support. Les grands filtres se font avec plis longitudinaux et se placent dans un entonnoir.

2° *Filtres de tissus.* — Ce sont des carrés de tissu de laine (molleton), de chanvre ou de coton (toiles) que l'on tend modérément sur des châssis garnis de pointes.

3° *Filtres de coton cardé ou de coton hydrophile.* — Un petit tampon de coton est tassé modérément dans la douille d'un entonnoir. Le meilleur moyen de tasser le coton est de faire une forte aspiration par la douille de l'entonnoir où est placé le coton.

4° *Filtres divers.* — Le verre pilé, le coton de verre servent à filtrer les acides. Le charbon, le sable, les éponges, les pierres poreuses servent à clarifier l'eau. — Dans les filtres de Pasteur ou de Chamberland, l'eau est filtrée à travers des bougies de porcelaine dégourdie.

Coagulation. — *La clarification par coagulation* s'opère par divers procédés qu'on approprie aux circonstances.

Le *blanc d'œuf* suffit, en général, pour les opérations pharmaceutiques. On le délaye dans une petite quantité d'eau ou du liquide à clarifier et on verse la solution dans le liquide à clarifier froid, le sirop par exemple, que l'on chauffe ensuite doucement jusque vers 75 degrés, pour coaguler l'albumine du blanc d'œuf.

Le *collage* de vin se fait également avec le blanc d'œuf, mais en opérant à froid. L'alcool et le tanin du vin coagulent l'albumine. On termine l'opération en décantant ou en filtrant le liquide.

6° **Congélation.** — Lorsque la température de l'eau descend au-dessous de o degré, celle-ci passe de l'état liquide à l'état solide (*glace*), elle se *congèle* ou se *solidifie*. Tous les corps liquides peuvent se solidifier, mais la température à laquelle ils se solidifient varie avec chaque corps.

Pour les hôpitaux, la Marine ne fabrique pas la glace, elle s'approvisionne dans le commerce.

Pour conserver la glace, on la dispose dans des caisses à doubles parois munies à la partie inférieure d'un robinet de vidange : il faut éviter de laisser baigner la glace dans son eau de fusion. Pour la transporter dans les salles, il est indispensable de la plonger dans la sciure de bois bien sèche ou de l'envelopper dans une couverture de laine.

Dans les pays chauds et à bord de certains bâtiments, on fait usage, pour produire de la glace ou tout au moins de l'eau glacée, de l'*appareil Carré à acide sulfurique*. (Une instruction accompagne chaque appareil Carré, indiquant le fonctionnement.) Le fonctionnement de cet appareil est simple, mais son entretien demande certains soins. L'acide sulfurique qui sert à le charger doit être très concentré (66° Baumé); lorsqu'il marque moins de 55° Baumé, il faut le renouveler.

Les carafes ne doivent être remplies qu'à moitié ou au plus aux deux tiers. Pomper lentement en évitant les coups brusques, qui pourraient projeter l'acide dans le piston. Enfin, après plusieurs opérations successives, si le corps de l'appareil est suffisamment chaud, il est bon de le laisser refroidir avant de congeler une nouvelle carafe.

A défaut de glace et d'appareil Carré, on peut avoir recours aux *mélanges réfrigérants*. Voici la composition de quelques mélanges réfrigérants qu'on peut employer utilement :

1°	Sulfate de soude...	8 parties.	Donne un abaissement de température d'environ 27°.
	Acide chlorhydrique du commerce....	5 parties.	
2°	Azotate d'ammoniaque cristallisé....	1 partie.	Donne un abaissement de température d'environ 26°.
	Eau............	1 partie.	

7° Évaporation. — L'évaporation est la production lente de vapeurs à la surface d'un liquide. Elle a pour but de concentrer une solution ou bien d'en séparer la substance dissoute en chassant tout le dissolvant : préparation des extraits.

L'évaporation s'effectue, en général, à l'aide de la chaleur ou dans le vide.

8° **Ébullition.** — C'est une opération par laquelle, à l'aide de la chaleur, on fait naître des vapeurs dans toute la masse du liquide. Ces vapeurs forment des bulles de plus en plus grosses qui agitent la masse et viennent crever à la surface.

9° **Distillation.** — On nomme *distillation* l'opération qui consiste à isoler les corps volatils de ceux qui ne le sont pas. La distillation se fait dans des cornues ou dans des appareils spéciaux portant le nom d'*alambics*. Un alambic comprend trois parties distinctes : 1° la *cucurbite*, ou chaudière dans laquelle se place la matière à distiller; 2° le *chapiteau*, s'emboîtant dans la cucurbite, destiné à recueillir et à conduire les vapeurs; 3° le *serpentin* ou *réfrigérant*, dans lequel les vapeurs se condensent.

Les essences, les hydrolats, les alcoolats se préparent par distillation.

10° **Dessiccation.** — La dessiccation a pour but d'enlever aux corps l'eau qui les imprègne. Elle se pratique soit à l'air libre, soit par chauffage à feu nu quand la chaleur ne risque pas de décomposer les corps, soit dans des appareils appelés étuves. Les étuves servent également à maintenir certaines préparations à une température déterminée.

11° **Torréfaction.** — La *torréfaction* consiste à soumettre à une chaleur modérée, pendant un temps généralement court, les corps que l'on veut priver d'eau ou dont on veut modifier certains principes. — On torréfie le café vert qui acquiert ainsi un arome agréable.

12° **Fusion et liquéfaction.** — On nomme *fusion* ou *liquéfaction* l'opération dans laquelle on fait passer un médicament de l'état solide à l'état liquide, en le chauffant à une température convenable.

Exemple : On fond le beurre de cacao pour préparer des suppositoires.

CHAPITRE III.

DES EAUX EN.GÉNÉRAL.

Eaux douces et eaux potables. — L'eau est d'un usage courant en pharmacie; c'est le véhicule qui sert à préparer toutes les tisanes et le plus grand nombre des potions. On ne doit se servir que d'une eau douce et potable.

Les eaux de pluie, de rivière, de source, de puits, etc.; sont en général des eaux douces; mais elles ne sont pas toujours potables. Une eau est *potable* quand elle est bonne comme boisson et qu'elle peut être bue crue sans danger pour la santé.

Une eau potable doit présenter les caractères suivants : être limpide, incolore, inodore même après plusieurs jours de bouteille, fraîche, suffisamment aérée.

Elle ne doit contenir que peu de matières salines, environ o gr. 5o par litre.

Elle ne doit pas se troubler par l'action de la chaleur.

Elle doit dissoudre le savon en produisant une écume abondante.

Elle doit cuire bien les légumes; et enfin elle ne doit pas contenir de matières organiques, de germes ou de microbes pathogènes, qui engendrent les maladies; ce n'est que par l'analyse bactériologique que l'on peut savoir si une eau remplit cette condition essentielle de potabilité.

L'eau des rivières et des mares, surtout dans les colonies, est en général chargée de matières terreuses qui la rendent trouble et impropre à la consommation.

Pour clarifier ces eaux, plusieurs procédés sont indiqués.

On peut *aluner* l'eau, c'est-à-dire l'additionner d'une petite quantité d'*alun*, environ 1o centigrammes par litre.

Après cette addition, on brasse vigoureusement l'eau avec un bâton et on la laisse au repos pendant quelques heures (12 heures suffisent largement); ce laps de temps écoulé, on décante l'eau claire qui est au-dessus du dépôt terreux.

On peut également filtrer l'eau trouble en la faisant passer à travers des couches successives de sable et de charbon de bois disposées dans un tonneau défoncé d'un côté et portant vers son tiers inférieur une cloison percée de trous sur laquelle on dispose d'abord une couche de petites pierres, puis une bonne couche de sable sur laquelle on ajoute une couche de charbon concassé recouvert d'une nouvelle couche de sable. Les couches filtrantes doivent être renouvelées après un certain temps d'usage.

Une eau limpide peut contenir des microbes pathogènes et, par suite, être impropre à la consommation. Pour priver les eaux de ces germes dangereux, on a imaginé un grand nombre de filtres, dont les plus recommandés sont les filtres Pasteur à bougies de porcelaine dégourdie (bougies Chamberland). Il faut avoir soin de nettoyer souvent les bougies qui se recouvrent bien vite d'un limon ocreux, changer les bougies présentant des fêlures et, à défaut de bougies de rechange, remplacer la bougie fêlée par un bouchon de liège. Pour s'assurer si la bougie n'est pas fêlée, il suffit de la fixer par son bec à un tube de caoutchouc, relié à un appareil de Richardson ou à un soufflet; on plonge ensuite la bougie dans un vase en verre rempli d'eau et on insuffle de l'air à l'intérieur. Si la bougie présente des fêlures, on voit les bulles d'air à la surface.

A défaut de filtre Pasteur, un moyen pratique et peut-être plus efficace de priver l'eau de tout microbe, c'est de la faire *bouillir* pendant quelques minutes et la laisser ensuite refroidir à l'abri des poussières de l'air en ayant soin de recouvrir les récipients qui la contiennent.

En principe, lorsqu'on ne connaît pas la pureté d'une eau, *il faut toujours la faire bouillir avant de s'en servir pour les usages domestiques.*

L'eau est stérilisée également par des moyens chimiques. Ainsi : 1 litre d'eau de Javel du commerce est étendu à

3o litres; 1 litre de cette dilution suffit pour stériliser 1 mètre cube d'eau. Un contact de 3o minutes est nécessaire.

Le permanganate est très couramment employé à une dose suffisante pour maintenir une coloration nettement rose pendant quelques minutes. Il est la base de la poudre stérilisante des filtres de campagne dont le type est le filtre Lapeyrère (pharmacien principal de la Marine).

A bord des bâtiments, il existe divers appareils connus sous le nom de «bouilleurs» (Mouraille) qui servent à la préparation de l'eau distillée destinée soit à la boisson de l'équipage, soit à l'alimentation des chaudières. A sa sortie de l'appareil, l'eau est filtrée; mais, avant de la distribuer comme boisson, on doit s'assurer qu'elle ne contient ni métaux toxiques tels que le plomb et le cuivre, ni une trop forte proportion de sel marin. Une canalisation spéciale doit être affectée à la distribution de cette eau.

Eau distillée en pharmacie. — L'eau distillée devrait être employée pour préparer d'une manière générale tous les solutés, mais on la réserve plus spécialement pour certaines solutions (solution de nitrate d'argent, collyres, injections hypodermiques, sérum artificiel).

Eau stérilisée. — L'eau récemment privée de tout microbe, est appellée eau *stérilisée*. Pour la préparation des injections hypodermiques, on doit toujours se servir d'eau qui vient d'être bouillie.

Eaux minérales. — Les eaux appelées *minérales* sont des eaux de source ou de mer chargées de matières salines qui leur communiquent des propriétés médicamenteuses spéciales. Elles sont très répandues à la surface du globe. Il y a des eaux *acidules*, vulgairement appelées gazeuses (Seltz, Saint-Galmier); des eaux *alcalines* et *acidules alcalines* (Vichy, Vals); des eaux *sulfatées* (Sedlitz, Hunyadi-Janos); des eaux *sulfureuses* (Barèges, Eaux-Bonnes); des eaux ferrugineuses (Orezza).

A l'exception des eaux sulfureuses qui sentent toujours les œufs pourris, toutes les eaux minérales sont limpides et inodores. Mises en bouteilles pour être transportées au loin, elles ne tardent pas à s'altérer; des dépôts s'y forment et bien souvent elles exhalent une odeur désagréable lorsqu'on débouche les bouteilles; de telles eaux doivent être rejetées. — Il faut conserver les bouteilles bien bouchées, pleines, à l'abri de la lumière et couchées dans un lieu frais si possible.

Les seules eaux minérales *naturelles* que la Marine emploie couramment sont les eaux alcalines (Vichy), etc.

Dans la Marine, comme dans l'industrie, on imite les eaux minérales naturelles en fabriquant des eaux minérales *artificielles* dont la composition chimique et les propriétés thérapeutiques se rapprochent autant que possible de celles des eaux naturelles.

Les eaux *artificielles* les plus communément employées dans nos hôpitaux sont :

L'eau de *Seltz* ou eau gazeuse;

L'eau de *Sedlitz* à 3o et 45 grammes de sulfate de magnésie;

L'eau de *Vichy artificielle;*

L'eau de *Bonnes artificielle.*

CHAPITRE IV.

MÉDICAMENTS PRÉPARÉS AVEC L'EAU.

L'eau est le dissolvant le plus général ; elle sert à préparer le plus grand nombre des médicaments.

Voici la nomenclature des principaux médicaments préparés avec l'eau :

Solutés.
Tisanes. — Apozèmes. — Bouillons.
Mucilages.
Eaux distillées.
Extraits aqueux.
Sirops.
Mellites.
Pâtes. — Tablettes. — Pastilles.

Conserves. — Gelées.
Électuaires. — Opiats.
Potions. — Émulsions. — Loochs.
Gargarismes. — Collutoires.
Injections. — Lavements.
Collyres.
Lotions. — Fomentations. — Bains.
Cataplasmes. — Sinapismes.

1° Solutés. — Sous le nom de *solutés* (vulgairement *solutions*), on comprend des préparations résultant de la solution dans l'eau de certains médicaments destinés à divers usages thérapeutiques. — Les solutés peuvent être divisés en deux groupes :

Solutés pour usage interne;
Solutés pour usage externe.

Solutés pour usage interne. — Afin de faciliter le service, en évitant de nombreuses pesées, il est d'usage dans les pharmacies de détail de préparer à l'avance des solutés titrés, avec les médicaments solubles qui sont journellement prescrits.

Le titre de ces solutés, c'est-à-dire le poids du médicament contenu dans un certain volume de liqueur, varie suivant la solubilité du médicament. Pour les sels très solubles, le titre adopté est de 1 p. 10 : cela indique que 10 centimètres cubes ou 10 grammes du soluté renferment 1 gramme du médicament. — Pour avoir 2 grammes du médicament, il faudra mesurer 20 centimètres cubes du soluté, et pour o gr. 5o il ne faudra que 5 centimètres cubes.

Les solutés d'*iodure de potassium*, de *bromure de potassium*, d'*hydrate de chloral*, de *salicylate de soude*, etc., sont à 1 pour 10.

Le soluté de *sulfate de soude* est à 10 pour 40.

Les sels moins solubles sont au titre de 1 pour 20 :

Solutés de *borate de soude*, d'*alun*, de *chlorate de potasse*, de *bicarbonate de soude*.

SOLUTION D'ARSÉNIATE DE SOUDE (LIQUEUR DE PEARSON).

(Prépar. ext.).

Arséniate de soude...................... 1 gr.
Eau distillée.......................... 6oo

Dissolvez à froid et filtrez. — Dose maxima : *quarante gouttes.*

SOLUTION DE BICHLORURE DE MERCURE (LIQUEUR DE VAN SWIETEN).

(Comp. off.)

Bichlorure de mercure................... 1 gr.
Eau distillée.................. Q. S. pour 1 litr.

Dissolvez le bichlorure dans l'alcool et ajoutez l'eau. — C'est la solution de bichlorure au millième. — Dose maxima : 2o grammes.

EAU CHLOROFORMÉE SATURÉE.

(Prépar. ext.).

Chloroforme........................... 5 gr.
Eau distillée........................ 1000

Faites dissoudre par agitation et conservez dans un flacon soigneusement bouché et à l'abri de la lumière.

Dose : 100 à 250 grammes, par cuillerées.

SOLUTION D'EXTRAIT DE QUINQUINA.

(Prépar. ext.).

Extrait de quinquina...................	10 gr.
Alcool à 95 degrés....................	10
Glycérine...........................	10
Eau distillée .... Q. S. pour	50^{cm3}.

Faites dissoudre au bain-marie l'extrait de quinquina dans le mélange d'eau et de glycérine; après refroidissement, ajoutez l'alcool et complétez le volume avec Q. S. d'eau distillée.

EAU DE CHAUX.

(Comp. off.).

Chaux hydratée récemment éteinte........	Q. V.
Eau distillée..........................	Q. V.

Après avoir éteint la chaux dans une terrine en grès, on la lave avec trente fois son poids d'eau distillée, dans le but d'éliminer la potasse, la soude et les sels solubles qu'elle contient. L'eau de lavage est rejetée.

La chaux lavée est introduite dans un flacon que l'on tient toujours plein d'eau. On décante la quantité nécessaire au fur et à mesure des besoins et on la remplace chaque fois par de l'eau distillée, en ayant soin d'agiter après chaque nouvelle addition. L'eau de chaux laissée en vidange ou dans un flacon mal bouché se recouvre d'une pellicule de carbonate de chaux et s'affaiblit.

Dose : 50 à 100 grammes.

Solutés pour l'usage externe. — Presque tous ces solutés, journellement employés en chirurgie, sont très toxiques; aussi est-il indispensable d'apposer des étiquettes «rouges»

(Toxique, — Poison, — Usage externe), ou mieux une bande de papier rouge sur les flacons contenant ces solutés.

Il est en outre *expressément défendu, par ordre ministériel, de se servir des bouteilles ordinaires à vin ou à eau minérale pour contenir les solutés antiseptiques ou toute autre liqueur toxique ou médicamenteuse.*

Pour permettre au médecin et à ses aides de reconnaître facilement le liquide qu'ils emploient, on colore diversement les solutés.

Les solutés antiseptiques les plus employés sont :

SOLUTION DE PHÉNOL CONCENTRÉ AU 1/2.

(Comp. off.).

Phénol pur. . . . .   500 gr.
Glycérine.   250
Eau distillée.   330
Vert sulfo J. . . . .   c 20

Liquéfiez le phénol à une douce chaleur, ajoutez le mélange de glycérine et d'eau dans lequel le vert sulfo J aura été préalablement dissous.

Mêlez.

2^{cm3} renferment 1 gramme de phénol.

SOLUTION FAIBLE DE PHÉNOL À 1/50°.

(Prépar. ext.).

Solution de phénol concentrée à 1/2. . . . . . .   40^{cm3}.
Eau distillée. . . . . Q. S. pour   1 litr.
Mêlez.

SOLUTION FORTE DE PHÉNOL À 1/20°.

(Prépar. ext.).

Solution de phénol concentrée à 1/2. . . . . . .   100^{cm3}.
Eau distillée. . . . . Q. S. pour   1 litr.
Mêlez.

SOLUTION CONCENTRÉE DE SUBLIMÉ CORROSIF À 1/10°.

(Comp. off.).

Sublimé corrosif......................	100 gr.
Sel blanc...........................	50
Acide tartrique......................	50
Carmin d'indigo sec..................	0 5
Eau distillée.......................	Q. S.

Introduisez dans un vase jaugé de 1 litre le sublimé, le sel, l'acide tartrique et 400 grammes d'eau environ. Agitez jusqu'à dissolution. Filtrez. Ajoutez le carmin d'indigo préalablement dissous dans une petite quantité d'eau et complétez le volume de 1 litre.

10^{cm3} de cette solution renferment 1 gramme de sublimé.

SOLUTION DILUÉE DE SUBLIMÉ CORROSIF À 1/1000°
POUR PANSEMENTS.

(Prépar. ext.).

A. — Solution de sublimé corrosif concentrée au 10°.......................	10^{cm3}.
Eau distillée.............. Q. S. pour	1 litr.

Mêlez.

B. — Poudre de sublimé corrosif composée..	2 gr.
Eau distillée.............. Q. S. pour	1 litr.

SOLUTION D'ACIDE BORIQUE.

(Prépar. ext.).

Acide borique......................	30 gr.
Eau distillée bouillante..............	1000

Dissolvez. Filtrez.

SOLUTION DE PERMANGANATE DE POTASSE.

(Prépar. ext.).

Permanganate de potasse...............	3 gr.
Eau distillée bouillante.................	1000

Dissolvez.

SOLUTION DE BISULFITE DE SOUDE.

(Prépar. ext.).

Bisulfite de soude....'...................		120 gr.
Eau.....................	Q. S. pour	1 litr.

SOLUTION D'ACIDE PICRIQUE.

Acide picrique.......................		10 gr.
Eau tiède................	Q. S. pour	1 litr.

Nota. La solution des coffres à torpilleurs est une solution alcoolique.

2ᵉ **Tisanes. Apozèmes. Bouillons. — Tisanes. —** Les *tisanes* sont des solutions aqueuses peu chargées en principes médicamenteux, qui servent de boisson habituelle aux malades.

Préparation. — S'assurer que les substances qui servent à la confection des tisanes sont dans un bon état de conservation; les nettoyer si c'est nécessaire; en peser la quantité voulue; si la substance est dure et compacte comme certaines écorces, racines, etc., les diviser suffisamment afin que l'eau puisse dissoudre plus facilement les principes actifs.

Pour la préparation des tisanes, suivant la nature des substances qui entrent dans leur composition, on emploie la solution, la macération, l'infusion, la décoction.

1° *Tisanes par solution.*

TISANE ALBUMINEUSE.
(Prépar. ext.).

Blanc d'œuf.......................	2 à 4 gr.
Sirop simple	50
Eau froide............... Q. S. pour	1 litr.

Battre vivement dans une petite quantité d'eau. Ajoutez le sirop et complétez à 1 litre.

TISANE GOMMÉE.
(Prépar. ext.).

Gomme du Sénégal...................	20 gr.
Sirop simple	50
Eau bouillie froide.......... Q. S. pour	1 litr.

Lavez d'abord la gomme; faites-la dissoudre à froid au moyen d'un nouet de mousseline. Passez et ajoutez le sirop.

LIMONADE CITRIQUE.
(Prépar. ext.).

Acide citrique....................	1 gr.
Sirop d'essence de citron...............	60
Eau................... Q. S. pour	1 litr.

Faites dissoudre l'acide citrique dans l'eau; ajoutez le sirop.

Pour la limonade citrique vineuse, ajoutez :

Vin rouge......................	250 gr.

LIMONADE SULFURIQUE.
(Prépar. ext.).

Acide sulfurique dilué................	10 gr.
Sirop d'essence de citron..............	60
Eau....... .... Q. S. pour	1 litr.

LIMONADE TARTARISÉE.

(Prépar. ext.).

Crème de tartre soluble. . . . .   20 gr.
Eau chaude. . . . .   Q. S. pour   1 litr.

2° *Tisanes par macération.* — On réserve la macération pour quelques tisanes amères :

Tisanes de gentiane, quassia amara, simarouba.

3° *Tisanes par infusion.* — L'infusion est le mode auquel on a le plus souvent recours; on traite ainsi toutes les feuilles et les fleurs.

4° *Tisanes par décoction.* — La décoction est réservée aux substances résistantes (écorces et racines), aux semences amylacées (orge, riz).

Le *petit-lait* est également obtenu par décoction : chauffer un litre de lait, ajouter un petit cristal (1 ou 2 gr.) d'acide citrique, ou à défaut 10 à 20 gouttes de vinaigre; quand le coagulum (fromage) est bien formé, on passe le liquide jaune clair sans expression à travers une toile ou une étamine.

On prépare généralement les tisanes de fleurs et de feuilles très aromatiques, le thé, par exemple, avec 10 gr. de substances par litre d'eau. Pour les feuilles, fleurs, racines ordinaires, la dose est de 10 grammes.

Les semences en général, l'orge, le riz s'emploient à 20 et 30 grammes.

Édulcorer une tisane, c'est la sucrer pour la rendre plus agréable à boire; on édulcore un litre de tisane avec 60 gr. de sirop de sucre ou 40 grammes de sucre; quelquefois avec une infusion de racine de réglisse, ou avec le principe sucré de cette racine, principe appelé glyzine (glycyrrhizine ammoniacale) à la dose de 0 gr. 50 par litre; avec du sucre de lait, 50 grammes.

TISANES.

NOMENCLATURE.	QUANTITÉS PAR LITRE.	MODE DE PRÉPARATION.
	grammes.	
RACINES.		
Racine { de chiendent.........	20	Décoction.
de gentiane..........	5	Macération.
de polygala..........	10	Infusion.
de réglisse...........	10	*Idem.*
de salsepareille.......	50	Décoction.
de valériane	10	*Idem.*
BOIS. ÉCORCES.		
Quassia amara..................	5	Macération.
Écorce { de simarouba	5	*Idem.*
de quinquina	30	Décoction.
FLEURS.		
Fleurs { de bourrache.........	5	Infusion.
de camomille.........	5	*Idem.*
de houblon..........	10	*Idem.*
de mauve...........	5	*Idem.*
de sureau...........	5	*Idem.*
de tilleul...........	10	*Idem.*
de violette..........	10	*Idem.*
Espèces pectorales..............	5	*Idem.*
FEUILLES.		
Feuilles { de mélisse...........	5	Infusion.
d'oranger............	5	*Idem.*
de séné	20	*Idem.*
de thé.............	1 ½	*Idem.*
d'uva–ursi...........	10	*Idem.*
SEMENCES.		
Semences { de lin...............	10	Décoction.
d'orge	20	*Idem.*
de riz..............	20	*Idem.*
Tisane commune.... { 3/4 litre de tisane d'orge.		
1/4 litre de tisane de réglisse.		

Les tisanes doivent être préparées au moment des besoins, car elles ne se conservent que pendant un temps assez court. On ne doit, d'ailleurs, les sucrer qu'au moment de leur administration.

Apozèmes. — Les *apozèmes*, médicaments presque complètement abandonnés aujourd'hui, étaient des tisanes plus chargées de principes actifs que les tisanes ordinaires ; elles formaient le passage de celles-ci aux potions.

Bouillons. — Les bouillons *médicinaux* sont des tisanes préparées avec la chair d'animaux jeunes et mucilagineux (veau, poulet). — Pour préparer un bouillon, on doit plonger la chair dans l'eau *froide,* salée légèrement et porter l'eau *très lentement* à une température voisine de l'ébullition ; une ébullition violente et soutenue est nuisible. Enlever avec soin les écumes ; aromatiser avec légumes. — Il faut employer environ 120 grammes de viande pour un litre d'eau.

3° **Mucilages.** — Les *mucilages* sont des préparations pharmaceutiques d'une consistance visqueuse, plus ou moins épaisse, qu'ils doivent à des principes gommeux ou mucilagineux.

Leur préparation est très simple. Elle se fait par solution, tantôt à chaud, plus souvent à la température ordinaire.

On n'emploie presque jamais seuls les mucilages, mais ils servent à la préparation de plusieurs médicaments (potions, tablettes, émulsions).

La graine de lin, la racine de guimauve, les gommes adragante et arabique servent surtout à la préparation des mucilages.

Le mucilage le plus employé est le *mucilage de gomme arabique* que l'on obtient en mélangeant dans un mortier la poudre de gomme arabique bien divisée et l'eau froide à *parties égales ;* ce mucilage sert à confectionner toutes les *suspensions* ou potions dans lesquelles entre une poudre insoluble comme le kermès, le sous-nitrate et le salicylate de bismuth, etc.

4° **Eaux distillées.** — Les *eaux distillées* médicamenteuses ou *hydrolats* sont des eaux chargées, par *distillation*, des principes volatils des végétaux. Ces principes sont le plus ordinairement des huiles volatiles, encore appelées *essences*.

Leur préparation se fait en grand dans les laboratoires.

Les eaux distillées sont incolores et limpides, leur odeur et leur saveur sont généralement très prononcées, agréables et différentes pour chacune d'elles: aussi les distingue-t-on facilement à l'odorat. — Ces médicaments se conservent difficilement. L'eau distillée de fleurs d'oranger, en particulier, s'altère facilement; elle se trouble, quelquefois devient filante; on peut lui rendre en partie ses qualités primitives en l'additionnant d'une petite quantité de sous-nitrate de bismuth (10 grammes par litre) et la filtrant au papier après une vive agitation. — Toute eau distillée qui présente un dépôt doit être filtrée avec soin.

Usages. — Les eaux distillées sont très employées; en général peu actives, elles servent surtout à aromatiser les potions; il faut excepter toutefois l'eau distillée de laurier-cerise qui est toxique à dose élevée; on la prescrit à la dose de 5 à 10 grammes dans une potion.

On prépare avec les eaux distillées des sirops aromatiques. Quelques-unes (eau distillée de laurier-cerise) servent à la préparation d'injections hypodermiques; dans ce cas, il est indispensable de les stériliser.

Dans la Marine, les plus usitées sont :

L'eau distillée de fleur d'oranger;

L'eau distillée de laurier-cerise;

L'eau distillée de menthe poivrée.

5° **Extraits aqueux.** — Les *extraits* sont des médicaments de consistance molle, ferme et sèche, résultant

de l'évaporation du suc d'une plante ou d'une solution
obtenue en traitant une substance végétale par un dissolvant approprié : eau, alcool, éther.

De là trois sortes d'extraits : aqueux, alcooliques,
éthérés.

Nous ne nous occuperons dans ce chapitre que des
extraits aqueux, qui sont, du reste, de beaucoup les plus
employés.

Préparation. — La préparation des extraits est du domaine du laboratoire; elle se compose toujours de deux
opérations. La première consiste à obtenir la solution qui
doit fournir l'extrait, la seconde à concentrer ce liquide
par évaporation; le résidu de celle-ci est l'extrait.

Caractère. — Les extraits aqueux ont une couleur brun
foncé; l'odeur et la saveur rappellent celles des plantes
qui les ont fournis. — Presque entièrement solubles
dans l'eau, solubles aussi dans la glycérine. On prépare
quelquefois des solutions concentrées et titrées d'extraits
auxquelles on donne le nom d'*extraits fluides*.

(Voir plus haut, p. 166 : Solution d'extrait de quinquina.)

La plupart des extraits sont *mous :* extraits de quinquina,
de belladone, de digitale, de jusquiame. L'extrait d'opium
est *ferme.*

Quelques-uns sont *durs :* l'extrait de ratanhia, de
cachou, de réglisse et d'aloès.

Les extraits s'altèrent facilement, les uns se fluidifient en
absorbant l'*humidité de l'air,* d'autres se dessèchent, tous
se recouvrent facilement de moisissures; aussi doit-on les
conserver dans des vases bien bouchés.

Lorsque les moisissures n'ont envahi que la surface, il
suffit d'enlever avec une spatule la couche altérée pour
pouvoir utiliser la partie inférieure.

Usages. — Les extraits sont des médicaments très
actifs. On les administre fréquemment en pilules, ils

servent aussi à préparer des potions, des sirops, des glycérés, des suppositoires.

Extrait
{
de quinquina : dose . . . .　2 à 6 gr.
de ratanhia . . . .　1 à 5
d'opium : dose maxima . . . .　10 centigr.
de belladone : dose maxima . . . .　15
de digitale : dose maxima . . . . . .　30
de jusquiame : dose maxima. . . .　30
}

6° Sirops. — Les *sirops* sont des médicaments visqueux contenant, en général, les deux tiers de leur poids
de sucre.

On les divise en deux grandes catégories :

1° Les sirops simples qui ne renferment qu'un seul
médicament ;

2° Les sirops composés en renfermant plusieurs.

Préparation. — En général, tous les sirops se préparent par solution à *chaud ;* on ne prépare à froid que
les sirops dans lesquels entrent des substances alté-
rables à chaud : c'est ainsi que le sirop d'*eau de fleurs
d'oranger* se prépare à froid.

Le *sirop de sucre* est la base de tous les sirops médicamenteux. On le prépare en dissolvant à chaud, exactement
1 partie 7 de sucre blanc dans une partie d'eau. On porte
à l'ébullition et on filtre ensuite sur un molleton de laine.
Avec le sucre blanc on ne clarifie pas le sirop ; on peut
aussi le préparer à froid, plus facilement en employant
1 partie 8 de sucre pour une partie d'eau froide bouillie.
On s'assure ensuite de sa concentration à l'aide d'un
densimètre ou d'un aréomètre.

Le sirop bouillant marque 1.26 du densimètre (32 degrés Baumé).

Le sirop froid marque 1.32 du densimètre (36 degrés
Baumé).

Tous les sirops doivent avoir cette concentration, si on
veut les conserver ; un sirop trop concentré laisse déposer
des cristaux de sucre et se trouve facilement altérable ; si,

au contraire, le sirop n'est pas assez concentré, il fermente rapidement et se recouvre d'écumes à la surface. Le meilleur moyen de réparer un sirop qui s'altère est de le soumettre de nouveau à l'ébullition en vérifiant ensuite sa densité.

Les sirops *médicamenteux* se préparent, en général, en mélangeant le sirop de sucre à une solution titrée médicamenteuse très concentrée.

On dissout les extraits dans un peu d'eau distillée chaude, les sels et médicaments très solubles dans l'eau froide, quelquefois on emploie l'alcool comme dissolvant : la codéine se dissout dans l'alcool à 80 degrés; d'autres fois on emploie les teintures (teinture de belladone.)

Usages. — Les sirops sont peut-être les préparations pharmaceutiques les plus employées. Ils servent à édulcorer et aromatiser les tisanes et les potions, et les rendent plus agréables à prendre en masquant en partie le mauvais goût de certaines drogues.

Plusieurs d'entre eux ont une action médicinale presque nulle; d'autres, au contraire, sont très actifs (sirop d'opium, de morphine, de belladone, de codéine, etc.).

On administre quelquefois les sirops par cuillerée. La cuillerée à soupe contient environ 20 grammes de sirop, celle à café, 6 grammes.

FORMULES.

SIROP DIACODE.
(Comp. off.).

Extrait d'opium....................	0 gr. 50
Eau distillée......................	4 gr. 50
Sirop de sucre....................	995 gr.

Faites dissoudre l'extrait d'opium dans l'eau distillée et mélangez avec le sirop.

20 grammes de ce sirop contiennent 0 gr. 01 d'extrait d'opium.

SIROP DE MORPHINE.

Chlorhydrate de morphine............	o gr. 5o
Eau distillée..................	1o gr.
Sirop de sucre.................	1,000 gr.

Dissoudre le chlorhydrate de morphine dans les 1o grammes d'eau distillée et mélanger avec le sirop.

2o grammes contiennent 1 centigramme de sel de morphine. — Dose : 1o à 2o grammes.

SIROP DE BELLADONE.

Teinture de belladone............	75 gr.
Sirop de sucre.................	1,000 gr.

Mêlez.

Dose : 1o à 2o grammes.

6° **Mellites.** — **Oxymellites.** — Les *mellites* ou *sirops de miel* sont des sirops dans lesquels on substitue le miel au sucre de canne. On les prépare comme les sirops, mais pour 1 partie de liquide ils renferment 4 à 5 parties de miel. Ils se conservent moins bien que les sirops, aussi sont-ils très peu usités, et préfère-t-on employer directement le miel pour édulcorer certains gargarismes ou tisanes.

Les *oxymellites* ou *oxymels* sont des mellites dans lesquels le miel a été dissous dans du vinaigre ordinaire ou dans un vinaigre médicinal.

Le *mellite de rose* ou *miel rosat* et l'*oxymel scillitique* sont les seuls utilisés dans la Marine.

7° **Pâtes.** — **Tablettes.** — **Pastilles.** — *Pâtes.* — Médicaments fermes et plastiques, essentiellement composés de sucre et de gomme; aromatisés, agréables à prendre, inusités dans la Marine. Pâtes de jujube, lichen, réglisse, etc.

Pastilles. — Médicaments secs et solides, formés de sucre aromatisé. Inusités dans la Marine.

Tablettes. — Médicaments secs et solides à base de sucre analogues aux pastilles, composés de sucre et d'une petite quantité de substances médicamenteuses, avec addition d'un mucilage de gomme adragante. On les prépare dans les laboratoires.

On trouve dans les hôpitaux de la Marine : des tablettes de kermès, de tolu, de chlorate de potasse, d'ipéca, de soufre, etc.

8° **Conserves.** — **Gelées.** — *Conserves.* — Ce sont des médicaments d'une consistance de pâte molle, rarement solides, formés par un mélange de sucre et d'une seule substance végétale.

Les chocolats sont des conserves sèches composées de parties égales de sucre et de cacao et aromatisées ; ce sont les seules conserves employées aujourd'hui.

Gelées. — Médicaments à base de sucre, de consistance molle et tremblotante. Inusitées comme médicaments ; les gelées de fruits (pomme-coing) se donnent aux malades comme aliments.

9° **Électuaires.** — **Opiats.** — Les *électuaires, confections* et *opiats* sont des médicaments d'une consistance de pâte molle, composés de poudres médicamenteuses, mélangées soit à du sirop, soit à du miel, soit à une résine liquide (copahu). Peu employés.

10° **Potions.** — **Juleps.** — **Émulsions.** — **Loochs.** — *Potions.* — *Juleps.* — Les potions sont des préparations magistrales, de composition très variable, que le médecin prescrit journellement. Elles sont liquides, leur poids varie entre 100 et 150 grammes ; on les administre par cuillerées. On donnait autrefois le nom de *juleps* à des potions composées de sirops et de substances n'altérant pas la limpidité.

EXEMPLE : Julep diacodé à 30 grammes de sirop diacode et 60 grammes d'eau.

On trouve dans les potions trois éléments : un principe actif, un sirop, un véhicule, chacun de ces éléments peut être multiple ; quelquefois le principe actif est constitué par le sirop, ce qui réduit à deux le nombre des composants.

Préparation. — Les prescriptions doivent être transcrites sur les étiquettes dans l'ordre suivant :

1° Le ou les principes actifs ;

2° Le ou les sirops ;

3° Le véhicule.

Exemple :

```
        ⎧ Bromure de potassium..........  ....    2 gr.
Pot. ⎨ Sirop d'écorce d'orange ...........    30
        ⎩ Eau.......................... ....    120
```

Les étiquettes étant placées sur les fioles vides et bien propres (les malades portant souvent le goulot des fioles à leurs lèvres, il est indispensable de laver celles-ci avec le plus grand soin), on procède à la confection en suivant l'ordre d'inscription des médicaments ; mais on opère différemment, suivant que les composants médicamenteux sont *solubles* ou *insolubles*.

Dans le premier cas, après avoir pesé les principes actifs entrant dans la potion, on les dissout dans le véhicule ; si on en a des solutions titrées, on en mesure la quantité voulue ; en second lieu on ajoute les sirops, et, si la formule de la potion n'en comporte pas, on édulcore avec 30 grammes de sirop de sucre : enfin, en dernier lieu, on complète le volume à 100 ou 150 grammes avec le véhicule (eau ou infusé ou décocté).

Avec les produits *insolubles* (kermès, salicylate de bismuth, poudres végétales, etc.) on opère différemment : la substance étant pesée, on la pulvérise finement dans un mortier, on ajoute un poids égal de poudre de gomme arabique, on délaye le tout avec les sirops et on ajoute en dernier lieu le véhicule. Dans ces potions, la substance insoluble est tenue en suspension dans le véhicule, d'où le nom de *suspension* qu'on leur donne quelquefois ; on doit les agiter avant de les donner au malade.

Les liquides très volatils, comme l'éther, l'ammoniaque, etc., sont ajoutés en dernier lieu au moment de boucher la fiole avec un bouchon de liège ; les autres potions peuvent être bouchées avec un simple cornet de papier.

Émulsions. — Loochs. — On donne le nom d'*émulsions* à des préparations liquides ayant ordinairement la couleur et l'opacité du lait.

On les prépare soit en divisant des semences (amandes) au moyen de l'eau, soit en suspendant certaines huiles, résines ou gommes-résines dans l'eau, à l'aide d'un mucilage de gomme ou de jaune d'œuf.

ÉMULSION D'HUILE DE RICIN.
(Prépar. ext.).

Huile de ricin	32 gr.
Œuf.	1
Eau aromatique de menthe	15
Sirop simple.	30
Eau	60

Émulsionnez l'huile avec le jaune d'œuf dans un mortier en marbre. Délayez peu à peu avec l'eau ; ajoutez le sirop et l'eau aromatique.

Les résines et les gommes-résines doivent être triturées au préalable avec une certaine quantité de sucre.

Les *loochs* sont des émulsions sucrées peu actives, que l'on administre comme les potions. Le *looch blanc* est préparé avec des amandes douces que l'on débarrasse de

leur pellicule en les plongeant quelques minutes dans
de l'eau chaude.

11° **Gargarismes. — Collutoires, —** Les *gargarismes* se préparent comme les potions, mais leur poids
est de 250 grammes. Le véhicule est en général de l'eau ;
on les édulcore avec 50 grammes de miel et quelquefois
avec du miel rosat.

Les appareils à pulvérisation des liquides (pulvérisateur
de Richardson) permettent de donner, sous forme de pluie,
des gargarismes qui pénètrent beaucoup plus avant dans
les voies respiratoires.

Le malade doit rejeter le gargarisme après un contact
peu prolongé, cette précaution est indispensable lorsque le
gargarisme contient des médicaments actifs ; dans ce cas,
la fiole doit porter une étiquette *rouge*.

EXEMPLE : *Gargarisme émollient* composé de 250 grammes de décoction d'orge ou de guimauve édulcorée avec
50 grammes de miel.

Les *collutoires* sont d'une consistance sirupeuse. Ils ont
comme véhicule ou le miel, ou un sirop, ou la glycérine.

12° **Injections. — Lavements. — Sérums thérapeutiques. —** Les *injections* sont des médicaments
liquides, destinés à être introduits à l'aide d'une seringue
ou d'un irrigateur, soit dans une cavité du corps, soit
sous la peau (*injections hypodermiques*) ; celles qui doivent
pénétrer dans l'intestin prennent le nom particulier de
lavements.

1° *Lavements.—* On les prépare comme les potions, en
dissolvant dans le véhicule prescrit les corps solubles,
et en suspendant les substances insolubles. Le véhicule
peut être un infusé (feuilles de séné), un décocté ou de
l'eau distillée stérilisée et, à défaut, de l'eau récemment
bouillie.

Le lavement entier est de 500 grammes de liquide.

LAVEMENT AMYLACÉ.

(Prépar. ext.).

Poudre d'amidon...................... 15 gr.
Eau .... Q. S. pour 1/2 litre.

Délayez la poudre d'amidon dans 100 grammes d'eau froide. Versez dans le reste du liquide en ébullition et agitez.

2° *Injections ordinaires. — Injections hypodermiques.* — En général, les injections sont préparées avec des produits solubles; le véhicule, qui est ordinairement l'eau distillée, doit être stérilisé ou tout au moins récemment bouilli. Les solutions sont filtrées au papier. La fiole destinée à recevoir l'injection doit être lavée à l'eau bouillante et stérilisée à l'étuve sèche à 150 degrés, si possible.

Comme véhicule des injections hypodermiques, on emploie quelquefois l'*eau distillée de laurier-cerise;* la *vaseline liquide;* l'*huile d'olive stérilisée à 120 degrés;* la *glycérine;* l'*éther;* le *chloroforme.*

La vaseline liquide, l'huile, la glycérine sont surtout employées pour suspendre certains produits insolubles tels que l'oxyde jaune de mercure, le calomel, le mercure, etc.

L'injection étant achevée, on doit la stériliser.

Suivant les médicaments, l'injection sera stérilisée à 100, 110 et 120 degrés ou par chauffage discontinu à des températures variables.

Ainsi, les solutions d'arrhénal, de cacodylate, de morphine, de caféine se stérilisent par chauffage de 20 minutes pendant 3 jours consécutifs à 100 degrés. le camphre et l'ergotine à 60 degrés. Les solutions de gélatine sont stérilisées à 110 degrés, le sérum chirurgical et de Hayem à 120 degrés dans des appareils spéciaux appelés *autoclaves.*

Les flacons sont fermés par un tampon de coton et portent une étiquette rouge.

3° *Sérums artificiels.* — Ce sont des solutés salins injectables, improprement dénommés *sérums*.

SOLUTION INJECTABLE DE CHLORURE DE SODIUM
(SÉRUM ARTIFICIEL, SÉRUM CHIRURGICAL.)
(Prépar. ext.).

Chlorure de sodium pur..............   7 gr. 50
Eau distillée stérilisée......   Q. S. pour   1,000 cm³.

Faites dissoudre et filtrez en utilisant un matériel parfaitement aseptique. Stérilisez à l'autoclave à 120 degrés, pendant 30 minutes.

SOLUTION INJECTABLE DE CHLORURE DE SODIUM
ET DE SULFATE DE SODIUM (SÉRUM DE HAYEM).
(Prépar. ext.).

Chlorure de sodium pur..............   5 gr.
Sulfate de sodium pur................   10 gr.
Eau distillée.............   Q. S. pour   1,000 cm³.

Opérez comme ci-dessus.

4° *Sérums thérapeutiques.* — Les sérums thérapeutiques proviennent du sang d'animaux (en général chevaux) immunisés contre diverses maladies infectieuses. Le sang est recueilli aseptiquement et laissé en lieu frais pendant quarante-huit heures; après ce laps de temps il s'est séparé en deux parties: une solide, c'est le *caillot;* l'autre, liquide légèrement rougeâtre, c'est le *sérum.* On recueille ce sérum stérile que l'on distribue aseptiquement dans des tubes ou flacons bien stérilisés, et on le conserve pour l'usage.

Les sérums doivent être conservés dans un lieu frais, de préférence dans la glacière, à l'abri de la chaleur et de la lumière, sans sortir le flacon de l'étui qui le renferme.

A une température supérieure à 50 degrés, les sérums deviennent inactifs. Un sérum qui est très trouble et qui dégage une odeur putride doit être rejeté.

Les doses à injecter varient avec la variété du sérum, l'âge du malade, l'intensité de la maladie, etc.

La dose moyenne est de 10 centimètres cubes par injection.

Les sérums les plus employés sont :

Le sérum . . . . {
    antidiphtérique.
    antistreptococcique.
    antitétanique.
    antipesteux.
    antivenimeux.
}

13° **Collyres.** — Les *collyres* sont des médicaments, secs, mous, liquides ou gazeux destinés à agir sur les yeux ou sur les paupières.

Les *collyres secs* sont des poudres simples ou composées très fines, porphyrisées, que l'on projette sur l'œil par insufflation, à l'aide d'un petit tube ou d'un tuyau de plume. Ce sont aussi des *crayons médicamenteux* que l'on promène sur les parties oculaires malades.

Les *collyres mous* sont des pommades ophtalmiques.

Les *collyres liquides*, ou collyres proprement dits, sont des solutions aqueuses qui doivent être très limpides, aussi doit-on les filtrer avec soin et les stériliser comme il a été dit pour les injections hypodermiques.

Les collyres s'appliquent à l'aide d'une compresse ou d'une œillère.

Les *collyres gazeux* sont des liquides volatils, aux vapeurs desquels on expose les yeux.

On se sert aussi de liquides qu'on divise très finement à l'aide d'un pulvérisateur.

Étiquette *rouge* sur les flacons à collyre.

14° **Lotions. — Fomentations.** — *Lotions* et *fomentations.* — Ce sont des liquides, eau, vin, alcool, vinaigre, chargés ou non de substances médicamenteuses, avec lesquels on lave les surfaces malades (*lotions*), ou qui servent à imbiber des compresses maintenues à demeure (*fomentations*). Ces deux termes sont à peu près synonymes.

Marin infirmier.   11

Les lotions et fomentations sont de nature extrêmement variée.

EAU SÉDATIVE.
(Prépar. ext.).

Ammoniaque pure...................	60 gr.
Teinture de camphre concentrée.........	10
Sel blanc.......................	60
Eau.	1000

Faites dissoudre le sel dans l'eau, filtrez et ajoutez la teinture de camphre puis l'ammoniaque. Agitez avant l'usage.

CHAPITRE V.

MÉDICAMENTS PRÉPARÉS AVEC L'ALCOOL.

L'industrie prépare aujourd'hui de l'alcool éthylique à 95 degrés presque chimiquement pur et appelé *alcool bon goût*. En diluant cet alcool avec de l'eau, on obtient les alcools à 90, 80 et 60 degrés. C'est l'alcool à 80 degrés qui est couramment employé en pharmacie.

Le *rhum* et le *tafia* sont des alcools ayant pour origine la canne à sucre; ils entrent dans la confection de certaines potions toniques et des tisanes punchées.

On punche le thé suivant les indications (de 40 à 60 grammes de tafia ou de rhum par litre).

Quant à l'*alcool dénaturé*, il est réservé pour alimenter les lampes à alcool et autres appareils de chauffage. On ne doit jamais l'employer dans la préparation des médicaments.

Les médicaments préparés avec l'alcool sont :

1° Teintures alcooliques ou alcoolés.

2° Alcoolats.

3° Extraits alcooliques.

1° Teintures alcooliques ou alcoolés. — On appelle «teintures alcooliques» ou «alcoolés» des médicaments liquides qui résultent de l'action de l'alcool sur diverses substances.

Les alcoolés sont toujours préparés à *froid*, et en général en faisant macérer une partie de substances médicamenteuses réduites en poudre demi-fine dans cinq parties d'alcool; on laisse en contact pendant huit à dix jours, on exprime et on filtre.

On prépare ainsi l'*alcoolé de quinquina*, l'alcoolé de *cannelle*, de *digitale*, etc.

Lorsque la substance est entièrement soluble, la teinture se prépare par simple solution :

TEINTURE DF CAMPHRE CONCENTRÉE (ALCOOL CAMPHRÉ).
(Comp. off.).

Camphre. . . . .   100 gr.

Alcool à 90°. . . $\left\{ \begin{array}{ll} \text{Alcool à 95°. . .} & \text{834 gr.} \\ \text{Eau distillée. . .} & \text{66 gr.} \end{array} \right\}$ 900

Faites dissoudre et filtrez.

TEINTURE DE CAMPHRE ÉTENDUE (EAU-DE-VIE CAMPHRÉE).
(Prépar. ext.).

Teinture de camphre concentrée. . . . .   250 gr.
Alcool à 95°.   342
Eau distillée.   408

Mêlez.

TEINTURE D'IODE.
(Comp. off.).

Iode. . . . .   100 gr.
Alcool à 95°.   900

Introduisez l'alcool dans un flacon à large ouverture; suspendez un nouet en gaze non apprêtée contenant l'iode, de manière à le faire plonger dans la partie supérieure du liquide. Laissez dissoudre.

Les teintures préparées avec des plantes fraîches prennent le nom d'*alcoolatures*. L'alcoolature d'aconit est la seule usitée dans la Marine; on la prescrit à la dose de dix à trente gouttes. (*Ce médicament est très dangereux.*)

Les teintures sont, en général, des médicaments actifs que l'on prescrit par gouttes.

Les teintures sont dites *simples* si elles ne contiennent qu'un seul médicament, et *composées* si elles en renferment plusieurs.

La *teinture de jalap composée* (eau-de-vie allemande)

(10 à 40 grammes), l'*élixir parégorique* (2 à 10 grammes) sont des teintures composées.

Les teintures sont très colorées; on doit les conserver à l'abri de la lumière.

2° Alcoolats. — Les *alcoolats* sont des teintures obtenues par *distillation* (analogie avec les hydrolats).

Les alcoolats sont tous incolores, tandis que les alcoolés sont colorés et aromatiques. Beaucoup d'alcoolats contiennent des essences, aussi se troublent-ils lorsqu'on y ajoute de l'eau.

Comme pour les alcoolés, on distingue les alcoolats *simples* et les alcoolats *composés*.

La Marine emploie :

L'*alcoolat de menthe*, 2 à 10 grammes dans potion.

L'*alcoolat de mélisse*, 5 à 20 grammes dans potion.

L'*alcoolat de cochléaria*, 10 à 30 grammes dans potion antiscorbutique.

3° Extraits alcooliques. — Médicaments analogues aux extraits aqueux dont ils diffèrent par la nature du véhicule, qui a servi à épuiser la substance médicamenteuse, et qui est ici l'alcool.

Les extraits alcooliques sont beaucoup plus actifs et se conservent mieux que les extraits aqueux; on ne peut substituer les premiers aux seconds.

A l'exception de l'*ergotine* (extrait d'ergot de seigle), qui se prescrit à la dose 0 gr. 50 à 4 grammes, et de l'extrait de quinquina, les extraits alcooliques sont peu employés dans la Marine.

CHAPITRE VI.

MÉDICAMENTS PRÉPARÉS AVEC L'ÉTHER
OU LE CHLOROFORME.

1° Teintures éthérées ou éthérolés. — Solutions médicamenteuses obtenues au moyen de l'éther; analogues aux teintures alcooliques, mais peu employées dans la Marine.

Collodion élastique. — Le collodion est une solution de fulmi-coton (coton-poudre) dans de l'éther alcoolisé et additionnée d'une petite quantité d'huile de ricin. Si, par suite de la volatilisation de l'éther, le collodion devenait trop visqueux, il suffirait d'en ajouter une petite quantité.
Le collodion est quelquefois employé comme véhicule médicamenteux; on obtient ainsi des *collodions médicamenteux*, le *collodion salicylé* en est un exemple.

2° Extraits éthérés. — L'extrait éthéré de fougère mâle est prescrit comme ténifuge.

3° TRAUMATICINE.
(Prépar. ext.).

Gutta-percha...................................... 10 gr.
Chloroforme...................................... 90

Divisez la gutta en lanières minces que vous introduisez dans un flacon bouchant à l'émeri et contenant le chloroforme. Agitez de temps en temps. Laissez déposer, décantez et conservez pour l'usage.

TRAUMATICINE CHRYSOPHANIQUE.
(Prépar. ext.).

Chrysarobine........................	10 gr.
Gutta percha........................	10
Chloroforme........................	80

Opérez comme ci-dessus en ajoutant la chrysarobine à la gutta.

CHAPITRE VII.

MÉDICAMENTS PRÉPARÉS AVEC LA GLYCÉRINE.

Glycérés. — La *glycérine* est un liquide sirupeux, sa saveur est sucrée, elle est soluble dans l'eau, insoluble dans l'éther, les huiles, etc. Elle dissout un grand nombre de substances médicamenteuses (sels, extraits, etc.). Elle sert à préparer deux groupes de médicaments appelés *glycérés liquides* et *glycérés solides*.

1° *Glycérés liquides.* — Ce sont des solutions ou des mélanges opérés avec la glycérine et une ou plusieurs substances médicamenteuses.

On les prépare à froid ou à chaud; dans ce dernier cas, il faut éviter de décomposer la glycérine en chauffant trop fort. Ils sont très usités. Beaucoup de corps (sels, extraits, etc.) se dissolvent dans la glycérine; ceux qui sont insolubles doivent être pulvérisés finement avant d'y être incorporés.

2° *Glycérés solides.* — Les glycérés solides ont pour excipient le *glycéré d'amidon* qui se prépare comme il suit :

GLYCÉRÉ D'AMIDON.

(Prépar. ext.).

Poudre d'amidon......................	10 gr.
Eau froide...........................	10
Glycérine............................	130

Délayez l'amidon dans l'eau. Ajoutez la glycérine. Faites chauffer le mélange dans une capsule de porcelaine à chaleur ménagée en remuant constamment avec une spatule, jusqu'à ce que la masse commence à se prendre en gelée.

On incorpore au glycéré d'amidon les substances actives, préalablement pulvérisées finement quand elles sont solides et insolubles ; on les dissout dans une très petite quantité d'eau ou de glycérine lorsqu'elles sont solubles.

CHAPITRE VIII.

MÉDICAMENTS PRÉPARÉS AVEC LES CORPS GRAS.

Les médicaments préparés avec les corps gras sont tous destinés à l'usage externe comme topiques ; les principaux sont :

1° Cérats.	5° Huiles médicinales.
2° Écussons.	6° Pommades.
3° Emplâtres.	7° Sparadraps. — Papiers.
4° Onguents.	8° Suppositoires.

1° Cérats. — Médicaments abandonnés aujourd'hui qui ont pour éléments : la cire blanche et l'huile d'amande.

2° Écussons. — Les écussons sont des fragments de sparadrap, de peau blanche ou d'un tissu quelconque recouverts d'un médicament adhésif (extrait, onguent, emplâtre). Ne sont presque plus employés.

3° Emplâtres. — On appelle *emplâtres* des médicaments solides, de composition variée, caractérisés par une consistance telle qu'à la chaleur du corps ils se ramollissent sans couler.

On en distingue deux espèces : les *emplâtres proprement dits*, et les *emplâtres résineux*.

Emplâtres proprement dits. — Ils ont pour base une combinaison d'oxyde de plomb avec les corps gras, c'est-à-dire un savon de plomb auquel on donne le nom d'*emplâtre simple*.

L'emplâtre simple n'est pas employé seul, mais il sert à

préparer tous les emplâtres. Jadis très employés, les emplâtres ne servent plus aujourd'hui qu'à préparer certains *sparadraps*. C'est ainsi que l'emplâtre *diachylon gommé* sert à préparer le *sparadrap de diachylon*. Le sparadrap de *Vigo cum mercuris* a pour base l'*emplâtre mercuriel*, etc.

Emplâtres résineux ou onguents-emplâtres. — Ces emplâtres sont formés de corps gras et de résines, sans savon de plomb. Ce sont de véritables onguents contenant une forte proportion de résine. Comme les premiers, ils ne sont plus employés qu'à confectionner certains sparadraps.

C'est avec l'*emplâtre vésicatoire* aux cantharides que l'on prépare le *sparadrap vésicant*.

C'est au laboratoire que se font toutes ces préparations.

4° **Onguents.** — Les onguents, comme les emplâtres résineux auxquels ils ressemblent beaucoup, sont des médicaments composés de corps gras, de résines, et quelquefois de poudres médicamenteuses. Ils ne diffèrent des pommades que par une forte proportion de résine, d'où le nom de *rétinolés* qu'on leur donne, et par une consistance plus ferme.

Ils sont aujourd'hui remplacés par les pommades.

L'*onguent de styrax*, utilisé jusque dans ces dernières années, ne l'est plus aujourd'hui.

5° **Huiles médicinales.** — On appelle *huiles médicinales* les solutions que l'on obtient en traitant les médicaments par une huile végétale. On se sert presque toujours de l'huile d'olive, parce qu'elle s'altère moins que les autres huiles végétales.

La préparation des huiles médicinales est du domaine du laboratoire; on peut toutefois obtenir extemporanément l'*huile camphrée* en dissolvant 100 grammes de camphre en poudre dans 900 grammes d'huile d'olive. Ces médicaments sont d'un usage assez restreint. On emploie quelquefois l'*huile de camomille camphrée*, l'*huile camphrée*.

L'*huile d'olive stérilisée* s'obtient en chauffant l'huile à

120 degrés et en la conservant dans des fioles bouchées par un tampon d'ouate.

6° Pommades. — On appelle *pommades* des préparations de consistance molle, que l'on obtient en mélangeant des substances médicamenteuses avec des corps gras solides et semi-solides.

L'*axonge* ou graisse de porc était autrefois employée à préparer toutes les pommades, aujourd'hui on lui a substitué la *vaseline*, qu'on extrait des pétroles naturels et qui a l'avantage de ne pas rancir.

La *lanoline*, corps gras retiré de la laine du mouton, est quelquefois employée.

La préparation des pommades est simple; la règle à suivre pour l'addition des médicaments est la suivante : on dissout dans une très petite quantité de liquide (eau, alcool, glycérine suivant le cas) les médicaments qui sont solubles (l'iodure de potassium, etc.); on délaye les extraits dans une petite quantité d'eau chaude ou de glycérine (extrait de belladone, etc.) et on pulvérise finement les corps insolubles (acide borique, etc.); puis dans le mortier, par trituration, on incorpore le corps gras ou la vaseline, en ayant soin de ne l'ajouter que peu à peu, et de ramener au centre, avec une spatule, les parties qui adhèrent au fond ou sur les parois du mortier : on triture suffisamment pour que la pommade soit bien homogène.

Dans les pays chauds, la vaseline étant presque liquide, on doit y ajouter une certaine quantité de suif de mouton ou de bœuf pour lui rendre sa consistance. On fond le suif récemment préparé avec la vaseline, on mélange, on laisse refroidir et on conserve pour l'usage. Le suif de mouton ou de bœuf se prépare en chauffant le tissu graisseux et en passant à travers un linge le liquide fondu et clair que l'on coule dans un pot. Ne pas en préparer de grande quantité, car il rancit facilement.

La pommade *mercurielle double* (onguent napolitain) et la pommade d'*Helmérich* se préparent dans les laboratoires.

POMMADE D'ACIDE BORIQUE.
(Prépar. ext.).

Triturer finement 10 grammes d'acide borique et incorporer peu à peu 90 grammes de vaseline.

POMMADE MERCURIELLE SIMPLE (ONGUENT GRIS).
(Prépar. ext.).

Pommade mercurielle double........... 1 gr.
Axonge (ou vaseline)................. 3

POMMADE D'EXTRAIT DE BELLADONE.
(Prépar. ext.).

Extrait de belladone................. 3 gr.
Glycérine 2
Axonge............................. 2 gr. 5

Ramollissez l'extrait de belladone dans la glycérine et incorporez l'axonge.

POMMADE MERCURIELLE BELLADONÉE.
(Prépar. ext.).

Extrait de belladone............. 1 gr.
Glycérine.................... Quelques gouttes.
Pommade mercurielle double....... 8 gr.

Opérez comme ci-dessus.

7° **Sparadraps. — Papiers. — Taffetas. —** Les *sparadraps* sont des tissus de fil ou de coton recouverts sur une de leurs faces d'une légère couche de substance emplastique médicamenteuse.

On les désigne sous le nom de *taffetas* ou de *papiers* quand ils ont été préparés avec une étoffe de soie ou avec du papier.

Ce sont, en général, les emplâtres et les onguents que l'on met sous la forme de sparadrap.

La Marine emploie :

Le sparadrap diachylon gommé ;

Le sparadrap mercuriel *ou* de Vigo ;

Le sparadrap vésicant *ou* de cantharides.

Tous ces sparadraps, lorsqu'on les garde longtemps, se dessèchent, la couche emplastique devient cassante et se détache facilement par écailles ; en chauffant légèrement la couche emplastique, on peut quelquefois utiliser ces produits. D'autres fois, la couche emplastique se recouvre de moisissures : le sparadrap vésicant présente souvent cette altération qui diminue son énergie ; on peut essayer de réparer ce sparadrap moisi en lavant et imbibant la surface avec de l'alcoolé de cantharides, si on en a à sa disposition.

On doit tenir les sparadraps dans des boîtes en fer-blanc fermant exactement, autant que possible à l'abri de la chaleur et de l'humidité.

Les *taffetas d'Angleterre* sont des bandes de taffetas noir, rose ou blanc, recouverts d'une légère couche de gélatine (colle de poisson).

La *baudruche gommée* ou *baudruche adhésive* est de la baudruche recouverte également d'une même couche de gélatine.

(La baudruche est une pellicule préparée provenant d'une des membranes du cœcum du bœuf ou du mouton.)

8° Suppositoires. — On nomme «suppositoires» des médicaments solides, de forme conique, destinés à être introduits dans l'anus.

On les prépare habituellement avec du beurre de cacao, du suif ou du savon. Ces substances peuvent servir d'excipients à des matières médicamenteuses. Pour faire des *suppositoires de savon*, on taille en cône, avec un canif, un fragment de savon blanc ou de savon médicinal. Le beurre de cacao (ou le suif) doit être liquéfié à une douce chaleur et coulé dans des moules de papier que l'on enfonce dans du sable ou dans toute autre poudre. Lorsque les suppositoires sont refroidis, on les retire des moules. On prépare ainsi le *suppositoire de beurre de cacao à*

4 grammes. En été ou dans les pays chauds, on substitue 1 gramme de cire à 1 gramme de cacao.

On introduit fréquemment dans les suppositoires des poudres ou d'autres médicaments; pour les mélanger au corps gras, on dissout ceux qui sont solubles dans le moins de liquide possible (eau pour les sels, et glycérine pour les extraits) et on pulvérise finement les autres. On ajoute la poudre ou la solution au corps gras préalablement fondu et, au moment où il va se figer, on agite vivement le tout dans une capsule et on le coule ensuite dans les moules lorsqu'il commence à être demi-solide; ne jamais couler avant, car les poudres et les extraits se sépareraient du corps gras.

Un moyen commode pour préparer certains suppositoires consiste à faire une masse avec le beurre de cacao et les substances actives (le tanin, les extraits délayés dans la glycérine, les poudres) en les triturant dans un mortier et chauffant légèrement au besoin, ou mieux en ajoutant quelques gouttes d'éther. On divise ensuite la masse en autant de parties égales que l'on a de suppositoires à faire. Chacune de ces parties est ensuite façonnée à forme de suppositoire, soit à la main, soit à l'aide d'un moule.

Le poids des suppositoires varie de 4 à 10 grammes.

CHAPITRE IX.

MÉDICAMENTS PRÉPARÉS AVEC LE VIN, LE VINAIGRE.

Vins. — Les vins, produits de la fermentation du jus de raisin, contiennent tous, dans des proportions variables, beaucoup d'eau, de 8 à 15 p. 100 d'alcool, un peu de tanin, des acides et des sels organiques et une matière colorante.

Suivant leur mode de préparation et aussi d'après les espèces de raisin employées, les vins sont *rouges* ou *blancs;* les vins *sucrés,* ou vins de liqueur, sont ceux qui contiennent en dissolution une proportion notable de *sucre;* ils sont aussi plus alcooliques que les autres; le *vin de Banyuls* et le *vin de grenache* sont dans ce cas.

Les vins en usage dans la Marine sont : le vin à 9 degrés pour les services à terre, à 10 degrés réservé aux bâtiments et à 12 degrés pour les dépôts coloniaux; le vin de Bordeaux rouge et le vin de Champagne.

Dans les hôpitaux on emploie aussi le vin blanc.

Les vins s'altèrent facilement au contact de l'air; en général ils se *piquent,* c'est-à-dire que leur alcool se transforme en acide acétique; ils présentent alors une odeur de vinaigre et un goût plus ou moins acide. Pour conserver les vins, il faut avoir soin de boucher hermétiquement les fûts ou les bouteilles et de ne jamais les laisser longtemps en vidange; les bouteilles doivent être cachetées, et couchées si la chose est possible.

Vins médicinaux ou *œnolés.* — On appelle *vins médicinaux* les solutions que l'on obtient en traitant par le vin des substances médicamenteuses. Tous les vins médicinaux se préparent de la même façon; les préparations du vin de quinquina peuvent servir d'exemples.

VIN DE QUINQUINA.
(Comp. off.).

Poudre de quinquina n° 2............		500 gr.
Alcool à 60°. { Alcool à 95°.. 1,128 gr. } { Eau distillée.. 872 }		2,000
Vin rouge......................		20,000

Versez l'alcool sur la poudre, laissez en contact pendant 24 heures, ajoutez le vin. Faites macérer huit jours, agitez de temps en temps. Passez, exprimez, filtrez.

VIN DE QUINQUINA EXTEMPORANÉ.
(Prépar. ext.).

A. Solution d'extrait de quinquina.........   15 gr.
    Vin rouge......................   1,000

Mêlez.

B. Teinture de quinquina...............   5 gr.
    Vin rouge......................   100

Mêlez.

VIN DE QUINQUINA AU VIN GÉNÉREUX.
(Prépar. ext.).

Solution d'extrait de quinquina..........   2 gr.
Vin généreux.....................   100

Mêlez; laissez reposer 24 heures et filtrez.

Le vin de gentiane se prépare avec la teinture, le vin de kola avec l'extrait.

Les vins blancs sont réservés pour la préparation des vins diurétiques : le *vin diurétique de Trousseau*.

Le *laudanum de Sydenham* est une *teinture d'opium composée* (43 gouttes), que l'on prescrit à la dose de 10 à 40 gouttes. Un gramme de laudanum renferme environ 10 centigrammes d'opium brut ou 5 centigrammes d'extrait d'opium ou 10 milligrammes de morphine.

On doit éviter de mélanger les vins rouges avec les préparations ferrugineuses qui les colorent en noir.

Vinaigre. — On obtient le vinaigre en exposant le vin à l'action de l'air et d'un ferment spécial, lequel transforme l'alcool en acide acétique.

Le *vinaigre de vin* est seul usité en médecine; il doit contenir de 6 à 8 p. 100 d'acide acétique.

Il entre dans la confection de certains gargarismes, lotions, etc., et sert à préparer des solutions qui portent le nom de *vinaigres médicinaux*.

Vinaigres médicinaux ou acétolés. — Ils résultent de l'action dissolvante du vinaigre sur des substances médicamenteuses.

On les prépare soit par macération : vinaigres de *scille*, de *colchique*; soit par simple solution : *vinaigre aromatique*, *vinaigre camphré*.

CHAPITRE X.

POUDRES. —— ESPÈCES. —— PULPES.

Poudres. —— Les poudres forment un groupe de médicaments excessivement nombreux et très importants.

Elles résultent de la division en particules plus ou moins ténues des corps solides, à l'aide d'un des modes de pulvérisation décrits au chapitre II.

Avant de faire une poudre, il faut nettoyer rigoureusement les matières à pulvériser, en enlever les parties altérées et les faire sécher à l'étuve.

Pour abréger l'opération, on sépare fréquemment au moyen d'un *tamis* les parties réduites en poudre de celles qui ne le sont pas encore. On appelle *tamis* un disque de bois sur lequel on a tendu un tissu à mailles plus ou moins serrées suivant que l'on veut obtenir une poudre plus ou moins ténue. Un *crible* est un tamis à larges mailles.

Quand la pulvérisation est terminée, on mélange avec soin les divers produits qu'elle a fournis, afin de rendre la poudre bien homogène.

La lumière et surtout l'humidité altèrent rapidement les poudres; aussi est-il indispensable de les enfermer, bien sèches, dans des vases hermétiquement clos et placés à l'abri de la lumière.

Les poudres s'administrent sous les formes médicamenteuses les plus variées : potions, tisanes, pilules, opiats, cachets, etc.

On partage les poudres en deux groupes : les *poudres simples*, formées d'un seul médicament, et les *poudres composées*, résultant du mélange de plusieurs poudres simples.

Les règles applicables à la préparation de ces dernières sont : 1° pulvériser les substances séparément; 2° mélanger intimement dans un mortier les poudres ainsi obtenues; 3° passer à travers un tamis de soie peu serré.

POUDRE DENTIFRICE N° 1.
(Comp. off.).

Craie lavée pulvérisée.................	750 gr.
Acide borique.......................	125
Chlorate de potasse..................	125
Essence d'anis ou de menthe...........	3

POUDRE DENTIFRICE N° 2.
(Comp. off.).

Carbonate de calcium précipité...........	10 gr.
Carbonate de magnésie	4
Menthol............................	0.10

On emploie aussi quelquefois la *poudre dentifrice au charbon* composée de :

Poudre de charbon végétal.............	200 gr.
Poudre de quinquina..................	100
Essence de menthe...................	1

Espèces. — Sous ce nom on désigne des mélanges de plantes ou de parties de plantes séchées et divisées en fragments.

EXEMPLE : *Espèces pectorales*, espèces *aromatiques*, espèces *amères*, etc.

On en fait des macérés, infusés, tisanes.

Pulpes. — Les pulpes sont des médicaments de consistance molle que l'on obtient en réduisant en pâte les parties molles ou charnues des végétaux; elles sont aux plantes succulentes ce que les poudres sont aux matières sèches.

EXEMPLES : *Pulpes de tamarin*, de *casse*, de *carotte*, etc. Médicaments très altérables, presque inusités aujourd'hui.

CHAPITRE XI.

PILULES. — BOLS. — GRANULES. — DRAGÉES.

Les pilules sont des médicaments de consistance de pâte
erme, caractérisés par leur forme sphérique.

On en distingue quatre genres sous les dénominations
e *pilules*, *bols*, *granules*, *dragées*.

Pilules. — Bols. — On réserve le nom de *pilules* à
lles dont le volume est peu considérable et le poids maxi-
ium environ de 5o centigrammes.

Les *bols* sont de grosses pilules.

Exemples : Bols de poudre de quinquina; tandis qu'on
)pelle *granules* les pilules d'un tout petit volume.

Exemples: granules de digitaline, d'acide arsénieux, etc.

Toutes les substances médicamenteuses sont susceptibles
être mises en pilules; toutefois la forme pilulaire con-
ent surtout aux produits insolubles et à ceux qui ont
ie saveur désagréable; elle ne convient pas aux sels déli-
iescents.

Lorsque la substance médicamenteuse a la consistance
nvenable, il suffit de la rouler et de la diviser en pilules;
cas est assez rare : pilules d'extrait d'opium.

En général, les substances médicamenteuses sont trop
mes ou trop fluides; il faut alors les mélanger à des
:ipients appropriés, inertes, destinés à leur donner la
isistance convenable.

Une masse pilulaire se compose donc, en général, de
ix éléments : la *substance active* et l'*excipient*.

L'excipient est de nature variée, suivant le rôle qu'il
t jouer dans les pilules. On le prend *solide*, quand il
t durcir les substances molles; on le choisit *liquide*, ou

demi-liquide, lorsqu'il s'agit de lier des substances pulvé
rulentes. Dans tous les cas, il doit être inerte ou doué de
faibles propriétés médicinales.

Les excipients *solides* le plus employés sont : les poudre
de *réglisse*, de *guimauve*, l'*amidon*, le *sucre de lait* ou
lactose ; quant aux poudres de gommes, on ne doit pa
les employer, ou qu'en très petite quantité, car les pilule
qui en contiennent deviennent très dures et se divisen
difficilement dans le tube digestif.

Les excipients *liquides* les plus usités sont le *miel*, le
sirops, la *glycérine*. Le miel doit être préféré à tous le
autres. Quant à la glycérine, on l'ajoute par gouttes pou
empêcher la masse pilulaire de durcir.

Quelques médicaments ont des excipients spéciaux.

Le *savon blanc non desséché* est celui des corps gras
des résines, de l'aloès.

Le *savon blanc desséché et pulvérisé* convient très bier
pour la créosote, le gaïacol.

Préparation. — Pour préparer une masse pilulaire, o
se sert d'un mortier, d'une plaque de verre ou de marbr
sur laquelle on manipule avec une spatule de bois ou d
fer. On mélange d'abord les substances actives par une tr.
turation prolongée, puis on ajoute peu à peu l'excipien
jusqu'à ce que la masse offre une consistance ferme e
n'adhère ni aux doigts ni au mortier. On la triture encor
longtemps pour être sûr qu'elle représente un mélang
intime, et, lorsque sa coupe est bien homogène, on la tran:
forme aussitôt en pilules.

Supposons que la masse pilulaire doit être divisée e
100 pilules, on commence par la partager en cinq parti
égales, que l'on pèse successivement pour s'assurer de l
parfaite division ; chaque fragment devra être divisé à so
tour en 20 pilules.

Pour opérer cette division, on emploie un instrumer
particulier qui porte le nom de *pilulier*, composé de deu
parties principales : d'une tablette en bois portant un
bande métallique à cannelures, et d'une règle, plane d'u

côté et, de l'autre, armée d'une même bande métallique à cannelures.

Pour s'en servir, on étend d'abord sur la tablette une petite quantité de poudre inerte, destinée à empêcher l'adhérence de la masse pilulaire avec le bois. Ensuite, en s'aidant de la partie plane de la règle ou bien de la paume de la main, on roule la masse de façon à lui donner la forme d'un cylindre. On continue jusqu'à ce que la longueur de ce cylindre corresponde à un nombre de cannelures égal à celui des pilules qu'on doit obtenir. On porte alors cette masse allongée sur les cannelures de la tablette, on lui superpose celles de la règle et on fait glisser celle-ci en lui imprimant un mouvement de va-et-vient jusqu'à ce que les arêtes des cannelures se trouvent en contact.

Les pilules, dont la grosseur est en rapport avec les divisions du pilulier, se trouvent toutes faites par ce moyen; celles plus petites ou plus grosses ne le sont qu'imparfaitement. On achève de les rouler entre les trois premiers doigts.

A défaut de pilulier, on roule la masse pilulaire sur une plaque de marbre ou de verre, on l'allonge en cylindre à l'aide d'une large spatule, on divise ce cylindre en parties égales, lesquelles sont de nouveau allongées et divisées à leur tour en pilules.

Pour que les pilules n'adhèrent pas entre elles, on est dans l'habitude de les rouler dans une poudre inerte (poudres de réglisse, de guimauve, de lycopode — de préférence — de magnésie, etc.); on les conserve à l'abri de l'humidité dans des boîtes de carton, ou mieux dans des flacons à large ouverture (flacons à sulfate de quinine).

TÉRÉBENTHINE CUITE.
(Comp. off.).

Oléo-résine de térébenthine. . . . . Q. S.

Faites bouillir dans 20 fois son poids d'eau jusqu'à ce que quelques gouttes projetées dans l'eau froide puissent être malaxées dans les doigts sans y adhérer. Ramollir dans l'eau chaude.

On fait avec cette masse des pilules de o gr. 3o à o gr. 4o que l'on conserve dans l'eau froide ou dans la poudre d'amidon.

Granules. — On donne le nom de *granules* aux pilules de petit volume.

On administre sous cette forme des substances très énergiques (*alcaloïdes ou leurs sels; composés d'arsenic*, etc.), qui y sont introduites à la dose de 1/2 à 1 milligramme par granule.

Dragées. — Les dragées médicinales sont des pilules recouvertes de sucre.

CHAPITRE XII.

CAPSULES. — CACHETS MÉDICAMENTEUX.

Capsules. — Les capsules sont des enveloppes gélatineuses, ovoïdes, destinées à être remplies de médicaments liquides dont on veut dissimuler l'odeur et la saveur. Lorsqu'on leur donne une forme sphérique, elles prennent le nom de *perles*.

Capsules de copahu, de goudron, de créosote, ténifuges du Dr Duhoureau, etc.

Perles d'éther.

Cachets médicamenteux. — Les *cachets médicamenteux*, encore appelés énazymes, sont des enveloppes de pain azyme ayant la forme lenticulaire, destinées à être remplies de médicaments *solides*, dont on veut masquer la saveur et l'odeur. Ils sont formés de deux capsules égales, que l'on superpose et que l'on soude à l'aide d'une légère pression exercée sur leurs bords, que l'on a préalablement très légèrement humectés.

Lorsque plusieurs médicaments entrent dans la confection d'un ou de plusieurs cachets, il faut commencer par les mélanger en les triturant dans un mortier, de manière à obtenir une poudre *composée* homogène, que l'on répartit ensuite dans les capsules disposées, en général, sur une planchette percée de trous circulaires destinés à les recevoir. Pour opérer la soudure des deux enveloppes constituant le cachet, on peut se servir de petits appareils spéciaux appelés *cacheteurs*, sinon on opère cette soudure avec les doigts.

A défaut d'enveloppes pour cachets, on peut faire usage

de petits carrés de pain azyme ou encore d'une feuille de papier à cigarette.

Les cachets médicamenteux, permettant d'administrer les médicaments sous une forme agréable et facile à absorber, sont aujourd'hui très employés.

CHAPITRE XIII.

LINIMENTS.   — FUMIGATIONS MÉDICINALES.

Liniments. — Les *liniments* sont des médicaments généralement liquides, dont on se sert en applications topiques sur la peau. Le véhicule des liniments est presque
toujours une huile médicinale ou une liqueur alcoolique
tenant en dissolution ou en suspension les médicaments
les plus variés.

EXEMPLE : *Liniment térébenthiné :*

Huile de camomille . . . .   5o gr.
Essence de térébenthine 5o

Fumigations médicinales. — On entend par *fumigations médicinales* la production d'une vapeur ou d'un gaz
destiné à servir de topique sur une partie du corps ou sur
le corps tout entier.

Les fumigations sont *sèches* ou *humides.*

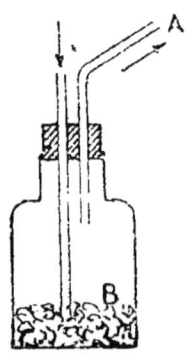

On fait une fumigation *sèche* lorsqu'on projette sur une
plaque métallique chauffée, ou sur des charbons incan-

descents, une substance solide qui répand aussitôt des vapeurs : encens, benjoin.

Pour obtenir une fumigation *humide*, on fait bouillir de l'eau en présence de substances médicamenteuses.

Les *inhalations* sont des fumigations qui ont pour objet d'introduire un gaz ou une vapeur dans les voies pulmonaires. On les exécute facilement en plaçant la substance à volatiliser (iode, goudron, éther, etc.) dans un flacon dont l'ouverture porte deux tubes (*fig.* ci-contre). On aspire par l'extrémité A. La substance volatile est placée en B.

On emploie aussi en inhalations des liquides très volatils enfermés dans des ampoules de verre que l'on brise au moment du besoin.

EXEMPLE : Ampoules de Boissier au nitrite d'amyle.

Les *inhalations d'oxygène* sont fréquemment employées.

Les vapeurs que produisent la combustion des *cigarettes médicamenteuses*, cigarettes de feuilles de datura, par exemple, peuvent être considérées comme des inhalations.

Enfin, on peut considérer comme des fumigations les brouillards que l'on obtient en *pulvérisant* des solutions ou des eaux minérales, à l'aide d'appareils spéciaux appelés *pulvérisateurs*.

EXEMPLE : Pulvérisateurs de Richardson, de Lucas-Championnière.

Pulvérisations d'éther, de chlorure d'éthyle, etc., pour produire l'anesthésie locale.

Le chlorure de méthyle est aussi employé en pulvérisations.

CHAPITRE XIV.

COTONS ET TISSUS MÉDICAMENTEUX.

Le *coton cardé* ou *tissé ordinaire*, encore appelé *ouate*, n'est pas mouillé par l'eau; il ne se laisse pénétrer que difficilement par ce liquide et ne s'imbibe spontanément que s'il a subi une préparation. Le coton préparé est alors appelé *coton hydrophile*; il sert à préparer les *cotons médicamenteux* et les *gazes médicamenteuses*.

On nomme *cotons médicamenteux* des fragments de coton hydrophile imprégnés d'une solution médicamenteuse.

Les *gazes médicamenteuses* sont des tissus de coton hydrophile très légers qu'on a également imprégnés d'une préparation médicamenteuse.

Ce genre de pansements s'emploie peu. La Marine utilise seulement les compresses de gaze iodoformée.

CHAPITRE XV.

ALTÉRATIONS ET CONSERVATION DES MÉDICAMENTS.

Tous les médicaments sont susceptibles de s'altérer et de subir des modifications dans leur composition et dans leurs propriétés médicinales. Si ces altérations sont légères et superficielles, le médicament peut, à la rigueur, être utilisé; mais, en général, tout médicament *altéré* doit être *condamné* et remplacé aussitôt. A terre la chose est facile, mais à bord il n'en est pas toujours ainsi, le bâtiment pouvant se trouver loin des côtes; de là, la nécessité absolue de veiller avec le plus grand soin à la bonne conservation des médicaments et objets de pansement, d'autant plus qu'ils sont soumis à bord des bâtiments à des conditions spéciales de chaleur et d'humidité.

Assurer la conservation des médicaments, c'est sauve-garder à la fois l'intérêt du malade et celui de l'État.

Les principales causes d'altération des médicaments sont l'*air*, la *lumière*, la *température* et les *vases* qui les contiennent.

Les substances de nature organique, c'est-à-dire les plantes ou les parties de plantes (fleurs, racines, semences, extraits, sirops, hydrolats, alcoolés, etc.) sont plus alté-rables que les produits chimiques; l'*humidité* et la *chaleur* combinées leur sont très préjudiciables.

Lorsque des fleurs, des feuilles, des semences, des poudres, etc., se moisissent, il faut les exposer au soleil, les faire bien sécher et les introduire de nouveau dans des bocaux bien secs; s'ils deviennent la proie de certains insectes, il faut les monder et séparer la poussière des parties intactes.

Les *extraits* qui se recouvrent de moisissure seront privés des parties altérées et recouverts d'une feuille de papier-filtre imbibé d'alcool.

L'*ergot de seigle* moisi sera lavé à l'alcool et séché.

Tous ces produits seront autant que possible tenus à l'abri de l'humidité.

Les hydrolats sont filtrés au papier.

Les produits chimiques subissent également l'influence de l'*air;* certains sels hygrométriques absorbent l'humidité atmosphérique et se liquéfient; d'autres, au contraire, s'effleurissent au contact de l'air sec et chaud; de là, la nécessité de tenir ces produits dans des flacons bien bouchés.

La lumière décompose et altère certains corps chimiques; le chloroforme, l'iodure mercureux, les préparations d'iodoforme. etc., sont dans ce cas.

Le chloroforme anesthésique doit être examiné avant de le donner au malade; il ne doit pas répandre de vapeurs blanchâtres, piquant au nez, lorsqu'on débouche le flacon qui le contient; agité avec une petite quantité d'eau distillée, il ne doit pas donner de louche ou de précipité blanc avec une solution de nitrate d'argent : dans le cas contraire, on ne doit pas s'en servir. Le conserver dans des flacons en verre jaune, entièrement pleins et bien bouchés.

Quant à la *chaleur,* elle favorise la décomposition de certains produits, et surtout la volatilisation des corps volatils comme l'*éther,* le *chloroforme,* l'*alcool,* les *sels ammoniacaux,* l'*ammoniaque,* etc.

On doit s'assurer le plus souvent possible si les flacons d'éther, de chloroforme, etc., sont bien bouchés.

Certains produits attaquent les vases qui les contiennent, ou tout au moins leurs bouchons, qu'ils soient de verre ou de liège. C'est ainsi que les flacons bouchés à l'émeri, contenant certains corps comme la potasse, la soude, ne peuvent pas être débouchés. Dans la plupart des cas, on arrive à décoller le bouchon en trempant le goulot du flacon dans de l'eau chaude ou en le chauffant très légèrement avec une lampe à alcool.

Pour obvier à cet inconvénient, il est prudent de *vaseliner* légèrement tous les bouchons de verre des flacons bouchés à l'émeri et renfermant des substances chimiques.

L'iode, le chlore altèrent et rongent les bouchons de liège.

Tous les objets en *caoutchouc* durcissent avec le temps et sont quelquefois impropres à tout usage ; dans bien des cas on rend au caoutchouc sa souplesse et son élasticité primitives en plongeant l'objet pendant quelques minutes dans de l'eau fortement tiède. Les poires en caoutchouc des pulvérisateurs, thermo-cautères, etc., peuvent être réparées par ce procédé.

CHAPITRE XVI.

MÉDICAMENTS TOXIQUES.

NOMENCLATURE DES MÉDICAMENTS.	DOSE MAXIMA.
Acide sulfurique............................	2 grammes.
Aconit (Alcoolature de racines d')...............	30 gouttes.
Antimoine. { Émétique (tartre stibié).............	0 gr. 10.
{ Kermès.........................	0 gr. 40.
Argent (Nitrate d').........................	0 gr. 10.
Arsenic. { Acide arsénieux....................	6 milligrammes.
{ Liqueur de Fowler..................	20 gouttes.
{ Liqueur de Pearson.................	40 gouttes.
{ Liqueur de Boudin.................	10 grammes.
Belladone. { Sirop de belladone.................	30 grammes.
{ Extrait de belladone...............	0 gr. 10.
{ Poudre de belladone...............	0 gr. 30.
{ Alcoolé de belladone...............	12 gouttes.
{ Sulfate d'atropine..................	2 milligrammes.
Caféine..................................	2 grammes.
Chloral (Hydrate de)........................	6 grammes.
Chloroforme..............................	20 gouttes.
Cocaïne (Chlorhydrate de)...................	0 gr. 20.
Colchique (Alcoolé de)......................	2 grammes.
Digitale. { Extrait de digitale..................	0 gr. 20.
{ Alcoolé de digitale.................	20 gouttes.
{ Poudre de digitale.................	1 gramme.
Eau de Rabel.............................	5 grammes.
Eau de laurier-cerise.......................	15 grammes.
Élixir parégorique.........................	8 grammes.

NOMENCLATURE DES MÉDICAMENTS.	DOSE MAXIMA.
Ergotine..	2 grammes.
Mercure. Chlorure mercureux (Calomel)........	1 gramme.
Mercure. Chlorure mercurique (Bichlorure)......	o gr. o2.
Mercure. Iodure mercureux (Proto-iodure).......	o gr. 10.
Mercure. Iodure mercurique (Bi-iodure)........	25 milligrammes.
Noix vomique. Alcoolé de noix vomique.............	2 grammes.
Noix vomique. Strychnine (Sulfate de)..............	2 milligrammes.
Opium. Extrait d'opium.....................	o gr. 10.
Opium. Sirop d'opium......................	3o grammes.
Opium. Alcoolé d'opium.....................	20 gouttes.
Opium. Laudanum de Sydenham..............	4o gouttes.
Opium. Chlorhydrate de morphine...........	o gr. o5.
Opium. Codéine.............................	o gr. o5.
Podophyllin.............................	o gr. o5.
Salol.................................	6 grammes.
Seille (Alcoolé de)..........................	2 grammes.
Terpine................................	1 gr. 5o.

EMPOISONNEMENTS. — CONTREPOISONS.

Lorsqu'un cas d'empoisonnement se présente, il y a trois indications indispensables à remplir :

1° *L'évacuation du poison*, s'il en est temps encore. On donne à cet effet 1 gr. 5o de poudre d'ipéca, on fait boire beaucoup d'eau tiède. On peut provoquer le vomissement par la titillation de la luette avec les barbes d'une plume.

2° *Administration du contrepoison* ou *antidote* quelques minutes après celle de l'ipéca.

Lorsque l'on ne connaît pas la nature du poison, on emploie les contrepoisons généraux dont les principaux sont :

La *magnésie calcinée*, *l'eau albumineuse*, le *tanin* (l'infusion de café, la décoction de quinquina).

La *liqueur de Bouchardat* ou *solution d'iodure de potassium iodurée* se prépare en dissolvant 1 gramme d'iodure de potassium et o gr. 5o d'iode dans un litre d'eau. S'administre par demi-verre.

3° *Un ensemble de soins à donner* pour réparer les désordres produits dans l'organisme.

Si le poison est connu on doit avoir recours aux contrepoisons indiqués dans le tableau suivant :

POISONS.	CONTREPOISONS.
Poisons métalliques. Poisons alcaloïdiques.	Un mélange à parties égales de magnésie et d'hydrate de peroxyde de fer et de charbon animal.
Poisons alcaloïdiques....	Liqueur de Bouchardat par demi-verre. — Solution de tanin. — (Infusion de café.)
Acides concentrés.......	Magnésie calcinée. — Eau albumineuse.
Acide phénique.........	Saccharate de chaux (sucre, 16 ; eau 4o ; chaux éteinte, 5).
Acide cyanhydrique. — Eau de laurier-cerise. — Cyanure de potassium.	Eau chlorée. — Eau ammoniacale. — Solution de sulfate de fer.
Alcalis concentrés, potasse, ammoniaque.	Eau vinaigrée. — Acide acétique faible.
Préparations d'antimoine, émétique.	Magnésie calcinée. — Tanin, 2 grammes en solution ou décoction de quinquina.

POISONS.	CONTREPOISONS.
Nitrate d'argent........	Eau albumineuse. — Eau salée. — Lait en quantité.
Arsenic et ses composés..	Magnésie en abondance. — Huile d'olive à fortes doses. — Eau albumineuse.
Chlore. — Hypochlorites.	Magnésie calcinée. — Eau ammoniacale. — Inhalations d'éther.
Cuivre et ses composés...	Magnésie. — Eau albumineuse. — Lait.
Iode.................	Colle d'amidon.
Mercure et ses composés..	Magnésie calcinée. — Eau albumineuse. — Protosulfure de fer hydraté.
Phosphore et ses composés.	Magnésie calcinée dans eau albumineuse. — Essence de térébenthine, 2 grammes toutes les demi-heures.
Plomb et ses composés...	Sulfate de soude ou de magnésie, 15 grammes par litre. — Lait. — Eau albumineuse.
Opium. — Morphine. — Codéine, etc.	Tanin, 2 grammes en solution. — Liqueur de Bouchardat par demi-verre. — Café à haute dose. — Injection d'atropine.
Zinc et ses composés.....	Eau albumineuse. — Lait en quantité. — Carbonate de soude, 30 grammes dans un litre d'eau chaude.

ANNEXE.

MATÉRIEL MÉDICAL À BORD DES BÂTIMENTS.

COFFRES À MÉDICAMENTS ET À PANSEMENTS
ET MATÉRIEL HORS COFFRE.

COFFRES À MÉDICAMENTS ET À PANSEMENTS.

Les coffres à médicaments et à pansements sont de trois sortes : n°s 1, 2 et 3.

1° COFFRES N° 1
REVENANT AUX BÂTIMENTS DE LA 1re CLASSE.

(Bâtiments pourvus de médecins.)

$$\left.\begin{array}{l}\text{Coffre M}_a\ldots\ldots\ldots\ldots\ldots \\ \text{Coffre M}_b\ldots\ldots\ldots\ldots\ldots\end{array}\right\}\text{ à médicaments.}$$

$$\left.\begin{array}{l}\text{Coffre P}_a\ldots\ldots\ldots\ldots\ldots \\ \text{Coffre P}_b\ldots\ldots\ldots\ldots\ldots \\ \text{Coffre P}_b{}^2\ldots\ldots\ldots\ldots\ldots\end{array}\right\}\text{ à pansements.}$$

2° COFFRES N° 2
REVENANT AUX BÂTIMENTS DE LA 2e CLASSE.

(Bâtiments sans médecins ayant un effectif supérieur à 60 hommes.)

3° COFFRES N° 3
REVENANT AUX BÂTIMENTS DE LA 3e CLASSE.

(Bâtiments sans médecins ayant un effectif inférieur à 60 hommes.)

BÂTIMENTS DE LA 1ʳᵉ CLASSE.

BÂTIMENTS POURVUS DE MÉDECINS.

COFFRES Nᵒ 1.

DÉSIGNATION DES OBJETS.	ESPÈCE DES UNITÉS.	QUANTITÉS.
1° COFFRE M*a***.**		
ÉTAGE INFÉRIEUR.		
PARTIE AVANT.		
Alcool glycérique officinal..................	K.	0,100
Flacon carré de 12 centilitres, ouverture ordinaire, bouché à l'émeri.................	N.	1
Alcoolé d'iode..........................	K.	0,400
Flacon carré de 50 centilitres, ouverture ordinaire, bouché à l'émeri.................	N.	1
Extrait fluide de quinquina	K.	0,450
Flacon carré de 50 centilitres, ouverture ordinaire, bouché à l'émeri..................	N.	1
Analgésine (antipyrine) [dans un bocal].....	K.	0,050
Azotate d'argent fondu...................	K.	0,005
Flacon carré, jaune, de 15 millilitres, large ouverture, bouché à l'émeri.............	N.	1
Bismuth (salicylate de)	K.	0,150
Flacon carré de 25 centilitres, large ouverture, bouché à l'émeri......................	N.	1
Cachets médicamenteux...................	N.	50
Étuis en fer-blanc, petits...........·..	N.	2
Caféine.................................	K.	0,010

DÉSIGNATION DES OBJETS.	ESPÈCE DES UNITÉS.	QUANTITÉS.
Flacon carré de 6 centilitres, large ouverture, bouché à l'émeri.................	N.	1
Chlorate de potasse.................	K.	0,300
Flacon carré de 25 centilitres, large ouverture, bouché à l'émeri..	N.	1
Eau distillée de laurier-cerise.............	K.	0,075
Flacon carré de 6 centilitres, ouverture ordinaire, bouché à l'émeri.............	N.	1
Ergotine.................	K.	0,020
Pot en faïence de 3 centilitres.............	N.	1
Flacon en verre jaune de 2 centilitres pour solution.................	N.	2
Huile de ricin.................	K.	0,250
Flacon carré de 25 centilitres, ouverture ordinaire, bouché à l'émeri.	N.	1
Huile volatile concrète de camphre.........	K.	0,250
Flacon carré de 50 centilitres, large ouverture, bouché à l'émeri.................	N.	1
Hydrate de chloral	K.	0,060
Flacon carré, jaune, de 6 centilitres, large ouverture, bouché à l'émeri.............	N.	1
Iodure de potassium.................	K.	0,300
Flacon carré, de 25 centilitres large ouverture, bouché à l'émeri.................	N.	1
Moutarde en feuilles (en boîtes de 10 feuilles).	Feuille.	20
Capsules de santal.................	K.	0,500
Flacon carré de 50 centilitres, large ouverture, bouché à l'émeri.................	N.	1
Flacon carré de 25 centilitres, large ouverture, bouché à l'émeri.................	N.	1
Oxysulfure d'antimoine hydraté (kermès).....	K.	0,025
Flacon carré de 3 centilitres, large ouverture, bouché à l'émeri.................	N.	1
Protoxalate de fer.................	K.	0,045
Flacon carré de 6 centilitres, large ouverture, bouché à l'émeri.................	N.	1
Pommade mercurielle double.............	K.	0,250

DÉSIGNATION DES OBJETS.	ESPÈCE DES UNITÉS.	QUANTITÉS.
Pot en faïence de 25 centilitres.............	N.	1
Poudre d'ipéca........................	K.	0,050
Flacon carré de 12 centilitres, large ouverture, bouché à l'émeri....................	N.	1
Poudre de quinquina jaune................	K.	0,250
Flacon carré de 50 centilitres, large ouverture, bouché à l'émeri....................	N.	1
Poudre de réglisse......................	K.	0,050
Flacon carré de 12 centilitres, large ouverture, bouché à l'émeri....................	N.	1
Quinine (sulfate basique de) [dans un bocal].	K.	0,025
Quinine (bromhydrate de) [dans un bocal]..	K.	0,025
Quinine (chlorhydrate de) [dans un bocal]..	K.	0,025
Sulfate d'alumine et de potasse cristallisé (alun cristallisé).........................	K.	0,050
Flacon carré de 6 centilitres, large ouverture, bouché à l'émeri....................	N.	1
Sulfate de soude.......................	K.	0,500
Pot en grès de 60 centilitres.............	N.	1
Sulfate de zinc officinal	K.	0,020
Flacon carré de 15 millilitres, large ouverture, bouché à l'émeri....................	N.	1
Théobromine........................	K.	0,010
Flacon carré de 15 millilitres, large ouverture, bouché à l'émeri....................	N.	1
CASE DE DROITE.		
Courtines carrées en verre blanc de 15 centil...	N.	4
Courtines carrées en verre jaune de 15 centil..	N.	5
Courtines carrées en verre blanc de 25 centil...	N.	1
Courtines carrées en verre jaune de 25 centil..	N.	2
Étagère.		
Extrait de réglisse (dans la boîte en bois de l'étagère)........................	K.	1,000

DÉSIGNATION DES OBJETS.	ESPÈCE DES UNITÉS.	QUANTITÉS.
PARTIE ARRIÈRE.		
Acétate d'ammoniaque liquide..............	K.	0,050
Flacon carré de 6 centilitres, ouverture ordinaire, bouché à l'émeri.................	N.	1
Acide lactique........................	K.	0,030
Flacon carré de 3 centilitres, ouverture ordinaire, bouché à l'émeri................	N.	1
Acide tannique........................	K.	0,010
Flacon carré de 6 centilitres, large ouverture, bouché à l'émeri....................	N.	1
Acide tartrique.......................	K.	0,250
Flacon carré de 25 centilitres, large ouverture, bouché à l'émeri..................	N.	1
Alcool éthylique dans des flacons carrés de 100 centilitres......................	Litres.	2
Alcoolé de racines d'aconit..............	K.	0,050
Flacon carré de 6 centilitres, ouverture ordinaire, bouché à l'émeri................	N.	1
Alcoolé de digitale.....................	K.	0,025
Flacon carré de 3 centilitres, ouverture ordinaire, bouché à l'émeri.	N.	1
Alcoolé de noix vomique.................	K.	0,010
Flacon carré de 15 millilitres, ouverture ordinaire, bouché à l'émeri................	N.	1
Benzoate de soude......................	K.	0,040
Flacon carré de 6 centilitres, large ouverture, bouché à l'émeri....................	N.	1
Bicarbonate de soude...................	K.	0,350
Flacon carré de 50 centilitres, large ouverture, bouché à l'émeri....................	N.	1
Bromure de potassium..................	K.	0,125
Flacon carré de 12 centilitres, large ouverture, bouché à l'émeri....................	N.	1
Chlorure de calcium....................	K.	0,050
Flacon carré de 5 centilitres, large ouverture, bouché à l'émeri....................	N.	1
Extrait de belladone (alcoolique)..........	K.	0,025

DÉSIGNATION DES OBJETS.	ESPÈCE DES UNITÉS.	QUANTITÉS.
Pot en faïence de 3 centilitres.............	N.	1
Extrait d'opium (extrait gommeux).........	K.	0,025
Pot en faïence de 3 centilitres.............	N.	1
Extrait de quinquina jaune (alcoolique)......	K.	0,050
Pot en faïence de 6 centilitres.............	N.	1
Feuilles de thé......................	K.	0,250
Flacon carré de 50 centilitres, large ouverture, bouché à l'émeri....................	N.	2
Elixir parégorique....................	K.	0,100
Flacon carré de 12 centil., bouché à l'émeri.	N.	1
Goudron (capsules de).................	K.	0,200
Flacon carré de 25 centilitres, à large ouverture, bouché à l'émeri.................	N.	1
Laudanum (vin d'opium de Sydenham).......	K.	0,100
Flacon carré, de 12 centilitres, ouverture ordinaire, bouché émeri...................	N.	1
Menthol.........................	K.	0,015
Flacon carré de 3 centilitres, large ouverture, bouché à l'émeri....................	N.	1
Oxyde de magnésium..................	K.	0,050
Flacon carré de 25 centilitres, large ouverture, bouché à l'émeri....................	N.	1
Oxyde de zinc......................	K.	0,020
Flacon carré de 6 centilitres, large ouverture, bouché à l'émeri....................	N.	1
Pelletiérine (tannate de) de Tanret.........	Dose.	1
Pommade d'Helmerich.................	K.	0,500
Pot en faïence de 25 centilitres.............	N.	2
Poudre dentifrice....................	K.	0,600
Flacon carré de 50 centilitres, large ouverture, bouché à l'émeri....................	N.	2
Poudre de rhubarbe..................	K.	0,075
Flacon carré de 12 centilitres, large ouverture, bouché à l'émeri....................	N.	1
Protochlorure de mercure (calomel)........	K.	0,025
Flacon carré de 15 millilitres, large ouverture, bouché à l'émeri....................	N.	1

DÉSIGNATION DES OBJETS.	ESPÈCE DES UNITÉS.	QUANTITÉS.
Pyramidon............................	K.	0,025
Flacon carré de 6 centilitres, large ouverture, bouché à l'émeri......................	N.	1
Racines d'ipéca.........................	K.	0,050
Bocal de 12 centilitres	N.	1
Salicylate de méthyle.....................	K.	0,075
Flacon carré, jaune, de 6 centilitres, ouverture ordinaire, bouché à l'émeri.........	N.	1
Salicylate de soude......................	K.	0,100
Flacon carré de 25 centilitres, large ouverture, bouché à l'émeri......................	N.	1
Térébenthine de Venise	K.	0,025
Pot en faïence de 3 centilitres.............	N.	1
Terpine	K.	0,040
Flacon carré de 6 centilitres, large ouverture, bouché à l'émeri......................	N.	1
Étagère.		
Étiquettes en papier rouge (poison)........	N.	50
Inventaires.............................	N.	2
Molleton de laine blanc	Mètre.	2
Papier { à enveloppes..................	Feuille.	15
à filtrer, blanc...............	F.	15
orangé....................	F.	5
Sparadrap { de cantharides	M.	1
de Vigo.....................	M.	0,50

ÉTAGE SUPÉRIEUR.

PARTIE AVANT.

Arrhénal.............................	K.	0,010
Flacon carré de 15 millilitres, large ouverture, bouché à l'émeri......................	N.	1

DÉSIGNATION DES OBJETS.	ESPÈCE DES UNITÉS.	QUANTITÉS.
Arséniate de soude......................	K.	0,005
Flacon carré de 15 millilitres, large ouverture, bouché à l'émeri......................	N.	1
Atropine (sulfate d')......................	K.	0,001
Flacon carré de 15 millilitres, large ouverture, bouché à l'émeri......................	N.	1
Atropine (sulfate d') *solution en ampoules de 5 centimètres cubes* (boîte de 6).........	N.	1
Azotate d'argent cristallisé...............	K.	0,010
Flacon carré, jaune, de 15 millilitres, large ouverture, bouché à l'émeri	N.	1
Balance en cuivre nickelé................	N.	1
Bi-iodure de mercure, *solution en ampoules de 1 centimètre cube* (boîte de 12).........	N.	1
Caféine, *solution en ampoules de 1 centimètre cube* (boîte de 12)......................	N.	1
Chlorhydrate d'émétine { 0,04 centigr...... *solution en ampoules de* { 0,02	N. N.	40 20
Compte-gouttes avec tube en caoutchouc......	N.	2
Ergotine, *solution en ampoules de 1 centimètre cube* (boîte de 12).....................	N.	1
Eserine (salicylate d') *solution en ampoules de 5 centimètres cubes* (boîte de 6)..........	N.	1
Oxyde jaune de mercure..................	K.	0,015
Flacon carré de 15 millilitres, large ouverture, bouché à l'émeri......................	N.	1
Protargol...........................	K.	0,040
Flacon carré, jaune, de 15 millilitres, large ouverture, bouché à l'émeri.............	N.	4
Proto-iodure de mercure	K.	0,025
Flacon carré, jaune, de 15 millilitres, large ouverture, bouché à l'émeri	N.	1
Quinine (chlorhydrate de) *solution en ampoules de 1 centimètre cube* (en boîte de 12)......	N.	1
Salicylate d'éserine....................	K.	0,0005
Flacon carré, jaune, de 15 millilitres, large ouverture, bouché à l'émeri............	N.	1
Santonine...........................	K.	0,005

DÉSIGNATION DES OBJETS.	ESPÈCE DES UNITÉS.	QUANTITÉS.
Flacon carré, jaune, de 15 millilitres, large ouverture, bouché à l'émeri.............	N.	1
Canules de Janet (dans une boîte).........	N.	10
Spatules en buis......................	N.	2
Spatule en buis à cupule.................	N.	1
Spatules en fer à cupule	N.	1
Sulfate de spartéine, *solution en ampoules de 1 centimètre cube* (en boîte de 12)........	N.	1
Thermomètre de clinique à maxima (avec étui).	N.	6
Ventouses en verre.	N.	6

PARTIE ARRIÈRE.

Bandage herniaire pour hommes	double...............	N.	1
	simple, côté droit......	N.	2
	simple, côté gauche.....	N.	2
Bouchons en liège	pour litres............	N.	10
	pour taupettes.........	N.	50
Courtines en verre	de 25 centilitres.......	N.	7
	de 15 centilitres.......	N.	7
Pulvérisateur à soufflerie.................		N.	1
Sous-cuisses pour bandages...............		N.	6
Sondes en gomme élastique à olives.........		N.	6
Thermomètres à mercure sur planchette......		N.	2
Diagramme (1 sur chaque porte du coffre)...		"	"

2° COFFRE À MÉDICAMENTS DE RÉSERVE, Mᵇ.

COMPOSITION DU COFFRE.

Ce coffre ne comprend qu'un étage ; sa composition est exactement la même que celle de l'étage inférieur du coffre Mᴀ.

COMPOSITION DES COFFRES P_a.

DÉSIGNATION DES OBJETS.	ESPÈCE DES UNITÉS.	QUANTITÉS.

3° Coffres à pansement P_a.

ÉTAGE SUPÉRIEUR.

PARTIE AVANT.

DÉSIGNATION DES OBJETS.	ESPÈCE DES UNITÉS.	QUANTITÉS.
Cocaïne (Chlorhydrate de), tubes de 10 comprimés de 0 gr. 01	Nombre	50
Morphine (chlorhydrate de), tubes de 10 comprimés de 0 gr. 1	N.	50
Compte-gouttes avec tube en caoutchouc	N.	2
Iode métallique	kilogr.	0,150
Flacon carré bouché à l'émeri, large ouverture, de 12 centilitres	N.	1
Morphine (chlorhydrate de), [solution en ampoules de 1 cent. cube. Boîte de 12]	N.	1
Novocaïne (tubes de 10 comprimés de 0 gr. 01)	N.	50
Novocaïne (solution en ampoules de 1 cent. cube. Boîte de 12)	N.	2
Stovaïne (solution en ampoules de 1 cent. cube. Boîte de 12)	N.	2
Bandes en caoutchouc de 5ᵐ × 0.05	N.	3
Catguts aseptiques — n° 1 — flacon de 1ᵐ50	N.	4
Catguts aseptiques — n° 1 — flacon de 2ᵐ50	N.	4
Catguts aseptiques — n° 2 — flacon de 1ᵐ50	N.	4
Catguts aseptiques — n° 2 — flacon de 2ᵐ50	N.	4
Crins de Florence stérilisés en tubes de 10 brins. — Moyens	N.	8
Crins de Florence stérilisés en tubes de 10 brins. — Gros	N.	8
Soie tressée stérilisée en bobines (flacon de 2ᵐ50). — n° 2	N.	8
Soie tressée stérilisée en bobines (flacon de 2ᵐ50). — n° 4	N.	8
Soie tressée stérilisée en bobines (flacon de 2ᵐ50). — n° 6	N.	8
Boîte en fer-blanc pour soies, crins et catguts.	N.	2

DÉSIGNATION DES OBJETS.	ESPÈCE DES UNITÉS.	QUANTITÉS.
PARTIE ARRIÈRE.		
Tube de chlorure d'éthyle pour anesthésie locale..............................	N.	1
Cornet métallique pour chloroforme (avec molleton amovible)......................	N.	1
Suspensoirs avec poche en tricot...........	N.	5
Drains chirurgicaux......................	N.	4
Étuis en fer-blanc pour drains.............	N.	1
Gaze à pansement apprêtée (paquets de 20 mètres)...........................	N.	3
Bandages carrés........................	N.	10
Bandages triangulaires..................	N.	10
Bandages de corps......................	N.	10
Écharpes triangulaires ou simples..........	N.	10
Biberon en porcelaine...................	N.	1
Gants en caoutchouc du Dr Chaput..........	Paire.	1

ÉTAGE INFÉRIEUR.

PARTIE AVANT.

CASES DE DROITE.

Tiroir.

Salol.................................	K.	0,075
Flacon carré, bouché émeri, large ouverture, 12 centilitres......................	N.	1
Vaseline blanche.......................	K.	0,250
Pots en faïence à onguent, cylindriques, de 25 centilitres....................	N.	1
Vaseline blanche stérilisée (tubes en étain de 50 gr.).........................	N.	5
Collodion.............................	K.	0,100
Flacons carrés, bouchés émeri, large ouverture, de 6 centilitres.................	N.	2

DÉSIGNATION DES OBJETS.	ESPÈCE DES UNITÉS.	QUANTITÉS.
Acide borique cristallisé....................	K.	0,150
Flacon carré, bouché émeri, large ouverture, de 25 centilitres....................	N.	1
Acide phénique cristallisé..................	K.	0,250
Flacon carré, bouché émeri, ouverture ordinaire, de 25 centilitres...............	N.	1
Acide picrique cristallisé..................	K.	0,050
Flacon carré, bouché émeri, large ouverture, de 6 centilitres....................	N.	1
Alcool éthylique de 95 degrés..............	Litres.	0,75
Flacons carrés, bouchés émeri, ouverture ordinaire, de 25 centilitres..............	N.	3
Chloroforme anesthésique..................	K.	0,100
Flacon carré, bouché émeri, ouverture ordinaire, de 6 centilitres, jaune............	N.	1
Chloroforme anesthésique en tubes de verre, de 30 gr. environ....................	N.	4
Éther sulfurique officinal..................	K.	0,200
Flacons carrés, bouchés émeri, ouverture ordinaire, de 12 centilitres..............	N.	2
Iode métallique.........................	K.	0,030
Flacon carré bouché à l'émeri, à large ouverture de 3 centilitres....................	N.	1
Permanganate de potasse..................	K.	0,125
Flacon carré, bouché émeri, large ouverture, de 12 centilitres....................	N.	1
Bichlorure de mercure....................	K.	0,020
Flacon carré, bouché émeri, large ouverture, de 15 millilitres....................	N.	1
Acétate de plomb basique liquide..........	K.	0,060
Flacon carré, bouché émeri, ouverture ordinaire, de 6 centilitres....................	N.	1
Aristol...............................	K.	0,100
Flacon carré, bouché à l'émeri, large ouverture ordinaire, de 12 centilitres..........	N.	1
Poudre de sublimé composée..............	K.	0,400
Flacon carré, bouché à l'émeri, large ouverture, de 25 centilitres....................	N.	1

DÉSIGNATION DES OBJETS.	ESPÈCE DES UNITÉS.	QUANTITÉS.
Étagère.		
Bandes en gaze apprêtée de 5ᵐ × 0.07 (paquets de 10 mètres)	N.	5
Gaze non apprêtée et purifiée (paquets de 5 mètres)	N.	14
CASE DE GAUCHE.		
Épingles en laiton étamé	K.	0,075
Fil à coudre	K.	0,050
Ruban de fil	M.	10
Aiguilles à coudre	N.	5
Éponges communes	K.	0,050
Sparadrap de diachylon	M.	1
Baudruche adhésive	M.	0,10
Étui en fer-blanc pour baudruche	N.	1
Tissus imperméables (pour alèzes	M.	2
(pour pansements	M.	5
Épingles de sûreté (boîtes de 12)	N.	2
Molleton de coton blanc pour pansements	M.	3
Gaze non apprêtée et purifiée (paquets de 10 mètres)	N.	3
Grand linge	K.	5
SUR LA PORTE (FACE INTERNE).		
Carton en feuilles (1/2 feuille)	K.	0.500
PARTIE ARRIÈRE.		
CASE DE DROITE.		
Panse- (grand	N.	8
ments moyen	N.	14
tout préparés. petit	N.	12
Type. (très petit	N.	12

DÉSIGNATION DES OBJETS.		ESPÈCE DES UNITÉS.	QUANTITÉS.
Tampons en gaze { de 0.10 × 0.10 } paquets......		N.	6
{ de 0.06 × 0.06 }		N.	6

CASE DE GAUCHE.

Coton cardé supérieur (paquets de 500 grammes)		N.	2
Coton cardé supérieur (paquets comprimés de 100 grammes)....................		N.	20
Coton hydrophile (pa- { de 250 grammes....		N.	2
quets comprimés).. { de 50 grammes.....		N.	10
Bandes roulées, en toile de coton purifiée (paquets de 10). { de coton { de 2m50 × 0.04.....		N.	2
{ de 3m × 0.04......		N.	2
{ de 4m × 0.05......		N.	2
{ de 5m × 0.05.......		N.	2
{ de 5m × 0.07.......		N.	2
Bandes roulées en coton tissu fin de 5m × 0.05 (paquets de 10).............		N.	2
Bandes roulées en crêpe de 3m × 0.05 (paquets de 10).....................		N.	3

SUR LA PORTE (FACE INTERNE).

Carton en feuilles (demi-feuilles)...........		K.	0,500

4° Coffre à pansement de réserve P_b.

Ce coffre ne comprend qu'un étage ; sa composition est exactement la même que celle de l'étage inférieur du coffre PA.

DÉSIGNATION DES OBJETS.	ESPÈCE DES UNITÉS.	QUANTITÉS.

5° COFFRE À PANSEMENT DE MOBILISATION P_b^2.

PARTIE AVANT.

CASE DE DROITE.
Tiroir.

DÉSIGNATION DES OBJETS.	ESPÈCE DES UNITÉS.	QUANTITÉS.
Collodion	K.	0,100
Flacon carré, bouché à l'émeri, large ouverture, de 6 centilitres.	N.	2
Acide phénique cristallisé	K.	0,250
Flacon carré, bouché à l'émeri, ouverture ordinaire, de 25 centilitres.	N.	1
Alcool éthylique à 95°	K.	1,300
Flacon carré, bouché à l'émeri, ouverture ordinaire, de 50 centilitres.	N.	2
Flacon carré, bouché à l'émeri, ouverture ordinaire de 30 centilitres	N.	1
Chloroforme anesthésique en tubes de verre effilé, jaune, de 30 grammes environ.	N.	8
Chlorure d'éthyle pur en tubes de 5 grammes.	N.	4
Éther sulfurique officinal	K.	0,200
Flacon carré, bouché à l'émeri, ouverture ordinaire, de 12 centilitres.	N.	2
Permanganate de potasse	K.	0,125
Flacon, carré bouché à l'émeri, large ouverture de 12 centilitres	N.	1
Lanoline	K.	0,500
Pot en faïence, à ouverture grande cylindrique, de 25 centilitres.	N.	2
Goménol	K.	0,050
Flacon carré, bouché à l'émeri, large ouverture, de 9 centilitres.	N.	1
Solution de caféine (ampoules de 1 centimètre cube)	N.	12

DÉSIGNATION DES OBJETS.	ESPÈCE DES UNITÉS.	QUANTITÉS.
Solution de morphine (ampoules de 1 centimètre cube)........................	N.	12
Huile camphrée stérilisée (tubes de 5 centimètres cubes)	N.	20
Aristol..............................	K.	0,100
Flacon carré, bouché à l'émeri, large ouverture, de 6 centilitres	N.	1
Iode métallique........................	K.	0,050
Flacon carré, bouché à l'émeri, large ouverture, de 6 centilitres..................	N.	1
Poudre de sublimé composée..............	K.	0,400
Flacon carré, bouché à l'émeri, large ouverture, de 25 centilitres	N.	1
Catgut aseptique n° 1 (flacon de 2 mètres)....	N.	12
Catgut aseptique n° 2 (flacon de 2 mètres)....	N.	12

CASE DE GAUCHE.

Pansements tout préparés, type moyen........	N.	45
Tampons de gaze de 0^m 10 × 0^m 10 (paquets).	N.	6

PARTIE ARRIÈRE.

CASE DE DROITE.

Pansements tout préparés, type grand........	N.	25
Tampons de gaze de 0^m 10 × 0^m 10 (paquets).	N.	4

CASE DE GAUCHE.

Épingles de sûreté (boîtes de 12)...........	N.	10
Coton cardé supérieur (paquets comprimés de 500 grammes)	N.	10
Coton hydrophile (paquets comprimés de 250 grammes)........	N.	8

MATÉRIEL HORS-COFFRES [1].

a. Produits pharmaceutiques. — Désinfectants.
b. Matériel médico-chirurgical.
c. Ameublement, ustensiles de table et de cuisine.
d. Articles de couchage et de lingerie.
e. Imprimés, documents, registres.

a. PRODUITS PHARMACEUTIQUES. — DÉSINFECTANTS.

Alcool à brûler.
Alcool éthylique à 95°.
Bisulfite de soude.
Baume du D'' Baissade.
Cachets médicamenteux.
Crésylol sodique.
Eau oxygénée.
Formol.
Huile de foie de morue blonde.
Hypochlorite de chaux.
Ligroïne pour thermo-cautère.
Pastilles de trioxyméthylène.
Perborate de soude.
Plâtre à moulage en boîtes de 1 kilogramme.
Pommade prophylactique.
Poudre d'amidon.
Savon blanc.

Sérums.......
- antidiphtérique.
- antitétanique.
- antistreptococcique.
- antiméningococcique.
- antipesteux.
- antidysentérique.
- antivenimeux.

Sulfate de cuivre du commerce.
Sulfate de soude.

[1] Les quantités et les bases de délivrances figurent au Règlement d'armement.

b. MATÉRIEL MÉDICO-CHIRURGICAL.

Attelles....... { en bois { pour le bras.
pour la jambe.
pour la cuisse et la jambe.
métalliques à rallonges.

Baignoires.... { en zinc { pour bain de siège.
pour bain de bras.
en zinc pour bain de jambe et de pied.
en tôle émaillée pour la main.

Baille d'aisance, en zinc, ovale, avec garniture en bois

Bain-marie électrique.

Balance en cuivre nickelé.

Bassin .... { à pansement réniforme en cuivre nickelé.
de commodité, en tôle émaillée ou en porcelaine.

Bascule médicale pour la pesée des hommes.

Bidons d'une contenance de 1 litre pour l'équipement des brancardiers.

Bock-laveur en tôle émaillée, contenance de 2 litres, avec tube et canule.

Boîtes d'instruments. {
Boîte A. (Chirurgie générale).
— B. (Gorge, nez, oreilles.)
— C. (Voies urinaires, ophtalmologie.)
— D. Thermo-cautère.
— E. Dentisterie.
— F. Aspirateur.
— G. Boîte complémentaire.
— H. Amputations et résections.
— I. Hémostase.
— J. Voies digestives
— K. Craniectomie.

Boîte d'urologie, avec accessoires.

Bouteilles en grès de 6, 4, 2 et 1 litres pour contenir les solutions antiseptiques et l'alcool à brûler.

Brancard pour le transport des blessés.

Brosses à main.

Cadres spéciaux pour le transport des blessés.

Cadres-hamacs pour les malades pendant le mauvais temps.

Caisse d'instruments de chirurgie (ancien modèle) délivrés aux bâtiments
mis en chantiers avant le 1ᵉʳ janvier 1910.

Caissette n° 1 (contenant du matériel chirurgical).

Caissette n° 2 (contenant 24 bougies Béniqué).

Canules à entéroclyse en caoutchouc.

Canules pour lavages et irrigations diverses.

Ciseaux forts de lingère.

Crachoirs..... $\begin{cases} \text{collectifs en tôle émaillée sur pied ou en applique.} \\ \text{individuels en tôle émaillée.} \end{cases}$

Cure-ongle métallique.

Cuvettes
en tôle émaillée $\begin{cases} \text{n}^\text{o} \text{ 1.} \\ \text{n}^\text{o} \text{ 2, rentrant l'une dans l'autre.} \end{cases}$

Cuve conique en zinc fort pour pansements sales.

Échelle ...... $\begin{cases} \text{de couleur pour l'appréciation du sens chromatique.} \\ \text{Optométrique du D}^\text{r} \text{ Monoyer.} \end{cases}$

Étuve à désinfection au formol par chauffage électrique.

Formolateur pour menus objets.

Fumigators Gonin.

Gouttière Auffret avec fonçure en toile.

Gouttière Bellile.

Gouttières
en
fil de fer étamé $\begin{cases} \text{pour le bras} \\ \text{et l'avant-bras réunis.} \\ \text{pour la cuisse et la jambe} \\ \text{avec pied.} \end{cases}$ $\begin{cases} \text{Côté droit.} \\ \text{Côté gauche.} \\ \text{Côté droit.} \\ \text{Côté gauche.} \end{cases}$

Hamac Guézennec avec anneaux en fer et araignées.

Lavabo mobile à 2 flacons, à pédale, et chauffage électrique.

Mortier à bec en porcelaine émaillée.

Musettes à pansement garnies pour chef d'équipe de brancardiers.

Paniers en osier pour le transport des médicaments.

Pilon pour mortier, en porcelaine, avec manche en bois.

Pots........ $\begin{cases} \text{à tisane en tôle émaillée de 1 litre avec couvercle rabat-} \\ \text{table.} \\ \text{en faïence, de 12 centilitres, pour onguents et pom-} \\ \text{mades.} \\ \text{en faïence, de 6 centilitres, pour onguents et pom-} \\ \text{mades.} \\ \text{en grès, de 60 centilitres pour la pommade prophy-} \\ \text{lactique.} \\ \text{en tôle émaillée, pour bains locaux.} \end{cases}$

Pulvérisateur à vapeur.

Sac d'ambulance garni.

Stérilisateur électrique.

Stérilisateur pour instruments de chirurgie par l'ébullition.

Table à opération en métal laqué (modèle Auffret).

Table étagère métallique à pansements (modèle Auffret).

Toile métallique roulée.

Tour à fraiser à pédales.

Urinoir en verre fort.
Vaporisateur Guasco n° 4.
Varech pour coussins.

C. MATÉRIEL D'AMEUBLEMENT,

USTENSILES DE TABLE ET DE CUISINE.

Bougeoirs en cuivre.
Bouilloires en cuivre étamé ordinaire, de 4 litres et de 2 litres.
Bouilloire en cuivre étamé, avec support et lampe à alcool.
Brocs en fer-blanc grands et petits.
Chaises métalliques.
Couteaux de cuisine.
Cuve conique en zinc fort pour pansements sales.

Entonnoirs ... { en fer-blanc de 15 centimètres d'ouverture.
{ en verre blanc, de 25 centilitres.

Escabeau pour accéder aux rangées supérieures des lits.
Fauteuil pliant en bois et toile.
Fauteuil de médecin.
Fontaine en tôle émaillée, blanche, avec bassin et porte-savon.
Gobelets en verre fort.
Lampe à alcool, petit modèle, pour bouilloire en cuivre.

Mesures de capacité en étain { de 1 demi-litre.
{ de 2 décilitres.
{ de 1 décilitre.

Seau hygiénique.
Tabourets métalliques.
Thermomètre pour bains.

d. ARTICLES DE COUCHAGE ET DE LINGERIE.

Blouse de médecin en toile de lin ou de chanvre.
Chemises ordinaires pour malades (grandes et petites).
Courtes-pointes pour lit d'hôpital.
Couverture en laine gris-beige pour malades.
Draps de lit en toile pour malades.
Essuie-mains en toile.
Gilets de flanelle.
Lits à roulis en fer pour malades.
Matelas en laine et crin pour malades.
Oreillers en plumes, recouverts en coutil.

Pantoufles de malades.

Serviettes de toilette pour malades en toile de lin ou de chanvre.

Taies d'oreillers.

Traversin en laine et crin pour malades.

e. IMPRIMÉS, DOCUMENTS, REGISTRES.

Billets d'entrée et de sortie à l'hôpital.

Certificats .... {
  a. d'origine de blessures à dresser à bord.
  b. d'origine de maladie ou d'infirmité à dresser par le médecin-major du bâtiment.
  c. d'origine de maladie contagieuse ou endémique à dresser par le médecin-major d'un bâtiment.

Déclaration, par le médecin-major, d'un décès à bord.

Décret et arrêté sur le Service de santé de la Marine.

État de statistique médicale annuelle de la Flotte.

État des malades à bord le...

Formulaire pharmaceutique des hôpitaux de la Marine.

Inventaire pour coffres à médicaments (dans les coffres).

Livret médical pour officiers mariniers, quartiers-maîtres et marins.

État de proposition pour l'obtention d'un congé ou d'une prolongation de congé de convalescence.

Classification des blessures ou infirmités ouvrant des droits à la pension.

Notices 1, 5, 6, 7, 8, 9, 10, 12, 13, 15, 16, 18, 19, 20, 21, 25, 29, 36, 41 du Service de santé.

Règlement d'armement du service sanitaire.

Registres pour observations et certifications médicales.

Registres pour l'enregistrement journalier des malades.

Situations journalières des malades et convalescents.

BÂTIMENTS DE LA 2ᵉ CLASSE.

BÂTIMENTS SANS MÉDECIN,
AYANT UN EFFECTIF SUPÉRIEUR À 60 HOMMES.

COFFRE Nᵒ 2.

DÉSIGNATION DES OBJETS.	ESPÈCE DES UNITÉS.	QUANTITÉS.
MÉDICAMENTS.		
USAGE INTERNE.		
CASE DE GAUCHE.		
Tiroir.		
Huile de ricin............................	K.	0,250
Flacon carré, bouché à l'émeri, ouverture ordinaire, de 25 centilitres................	N.	1
Éther éthylique	K.	0,100
Flacon carré, bouché à l'émeri, ouverture ordinaire, de 12 centilitres................	N.	1
Feuilles de thé..........................	K.	0,100
Flacon carré, bouché à l'émeri, large ouverture, de 25 centilitres..................	N.	1
Extrait fluide de quinquina	K.	0,225
Flacon carré, bouché à l'émeri, ouverture ordinaire, de 25 centilitres...............	N.	1
Capsules de santal........................	K.	0,200
Flacon carré, bouché à l'émeri, large ouverture, de 25 centilitres.................	N.	1
Extrait de réglisse (dans une boîte en bois)...	K.	1
Laudanum	K.	0,030
Flacon compte-gouttes de 30 grammes........	N.	1
Courtines en verre blanc, de 15 centilitres....	N.	3

DÉSIGNATION DES OBJETS.	ESPÈCE DES UNITÉS.	QUANTITÉS.
CASE DROITE. *Boîte à compartiments.*		
Antipyrine (paquets de 50 centigrammes).....	K.	0,025
Chlorhydrate de quinine (paquets de 50 centigrammes)...........................	K.	0,025
Salicylate de bismuth	K.	0,100
Chlorate de potasse (tubes de 20 grammes de comprimés de)......................	N.	5
Salicylate de soude (paquets de 2 grammes)...	K.	0,050
Sulfate de soude (paquets de 20 grammes)...	K.	0,600
Poudre d'ipéca (paquets de 1 gramme).......	K.	0,025
USAGE EXTERNE.		
CASE DE GAUCHE. *Tiroirs.*		
Salol............................	K.	0,075
Flacon carré, bouché à l'émeri, large ouverture, de 12 centilitres.................	N.	1
Vaseline blanche	K.	0,500
Pots en faïence à onguents (cylindriques) de 25 centilitres......................	N.	2
Collodion	K.	0,050
Flacon carré, bouché à l'émeri, large ouverture, de 6 centilitres.................	N.	1
Acétate basique de plomb liquide...........	K.	0,060
Flacon carré, bouché à l'émeri, ouverture ordinaire, de 6 centilitres	N.	1
Acide phénique en solution dans glycérine (parties égales)........................	K.	0,500
Flacon carré, bouché à l'émeri, ouverture ordinaire, de 50 centilitres	N.	1
Solution d'acide phénique à 2.5 p. 100.......	K.	0,500
Facon carré, bouché à l'émeri, ouverture ordinaire, de 50 centilitres	N.	1

DÉSIGNATION DES OBJETS.	ESPÈCE DES UNITÉS.	QUANTITÉS.
Alcool camphré	K.	1,000
Flacons carrés, bouchés à l'émeri, ouverture ordinaire, de 5o centilitres	N.	2
Alcoolé d'iode	K.	0,400
Flacon carré, bouché à l'émeri, large ouverture, de 5o centilitres...................	N.	1
Pommade d'Helmerich	K.	0,250
Pot en faïence, à onguent (cylindrique), de 12 centilires......................	N.	1
Pommade mercurielle, double	K.	0,125
Pot en faïence, à onguent (cylindrique) de 12 centilitres......................	N.	1
Moutarde en feuilles (en boîtes de 10 feuilles).	F.	10
Sparadrap de diachylon	M.	1
Poudre dentifrice........................	K.	0,500
Flacons carrés, bouchés à l'émeri, large ouverture, de 5o centilitres...................	N.	2
Solution d'acide picrique.................	L.	0,90
Flacons carrés, bouchés à l'émeri, ouverture ordinaire, de 5o centilitres	N.	2
Perborate de soude pulvérisé...............	K.	0,125
Flacon carré, bouché à l'émeri, large ouverture, de 25 centilitres	N.	1

CASE DE DROITE.

Boîte à compartiments.

Acide borique cristallisé (paquet de 15 grammes).	K.	0,300
Coton cardé supérieur (paquets comprimés de). — 5oo grammes........	N.	2
— 1oo grammes........	N.	5
Coton hydrophile (paquets comprimés de). — 25o grammes........	N.	8
— 5o grammes........	N.	15
Bandes en gaze apprêtée de 5ᵐ × 0ᵐo7 (paquets de 10)...........................	N.	3

DÉSIGNATION DES OBJETS.		ESPÈCE DES UNITÉS.	QUANTITÉS.
Bandes roulées en toile de coton purifiée (paquets de 10).	3ᵐ × 0ᵐ04	N.	2
	5ᵐ × 0ᵐ05	N.	2
Gaze à pansements non apprêtée et purifiée (paquets de)	1 mètre	N.	5
	5 mètres...........	N.	6
	10 mètres..........	N.	4
Pansements, tout préparés, type	grand.............	N.	4
	moyen	N.	10
	petit.....	N.	15
	très petit..........	N.	10

PLAN INFÉRIEUR.

CASE DROITE.

	ESPÈCE	QUANTITÉS
Doigtiers en peau de mouton	N.	4
Suspensoirs avec poches en tricot...........	N	3
Tissu imperméable pour pansements	M.	3
Grand linge	K.	3
Bandage de corps......................	N.	4
Écharpes de Mayor......................	N.	2
Dans la boîte à instruments. { Fil à coudre	K.	0.015
Étiquettes en papier rouge (poison).....	N.	20
Aiguilles à coudre...................	N.	5
Étui à aiguilles.....................	N.	1
Spatule en buis, petite..............	N.	1
Éprouvette en verre de 30 grammes.....	N.	1
Bouchons pour taupettes..............	N.	10
Ciseaux forts, droits................	N.	1
Pince à dissection taillée en lime.......	N.	1
Aiguilles à suture. { courbes... } { 1/2 courbes} moyennes.	N.	1
Pinces hémostatiques de Doyen.........	N.	2
Bande en caoutchouc de 5ᵐ × 0ᵐ05.....	N.	1
Épingles de sûreté (boîtes de 12)	N.	4
Crins de Florence aseptiques flacon de 20).	N.	1

DÉSIGNATION DES OBJETS.	ESPÈCE DES UNITÉS.	QUANTITÉS.
Savon blanc.........................	K.	1
Thermomètre de clinique, avec étui à maxima.	N.	1
Cuvette en tôle émaillée réniforme..........	N.	1
Poêlette en tôle émaillée................	N.	1
Canules de Janet...................	N.	4
Bock-laveur en tôle émaillée pour irrigations diverses (de la contenance de 2 litres).	N.	1

MATÉRIEL HORS COFFRES.

Attelles avec drap fanon formant appareil	pour la cuisse.......	N.	1 par appareil.
	pour la jambe.......	N.	Id.
	pour le bras	N.	Id.
	pour l'avant-bras.....	N.	Id.
Baignoire pour la main en tôle émaillée......		N.	1
Boîte de 4 pansements (type moyen), 1 pour 10 hommes.			
Brancard pour le transport des blessés (modèle nouveau de la Guerre).................		N.	1 aux transports côtiers.
Broc en fer-blanc, petit..................		N.	1
Chlorure de chaux sec (désinfectant)........		K.	10
Courtines en verre de 15 centilitres..........		N.	5
Entonnoir en verre blanc, de 25 centilitres ...		N.	1
Flacons en cristal, carrés, ouverture ordinaire, bouchés à l'émeri....................		N.	3
Flacons en cristal, ronds, ouverture ordinaire, bouchés à l'émeri....................		N.	3
Gobelets en verre fort		N.	2
Gouttière Bellile.......................		N.	1
Huile de foie de morue..................		K.	2
Pots	en faïence, à onguent, de 6 centilitres.....	N.	2
	en faïence, à tisane, de 1 litre.........	N.	2
	en grès, pour bains locaux	N.	2

DÉSIGNATION DES OBJETS.	ESPÈCE DES UNITÉS.	QUANTITES.
IMPRIMÉS.		
Billets d'entrée et de sortie à l'hôpital........	N.	60
Certificats d'origine de blessure à dresser à bord d'un bâtiment.......................	N.	2
Livret médical pour officiers mariniers, quartiers-maîtres et marins....................	N.	Nombre nécessaire.
Registre pour l'enregistrement journalier des malades............................	N.	1
Situation journalière des malades............	N.	100
Instruction médicale pour les commandants de bâtiments dépourvus de médecin...........	N.	1

BÂTIMENTS DE LA 3ᵉ CLASSE.

BÂTIMENTS SANS MÉDECIN,
AYANT UN ÉQUIPAGE INFÉRIEUR À 60 HOMMES.

COFFRE Nᵒ 3.

DÉSIGNATION DES OBJETS.	ESPÈCE DES UNITÉS.	QUANTITÉS.
USAGE EXTERNE.		
Vaseline blanche	K.	0,060
Pot en faïence, à onguent, cylindrique, de 9 centilitres	N.	1
Acide borique cristallisé (paquets de 30 grammes).	K.	0,300
Acide picrique, pulvérisé	K.	0,024
Flacon carré, bouché à l'émeri, large ouverture, de 3 centilitres...................	N.	1
Tube de 20 comprimés de 0 gr. 25 de bichlorure de mercure (étui en carton)........	N.	1
Alcoolé d'iode........................	K.	0,060
Flacon carré, bouché à l'émeri, large ouverture, de 6 centilitres..................	N.	1
Moutarde en feuilles (boîtes de 10 feuilles)...	F.	10
Sparadrap de diachylon..................	M.	1
Solution d'acide picrique (24 grammes acide pour 30 centilitres d'alcool à 95°)........	L.	0,06
Flacons ronds, bouchés à l'émeri, ouverture ordinaire, de 30 centilitres	N.	2
Solution de bichlorure de mercure au millième.	K.	0,250
Flacon carré, bouché à l'émeri, ouverture ordinaire, de 25 centilitres...............	N.	1
Épingles de sûreté (boîtes de 12)..........	N.	6
Coton cardé supérieur (paquets comprimés de 100 grammes)........................	Paquet.	3

DÉSIGNATION DES OBJETS.	ESPÈCE DES UNITÉS.	QUANTITÉS.
Coton hydrophile { 250 grammes........	Paquet.	10
(paquets comprimés), { 5o grammes........	Paquet.	5
Bandes roulées en toile purifiée de coton, de 2ᵐ 5 × 0ᵐ 04 (paquets de 10)...........	Paquet.	1
Gaze non apprêtée { 1 mètre...........	Paquet.	2
et purifiée { 5 mètres..........	Paquet.	4
(paquets de). { 10 mètres.........	Paquet.	3
Grandes compresses................	K.	0,5oo
Bandes roulées, en coton, tissu fin, de 5ᵐ × 0ᵐ 05 (paquets de 10)................	N,	3
Bandages de corps................	N.	3
Pansements { moyen...........	N.	2
tout préparés, type { petit.............	N.	8
{ très petit..........	N.	4
Tampons en gaze de 0ᵐ 06 × 0ᵐ 06 (paquets de 10)......................	N.	3

OBJETS DIVERS.

Ciseaux courbes sur le côté, à pointe mousse..	N.	1
Spatule en buis (petite)...............	N.	1
Bassin en tôle émaillée n° 1..............	N.	1

USAGE INTERNE.

Chlorhydrate neutre de quinine (paquets de o gr. 5o).....................	K.	0,005
Salicylate de bismuth..............	K.	0,010
Chlorate de potasse (tube de 20 grammes de comprimés à 3o centigrammes)..........	N.	1
Sulfate de soude (paquets de 4o grammes)....	K.	0,200
Feuilles de thé.................	K.	0,040
Flacon carré, bouché à l'émeri, large ouverture, de 12 centilitres.................	N.	1
Poudre d'ipéca..................	K.	0,005
Laudanum...................	K.	0,030

DÉSIGNATION DES OBJETS.	ESPÈCE DES UNITÉS.	QUANTITÉS.
Flacon compte-gouttes de 3o grammes.......	N.	1
Inventaire.............................	N.	2
Notice médicale.........................	N.	1

OBJETS HORS COFFRE.

DÉSIGNATION DES OBJETS.	ESPÈCE DES UNITÉS.	QUANTITÉS.
Hamac Guézennec pour le transport des malades, avec anneaux en fer et araignées.....	N.	1 p. sous-marin
Gouttière Bellile,........................	N.	1 par torpilleur d'escadre et torpilleur.

IMPRIMÉS.

DÉSIGNATION DES OBJETS.	ESPÈCE DES UNITÉS.	QUANTITÉS.
Billets d'entrée et de sortie à l'hôpital........	N.	5o
Certificats d'origine de blessure à dresser à bord.	N.	2o
Livret médical pour officier marinier, quartier-maître et marin	N.	Nombre suffisant.
Registre pour l'enregistrement journalier des malades............................	N.	1
Situation journalière des malades...........	N.	5o